Wenn Licht die Finsternis besiegt

Mit bipolarer Erkrankung Leben, Familie und Partnerschaft positiv gestalten

PALOMAA
PUBLISHING

„Mitten im tiefsten Winter wurde mir endlich bewusst, dass in mir ein unbesiegbarer Sommer wohnt.“

Albert Camus

Nora Hille

Wenn Licht die Finsternis besiegt

Mit bipolarer Erkrankung Leben, Familie und Partnerschaft positiv gestalten

PALOMAA
PUBLISHING

Wichtiger Hinweis:

Alle Inhalte, Hinweise, Ratschläge und Übungen in diesem Buch sind von der Autorin sorgfältig geprüft worden. Sie ersetzen jedoch nicht die persönliche Begleitung und Abklärung durch behandelnde Ärzt*innen oder Therapeut*innen. Bitte wende dich bei allen medizinischen Auffälligkeiten oder unklaren Symptomen direkt an deine Ärzt*innen oder Therapeut*innen. Dies schließt körperliche sowie seelische beziehungsweise mentale Symptome mit ein. Eine Haftung vonseiten der Autorin oder des Verlages wird ausdrücklich ausgeschlossen. Bitte beachte hierzu auch die Content Note im Buch.

1. Auflage September 2023
www.palomaapublishing.de
Umschlag, Layout und Satz: Katja Rub, Leipzig
Verlag: Palomaa Publishing, Leipzig
Herstellung: BoD – Books on Demand, Norderstedt

ISBN Softcover: 978-3-949598-08-1
Dieses Buch ist auch als eBook erschienen unter der
ISBN: 978-3-949598-09-8

Bibliografische Information der Deutschen Nationalbibliothek
Die Deutsche Nationalbibliothek verzeichnet diese Publikation in der Deutschen Nationalbibliografie; detaillierte bibliografische Daten sind im Internet über http://dnb.d-nb.de abrufbar.

Content Note

In diesem Buch werden sehr persönliche und tiefgreifende Erfahrungen angesprochen. Bitte mache dir dies bewusst, wenn du mit dem Lesen beginnst.

Für emotional besonders sensible Leser*innen und alle von Trauma und Flashbacks Betroffene haben wir Hinweise zum Inhalt online zusammengestellt, sodass bereits vorab ein Überblick zu den angesprochenen Themen möglich ist.

Scanne für die ausführliche Content Note einfach den QR-Code mit der Kamera-Funktion deines Smartphones und du gelangst auf eine Unterseite des Verlages (https://www.palomaapublishing.de/licht/content-note) mit weiteren Informationen:

Inhalt

Vorwort von Tina Meffert, *Mutmachleute e.V.*

„Himmelhochjauchzend, zum Tode betrübt“ – Goethes Vers veranschaulicht einen Gemütszustand zwischen Euphorie und Melancholie einer Liebenden mit nicht mehr als 33 Buchstaben. Ein äußerst fragiler Zustand, der durch extreme Schwankungen von „freudvoll“ bis „leidvoll“ gekennzeichnet ist. Die Frage, ob er damit einen Menschen mit bipolarer Störung beschreiben wollte, bleibt unbeantwortet. Jene Schwankungen aber zwischen höchstem Glück, überbordender Lebensfreude und tiefster, verzweifelter Niedergeschlagenheit skizziert er mit so wenigen Worten in einer gewaltigen Klarheit und Eindringlichkeit – diese wenigen Worte reichen aus, der zugrundeliegenden Natur der Bipolarität Ausdruck zu verleihen. Viele Betroffene greifen auf dieses zur Redewendung gewordene Zitat Goethes zurück, wenn sie mit wenigen Worten sagen wollen, in welchem Gefühls- und Erlebnisspagat sie sich oft befinden.

So individuell wir alle mit unserer Geschichte und Persönlichkeit, unseren Stärken und Schwächen sind, so unterschiedlich verläuft auch diese Erkrankung. Die Welt eines bipolar erkrankten Menschen zeigt sich phasenweise sehr viel extremer in Empfinden und Wahrnehmen, in Denken und Verhalten. Sie ist empfindlich labil, sie hat Fallstricke, die Außenstehende nicht erahnen können, sie birgt Gefahren und Unsicherheiten, die man nicht für möglich hält. Und sie birgt eine Unmenge an Potenzial.

Ich selbst bin Erfahrungsexpertin auf dem Gebiet, wenn man so will, denn mit der bipolaren Erkrankung lebe ich seit über 30 Jahren – genug Zeit, um Erfahrung und Expertise zu sammeln. Lange hatte ich nicht den Mut, darüber zu sprechen, es vergingen über zwei Jahrzehnte, bis ich ausreichend therapiert war, psychotherapeutisch als auch medikamentös. Mein Lebenslauf ist gleichermaßen eine Katastrophe wie eine farbenfrohe, glitzernde Explosion an Möglichkeiten in dieser Welt. Wie es für jeden Menschen mit einer psychischen Erkrankung gilt: Ich kann Ihnen versichern, dass ich mehr bin als meine Diagnose. Ich bin Mutter, Ehefrau, Freundin, Tante, wissenschaftliche Mitarbeiterin, Politikerin, Ehrenamtliche, Border-Collie-Mama, Kollegin, Grafikerin, Feministin, Autorin, Marketingchefin, Zuhörerin, Macherin, Anti-Stigma-Aktivistin – und ich bin eine leidenschaftliche Mutmacherin.

Dem Stigma etwas entgegenzusetzen und Betroffenen und Angehörigen Mut zu machen, genau das waren die Hauptgründe, warum wir Gründer*innen 2018 zunächst das Projekt #Mutmachleute ins Leben gerufen und im gleichen Jahr *Mutmachleute e.V.* gegründet haben. Vor fünf Jahren war Mental Health noch nicht in aller Munde, wie es derzeit infolge der Pandemie fast inflationär und nicht selten zu Marketing- und Social-Washing-Zwecken der Unternehmen geschieht. Wir waren und sind stolz auf jeden Menschen mit psychischer Erkrankung, der den Mut hat, öffentlich Gesicht zu zeigen und zu sich zu stehen. Vor diesen Menschen, aus der Mitte der Gesellschaft, ziehen wir den Hut – ihnen bieten wir eine Bühne und geben ihnen eine Stimme.

Unsere Internetseite mutmachleute.de wendet sich mit Aufklärung und Anti-Stigma-Arbeit an die breite Öffentlichkeit genauso wie an Betroffene, an deren Angehörige und Freund*innen. Unsere Botschaft an die Öffentlichkeit lautet: „Seht her, das sind MENSCHEN, keine DIAGNOSEN!" Menschen in psychischen Krisen wiederum sollen durch die positiven Erfahrungen und Wege anderer Betroffener, die auf der Homepage Gesicht zeigen, ermutigt werden. So kann jeder Mensch mit einer psychischen Erkrankung bei uns Selbstwirksamkeit, Vernetzung und Sinnstiftung erfahren. Mit diesem Konzept tragen wir *Mutmachleute e.V.* zur Entstigmatisierung psychischer Erkrankungen bei und unterstützen den gesellschaftlichen Wandel, damit das Sprechen über psychische Gesundheit endlich selbstverständlich wird.

Erfahrungsberichte über psychische Erkrankungen wie Nora Hilles Buch sind ein wichtiger Aspekt in der Anti-Stigma-Arbeit. Denn sie helfen, schwer erklärbare Diagnosen wie die Bipolare Störung bekannter und verständlicher zu machen. Ich selbst habe es immer wieder erlebt: Meinen Mitmenschen zu erklären, welche Symptome die bipolare Erkrankung umfasst, von welchen ich betroffen bin und von welchen weniger, ist oft mühsam. Man sieht sich immer noch häufig genug mit Vorurteilen und Skepsis konfrontiert. Nicht selten fehlt es an Empathie, einem wahren Verstehen-Wollen oder am Interesse des Gegenübers. Mit Sicherheit ist es schwierig, sich in die Lage bipolarer Menschen hineinzuversetzen, gerade dann, wenn sie phasisch (also akut depressiv, hypomanisch oder manisch) sind.

Bipolar erkrankte Menschen balancieren auf einem dünnen Seil, unter dem ein Abgrund lauert oder das den Bogen überspannt. In jedem Fall aber sehen sie sich mit großen Herausforderungen konfrontiert. So zeigt sich hier wie auch bei vielen anderen gesellschaftlich relevanten Themen: Lasst uns bitte miteinander reden!

Die Autorin des vorliegenden Buches und mich verbinden nicht nur der gleiche Jahrgang 1975 und die gleiche Erkrankung, sondern noch einige weitere Punkte. Was uns wichtig ist im Kampf gegen die Stigmatisierung psychisch kranker Menschen, ist der Aufruf an die Öffentlichkeit, den Menschen zu sehen und nicht nur seine Diagnosen. Stigmatisierung zu erfahren, ist schmerzhaft und entwürdigend. Nora Hille zeigt Gesicht und spricht im *Mutmachleute*-Film: „Stigma tut weh. Nieder mit dem Stigma!“ Denn die Stigmatisierung, Ausgrenzung und Diskriminierung psychisch erkrankter Menschen auf allen gesellschaftlichen Ebenen muss beendet werden. Wir alle – egal, ob gesund, körperlich oder psychisch erkrankt oder gehandicapt – sind gleich viel wert und haben ein Recht auf eine gleichberechtigte gesellschaftliche Teilhabe.

Nora Hille ist ebenso wie unsere Initiative #Mutmachleute Teil einer Bewegung, die einen Stein ins Rollen bringen wird. Gemeinsam mit vielen anderen Initiativen und Engagierten werden wir es schaffen, das Stigma zu beenden und Menschen mit psychischen Herausforderungen und Erkrankungen in die Mitte der Gesellschaft zurückzuholen. So lange Betroffene und ihre Angehörigen noch nicht für sich sprechen können, so lange werden wir das tun.

In einer Zeit, in der nichts mehr sicher scheint, in der die Möglichkeiten unbegrenzt und doch so eingeschränkt sind, in der auf die einfachsten Fragen ein Kaufhaus der Antworten zur Verfügung steht, sind Betroffene und Angehörige oftmals alleingelassen und überfordert, einen für sie möglichst guten Weg mit ihrer Erkrankung zu beschreiten.

Nora Hille ist eine wahre Mutmacherin, die auf eine wundervoll ehrliche, einfühlsame und kluge Weise nicht nur ihre Geschichte erzählt, sondern anderen Mut macht, ihren Weg zu gehen, mit allen Höhen und Tiefen.

Tina Meffert
im März 2023

Prolog

Unter meinen Füßen knarren die Dielen der Holzveranda. Ich habe mir einen Kaffee geholt, jetzt setze ich mich in den Schatten. Der Duft von Heckenrosen schwebt in der vor Hitze flimmernden Luft. Hühner flattern aufgeregt zur Seite, weichen gackernd den vorbeilaufenden Schafen aus. Ich bin mit meiner Tochter auf dem Stadtteilbauernhof. Die Kinder packen überall mit an, begleitet von den pädagogischen Mitarbeiterinnen. Es wird „abgeäppelt", neu eingestreut, gefüttert, gestreichelt und gestriegelt. Ein Spielplatz und Holzpferde laden zum Spielen und Toben ein. Der angrenzende Bauerngarten zeigt sich mit Sonnenblumen, Kräutern und Gemüsepflanzen in seiner ganzen Pracht. Ein Paradies für Stadtkinder. Erwachsene mischen hier nicht mit. Ihnen ist die Holzterrasse vorbehalten, „Elterninsel" genannt. Neben mir sitzt eine andere Mutter. Wir kommen ins Gespräch.

Zunächst unterhalten wir uns über die Mediennutzung bei Kindern. Bald wird es immer persönlicher. Sie berichtet mir von ihrem Sohn, 20 Jahre alt, um den sie sich extrem sorgt. Er hatte sich nach dem Abitur eine Auszeit erbeten und war mit dem Fahrrad allein bis nach Bulgarien gefahren. Ein Jahr später kommt er zurück, ist massiv verändert. Was ihr Sohn auf seiner Reise erlebt hat? Sie weiß es nicht. Aber sie vermutet, dass er Drogen genommen hat und auf irgendeinem Trip entweder „hängengeblieben“ ist oder dass sich aus bedrohlichen Erlebnissen eine psychische Erkrankung entwickelt hat. Er ist hektisch, kaum ansprechbar, sucht nach irgendwelchen Sachen, reißt dabei alles aus den Schränken heraus und kann das Gesuchte doch nicht finden, leidet an Verfolgungswahn. Sie ist komplett verzweifelt. Er ist erwachsen. Wie kann sie ihm helfen? Wie kann sie ihn eventuell sogar gegen seinen Willen in Behandlung bekommen? Sie ist verzweifelt, weil sie keine Ahnung hat, ob er jemals ein normales Leben führen kann.

Ich nehme einen tiefen Atemzug. Bis dahin war meine bipolare Erkrankung meine Privatangelegenheit gewesen. Jetzt gebe ich mir innerlich einen Ruck. Ich erzähle ihr, dass ich etwa im gleichen Alter ebenso tief gefallen bin wie ihr Sohn. Dass ich mittlerweile zwar aus gesundheitlichen Gründen verrentet bin, es für mich aber zuvor möglich war, ein Studium abzuschließen und zwölf Jahre einem spannenden Job in einem internationalen Unternehmen nachzugehen. Ich berichte ihr von meiner über zwei Jahrzehnte andauernden, stabilen Partnerschaft. Spreche darüber, wie ich nach intensiver Therapie und medikamentöser Einstellung sogar eine glückliche Familie mit zwei Kindern gründen konnte, eine Tochter von acht und einen Sohn von zwölf Jahren. Ein gutes Leben.

Ich sehe es an ihrem Gesicht: Meine Worte werfen einen Lichtstrahl der Hoffnung in ihre verzweifelte Seele. Sie hat gehört, selbst mit einer erheblichen psychischen Erkrankung kann es möglich sein, das eigene Leben zu meistern und auf eine Weise zu gestalten, die es lebenswert macht. Zum Abschied umarmen wir einander.

Dieses Erlebnis hat mich zutiefst berührt. Bis dahin hatte ich meine psychische Erkrankung vor den meisten Menschen verborgen. Sogar manch enge Freundinnen und Freunde kannten den Namen meiner Diagnose nicht. Ich hatte gehofft, dass mir niemand etwas anmerkte. Wollte unbedingt zu unserer Leistungsgesellschaft dazugehören, obwohl ich das schon so lange nicht mehr vermochte. Sprach von „verlängerter Elternzeit“ – nicht von Verrentung aus gesundheitlichen Gründen. Und jetzt plötzlich diese Offenheit? Gegenüber einer komplett Fremden?

Es dauerte ein paar Wochen, dann hatte ich einen Entschluss gefasst. Ich hatte erkannt, dass es meine Aufgabe ist, über mein Leben zu schreiben und zu sprechen. Ein Leben, in dem Familie und Partnerschaft gelingen, obwohl ich eine bipolare Erkrankung habe. Ein gutes Leben, trotz der Herausforderungen, die meine Erkrankung mit sich bringt. Ich möchte anderen Menschen – Betroffenen wie Angehörigen und Freund*innen – Mut und Hoffnung schenken, möchte allen übrigen Leserinnen und Lesern zeigen, dass es mit entsprechender ärztlicher, therapeutischer und sozialer Unterstützung selbst mit einer deutlich ausgeprägten psychischen Erkrankung wie der meinen möglich ist, ein gutes und lebenswertes Leben zu führen – ganz egal, für welches Lebensmodell man sich entscheidet.

Wenn ich über mein Leben schreibe, wird vielfach von der Kleinfamilie die Rede sein (Herkunfts- wie eigene Kernfamilie), weil dies eben meine Lebensverhältnisse widerspiegelt. Doch möchte ich ausdrücklich betonen, dass Leben Vielfalt bedeutet. Es gibt so viele Lebensmodelle, oft haben wir die Freiheit, ein für uns passendes auszuwählen, manchmal müssen wir Gegebenheiten annehmen. Jeder Mensch kann nur mit seinem individuellen Weg glücklich werden, nicht aber mit dem Versuch, sich in irgendeine anscheinend der gesellschaftlichen Norm entsprechende Mustervorlage hineinzupressen. Für unsere mentale Gesundheit ist es von enormer Bedeutung, ein authentisches Leben zu führen.

Außerdem hoffe ich, mit meinem Buch das Verstehen der Bipolaren Störung fördern zu können. Denn von uns gibt es viele: Ich bin eine von rund 4 Millionen Betroffenen in Deutschland.[1] Nicht zuletzt wage ich den Schritt in die Öffentlichkeit, weil es notwendig ist, psychisch kranke Menschen als Teil unserer Gesellschaft anzunehmen, anstatt sie auszugrenzen und zu stigmatisieren.

Deswegen erzähle ich hier meine Geschichte und hoffe, dass es für andere Menschen inspirierend, berührend oder tröstlich sein mag, sie zu lesen.

---

1 Bräunig, Peter: Leben mit Bipolaren Störungen. Manisch-depressiv: Antworten auf die meistgestellten Fragen, 3. Auflage, Stuttgart 2018, S. 15. Laut der *Deutschen Gesellschaft für Bipolare Störungen e.V.* (DGBS) ist in manchen Studien sogar von bis zu 5 Millionen Betroffenen in der Gesamtbevölkerung die Rede. Quelle: Homepage der Deutschen Gesellschaft für Bipolare Störungen e.V., https://dgbs.de/bipolare-stoerung/bedeutung/ (Zugriff: 10. Februar 2023).

Aufbau des Buches

„Wenn Licht die Finsternis besiegt“ ist ausdrücklich als Mutmachbuch verfasst, was zwei Auswirkungen auf den Aufbau des Buches hatte. Denn ich lebe seit 25 Jahren mit meiner bipolaren Erkrankung und bin dabei durch sehr leidvolle und finstere Zeiten gegangen, bevor ich für mich nach und nach einen guten und angstfreien Umgang mit der Erkrankung finden und so neue Lebensqualität gewinnen konnte.

Deswegen wurde mir im Entstehungsprozess des Buches zum einen klar, dass es aus der gelingenden Gegenwart unseres fast immer fröhlich-turbulenten Familienalltags heraus erzählt werden muss, nicht chronologisch. Folglich beginnt das Buch mit der Gegenwart, es finden immer wieder Reisen in die Vergangenheit statt, bevor das Erzählen erneut in die Gegenwart wechselt. Gegen Ende des Buches kommen noch thematische Schwerpunkte wie Mutterschaft, Vergebung und Ermutigung (siehe Kapitel „Dein Leben – Dein Weg“) hinzu. Daher ist das Buch als Ergänzung zu den zumeist kurzen Einzelkapiteln in 15 Buchabschnitte eingeteilt, was beim Lesen für die nötige Orientierung sorgt.

Der Aufbau des Buches ist zum anderen durch die überwiegend sehr kurzen, episodenhaften Kapitel gekennzeichnet, die jedes Mal eine aussagekräftige Überschrift haben. Dadurch weiß man beim Lesen stets, was einen thematisch im jeweils nächsten Abschnitt erwartet. Weil ich davon ausgehe, dass mehr als die Hälfte der Leser*innen dieses Buches selbst psychische Erkrankungen und ein großer Teil auch Trauma-Erfahrungen haben, schenkt dies die nötige Sicherheit und gibt zugleich die Auswahlmöglichkeit, ob man gegebenenfalls einzelne Kapitel auslassen oder in Begleitung lesen möchte – ohne jedes Mal die Content Note aufrufen zu müssen, die als QR-Code ganz vorne im Buch eingebunden ist. Außerdem durfte ich bei den verschiedenen Testlese-Runden feststellen, dass die insgesamt 129 kurzen Kapitel als leicht verdauliche Häppchen wahrgenommen wurden, was beim Lesen den charmanten Effekt verursachte: „Ach, eins kann ich ja noch."

Wer auf einen Blick nachvollziehen möchte, zu welcher Lebenszeit die jeweiligen Buchabschnitte spielen, findet die nötigen Jahreszahlen und Altersangaben in der nachfolgenden Übersicht:

- Gegenwart und jüngste Vergangenheit
  (2019–2020, Alter 44–45 Jahre)
- Mein Leben als junge Frau und in Partnerschaft
  (1999–2006, Alter 23–31 Jahre)
- Start ins Familienleben
  (2007–2013, Alter 31–38 Jahre)
- Familienleben mit zwei Kindern
  (ab 2013, ab Alter 38 Jahre)
- Meine Kindheit und Jugend
  (1975–1991, Alter Geburt bis 16 Jahre)
- Zäsur meines Lebens: Hörigkeit und ihre Folgen
  (1998, Alter 22–23 Jahre)
- Zurück in die Gegenwart
  (2019–2020, Alter 44–45 Jahre)
- Mutterschaft: „Mutter haben" und „Mutter sein"
  (Thematisches Kapitel)

- Familienleben und Alltag mit bipolarer Erkrankung
  (2014–2019, Alter 38–44 Jahre)
- Corona-Zeiten
  (ab 2020, Alter 44–45 Jahre)
- Leichter leben
  (seit 2016, ab Alter 40 Jahre)
- Vom Schlafen und Nicht-Schlafen
  (Sommer 2020, Alter 44 Jahre)
- Vergebung als innerer Prozess: Wann nötig, wie machbar?
  (Thematisches Kapitel)
- Gegenwart: Im Gefühlschaos, denn mein Mann kommt ins Krankenhaus
  (Herbst 2020, Alter 45 Jahre)
- Dein Leben – Dein Weg
  (Thematisches Kapitel)
- Warum ich Sichtbarkeit wage: Gegen das Stigma der psychischen Erkrankung
  (Thematisches Kapitel)

Beim Lesen wird sich zeigen, dass es ganz leicht ist, dem inneren „roten Faden“ dieses Buches zu folgen. Deswegen bleibt mir jetzt nur noch eins zu sagen: Ich wünsche eine spannende, berührende und ermutigende Lektüre.

Gegenwart und jüngste Vergangenheit

Wie äußert sich (m)eine bipolare Erkrankung?

Nacht. Ich liege im Bett, bin knallwach. Mein Herzschlag rast. Meine Gedanken galoppieren. All die Reize des Tages überfluten mich, es gibt kein Entkommen. Ich stoße Zischlaute aus. Leide Schmerzen an meiner Seele, die sich als leise Schreie aus meinem Mund winden. Der altbekannte, sich ständig wiederholende Zwangsgedanke „Ich kann nicht mehr." meldet sich zurück. Jetzt helfen nur noch Tabletten, weil ich allein nicht herausfinden kann aus diesem Labyrinth aus Beschleunigung, Anspannung und Schmerz.

Was ist passiert? Warum bin ich in dieser Verfassung, weit entfernt von jeder Norm? Für andere Menschen ganz normale Sinneseindrücke können von Bipolaren so überdeutlich wahrgenommen werden, dass sie unerträglich sind oder nicht verarbeitet werden können. Bei mir reicht es schon aus, so wie heute tagsüber einen Geburtstag zu besuchen. Zehn Personen im Garten, verteilt auf zwei Tische, nette Gespräche, aber das über Stunden. Der laute Klang spielender Kinder. Alles strömt ungefiltert auf mich ein, ist ein Zuviel. Meine extreme Geräuschempfindlichkeit macht es nicht eben leichter. Zwar genieße ich die Abwechslung, doch die Rechnung dafür bekomme ich später. Garantiert. Und zwar dann, wenn ich zu Bett gehe.

Unmittelbar nach der Geburt unseres Sohnes wurde bei mir die Diagnose Bipolare Störung gestellt, einigen geläufiger unter der veralteten Bezeichnung manisch-depressiv. Ich leide deutlich länger an dieser Krankheit, schon über zwei Jahrzehnte. Von meinem älteren Bruder, der mich damals bei einem Arzttermin begleitet hatte, habe ich erfahren, dass mir die Diagnose „Bipolar" erstmals mit 21 Jahren gestellt wurde. Damals konnte ich sie noch nicht annehmen. Hoffte vielmehr, dass es eine „einmalige Sache" wäre. Und so verdrängte ich in dem darauf folgenden Jahrzehnt die Diagnose komplett. Erst durch den medizinischen Befund nach der Geburt unseres Sohnes sowie durch ärztliche und therapeutische Begleitung habe ich gelernt, mit meiner Erkrankung zu leben. Habe gelernt, unseren Kindern und meinem Mann neben Liebe auch ein Höchstmaß an Normalität zu geben. Doch es kostet mich Kraft.

An einer bipolaren Erkrankung zu leiden bedeutet, krankhafte und extreme Stimmungsschwankungen zu erleben, wobei sich individuell sehr verschiedene Ausprägungen und Verläufe zeigen. Bipolare werden immer wieder zwischen himmelhochjauchzend und zu Tode betrübt hin- und hergeworfen, in einem Ausmaß, das Nichtbetroffene sich nicht vorstellen können. Unbehandelt kann das „Down" zu tiefster Depression und Verzweiflung führen – schlimmstenfalls sogar bis zum Suizid. Das „Up" der Manie dagegen ist ein Zustand des permanenten Unter-Strom-Stehens mit rasenden Gedanken, der Schlaf ebenso unmöglich macht wie jede normale soziale Interaktion. Gerade manisches Erleben kann die Erkrankten an den Rand ihrer Belastbarkeit katapultieren – und darüber hinaus. Es können sogar Wahnvorstellungen entstehen. Auf der Homepage der *Deutschen Gesellschaft für Bipolare Störungen e.V.* heißt es: „Patienten, die an einer Bipolaren Störung leiden, sind genauso ‚krank' wie Menschen mit einem Herzleiden oder Diabetes. Die Erkrankung ist weder ihre eigene Schuld, noch haben die Betroffenen eine schwache Persönlichkeit. Bipolare Störungen sind behandelbare Erkrankungen, die jeden von uns treffen können."[2]

Menschen mit einer bipolaren Erkrankung müssen besonders auf ihre emotionale Balance achten. Anhaltender starker Stress oder außergewöhnliche Ereignisse können Schübe im Rahmen der Erkrankung auslösen. Und bei manchen der Betroffenen führen diese aktiven Krankheitsphasen, auch Episoden genannt, zu einer dauerhaften Verschlechterung ihres Gesundheitszustandes oder ihrer Belastbarkeit. Jeder Verlust meiner Alltagsroutine wirkt sich aus, oft extrem beschleunigend. Mein überschaubares Zuhause mit seinen Rückzugsmöglichkeiten dagegen ist ein sicherer Ort. Der gewohnte Umgang mit meinem Mann und unseren beiden Kindern, das liebevolle und meist harmonische Miteinander, meine kreativen Hobbys und eine permanente Selbstreflexion helfen mir, bei mir zu bleiben. Sie stehen für Balance. Für das fragile Gleichgewicht, um das ich immer wieder neu ringen muss. Und das doch manchmal zerbricht. Dann stürze ich ab in Depression und Verzweiflung. Oder ich denke und rede immer schneller, schlafe weniger, bin wesentlich aktiver. Typisch hypoman eben – die Vorstufe zur Manie.

In nüchternen Fakten aufgezählt hat meine Erkrankung mich mit jedem Schub weniger belastbar hinterlassen: Zunächst absolvierte ich mein Studium und startete erfolgreich ins Berufsleben, arbeitete viel und gern, war sehr karriereorientiert. Als junge, teilzeitbeschäftigte Mutter bekam ich einen Behinderungsgrad von 30 zugesprochen. Dieser erhöhte

2 Quelle: https://dgbs.de/bipolare-stoerung/bedeutung/ (Zugriff: 10. Februar 2023).

sich später auf 50. Parallel dazu erhielt ich (nach 14-jähriger Berufstätigkeit) zunächst befristet, dann dauerhaft, eine volle Erwerbsminderungsrente. Im Alter von 43 Jahren dann der Pflegegrad 2. Und doch bin ich mehr als diese aufgezählten Stichpunkte einer Krankengeschichte. Denn ich habe es mit therapeutischer Hilfe und stabilisiert durch Medikamente geschafft, meine Lebensqualität trotz der sich weiter verringernden Belastbarkeit zu steigern.

Neben der Rolle als Mutter und Ehefrau nehme ich heute meine Bedürfnisse wahr, mein eigenes Leben wichtig und gestalte es im Rahmen meiner Möglichkeiten positiv. Nach einer jahrelangen Durststrecke habe ich mit Malen und Schreiben zwei kreative Tätigkeiten in meinem Alltag verankert, denen ich immer dann nachgehe, wenn die Kraft dafür reicht. Und die ich als Beschäftigung für mich mittlerweile für genauso wichtig halte wie den Schulbesuch meiner Kinder und den Job meines Mannes.

Ich habe gelernt, mit mir ins Reine zu kommen – das war ein langer und oft schmerzvoller Weg. Und trotzdem ein Weg, der niemals zu Ende ist, denn wer außer mir kann sich darum kümmern, wie es meiner Seele geht? Wer außer mir kann die Verantwortung für meine bipolare Erkrankung übernehmen? Ich bin keine „Überfliegerin", die ihren Alltag trotz psychischer Erkrankung mit Links meistert, nein. Der Abgrund ist immer da. Immer wieder muss ich kämpfen, trage Traumata in mir, die mir noch vor der bipolaren Erkrankung in jungen Jahren eine Posttraumatische Belastungsstörung (PTBS) beschert haben.[3] Immer wieder stellen sich mir alte, ungesunde

3 Meine Psychiaterin Frau Dr. W. meinte zu mir, dass sich auf eine PTBS später häufig noch eine Depression oder eine Bipolare Störung „draufsetze".

Muster in den Weg. Aber ich durfte lernen, sie zu erkennen und ihnen mit neuen, gesunden Gedanken und Verhaltensweisen zu begegnen. So habe ich trotz aller Einschränkungen durch meine bipolare Erkrankung mittlerweile ein hohes Maß an innerer Freiheit erreicht. Heute bin ich dankbar für mein Leben und mit mir selbst versöhnt.

Aussicht auf zwei Schulkinder löst Schub aus: Gefühle von Verzweiflung und Überforderung

Nach einer komplett entspannten Kindergartenzeit unserer Tochter und einer wie am Schnürchen laufenden Grundschulzeit unseres Sohnes begann das Jahr, in dem unsere Tochter eingeschult werden sollte. Etwa ein halbes Jahr vor ihrer Einschulung und der besonderen Begegnung auf dem Stadtteilbauernhof (siehe Prolog) wurde mir bewusst, dass ich mich den neuen Anforderungen, allen voran der deutlich höheren Stundenzahl an Kinderbetreuung, nicht gewachsen fühlte. Denn durch meine Krankheit und das phasenweise „Mich-entziehen-Müssen“ hat unsere Tochter ein großes Bedürfnis nach Zeit mit mir und zugleich manches Mal Verlustängste. Mir war bewusst: Sie brauchte mich jetzt beim Übergang vom Kindergarten in die Schule besonders. Ich würde die dort angebotene Nachmittagsbetreuung anfangs nicht im gleichen Zeitumfang nutzen können wie zuvor im Kindergarten, musste ihr zuerst Zeit lassen, die Veränderungen in ihrem Leben zu verdauen – und dafür war ein Weniger an Fremdbetreuung und ein Mehr an Mama-Tochter-Zeit nötig. Doch das bedeutete für mich im Schnitt acht bis zehn Stunden mehr Betreuungszeit pro Woche! Und unser Sohn, dann in der sechsten Klasse des Gymnasiums, benötigte ebenfalls hin und wieder Unterstützung beim Lernen.

Diese Erkenntnis löste bei mir einen neuen Krankheitsschub aus. Ich begriff, dass meine Kräfte und Belastbarkeit für eine Steigerung des Programms nicht ausreichten.

Ich stürzte ab. Wieder mal. Diesmal war es aber der fast senkrechte Sturzflug eines Weißkopfseeadlers, schnell, rasant, tiefer und tiefer, die Flügel eng an den Körper gepresst, im Fallen noch sich beschleunigend. Eine gemischte Phase mit depressiven und manisch-verzweifelten Elementen zog mich bis ganz nach unten. Bis auf den Grund.

Wie sollte mir das Leben mit zwei Schulkindern gelingen, wenn ich doch mit einem Kindergarten- und einem Schulkind schon komplett am Limit war? Wie sollte ich das nur bewältigen können? Wenn ich bei meiner aktuellen Psychiaterin Frau Dr. F. war, liefen nur noch die Tränen – für mich komplett untypisch, da ich sonst im Alltag quasi nie weine, sondern immer lange kämpfe, Dinge mit mir selbst ausfechte und mich ungern unterkriegen lasse. Aber jetzt herrschte die pure Verzweiflung. Wie sollte ich das nur alles schaffen?

Der emotionale Sturzflug hinunter in Angst, Verzweiflung und tiefste Depression ließ sich nicht aufhalten, solange sich die Situation nicht verbesserte. Schließlich meinte meine Ärztin während einer besonders tränenreichen Sitzung zu mir: „Frau Hille, wir müssen jetzt schnell schauen, wie wir Sie entlasten können. Haben Sie schon mal an einen Pflegegrad gedacht?“ Nein, das hatte ich nicht. Denn mit Pflegegrad, früher Pflegestufe genannt, verband ich alte Leute, die bettlägerig waren, Windeln brauchten oder doch zumindest einen Rollator. Hatte man mit einer psychischen Erkrankung etwa ebenfalls einen Anspruch auf einen Pflegegrad? Ein Hoffnungsschimmer.

Am Ende stand Folgendes auf meinem Zettel:

- chronische Hyperakusis[5] (Das heißt, ich höre alles um ein Vielfaches lauter und bin extrem geräuschempfindlich.)
- Einschlafstörung (mehrfach die Woche)
- Stimmungsschwankungen (Sie können sogar innerhalb eines Tages als „Totalabsturz“ vorkommen, was aber nicht jedes Mal einen depressiven Schub einleiten muss.)
- Zwangsgedanke („Ich kann nicht mehr.“), zum Teil mit dem Drang, diesen laut äußern zu müssen
- innere, vor allem nächtliche Unruhe bis hin zu sehr starker Erregung („Zustände“, durchschnittlich einmal wöchentlich)
- Zwangslaute/Tics (Zischen, Schmerzenslaute). Das Zischen tritt relativ schnell und quasi täglich auf, wenn ich länger als 30–60 Minuten ohne Pause eine für mich anstrengende Tätigkeit ausüben muss. Das kann zuhause bereits beim Wäschemachen der Fall sein. Bei noch anstrengenderen Tätigkeiten wie zum Beispiel dem wöchentlichen Großeinkauf im Supermarkt trat spätestens auf dem Heimweg das Zischen auf, sodass mittlerweile mein Mann diese Aufgabe übernommen hat. Die Schmerzens-

5 „Ärzte sprechen von Hyperakusis, wenn eine Überempfindlichkeit gegenüber allen Geräuschen besteht. [...] Menschen mit Hyperakusis empfinden selbst mäßig laute oder sogar leise Geräusche als unangenehm. [...] Normalerweise unterscheidet das menschliche Gehirn wichtige von unwichtigen Geräuschen und blendet letztere aus. [...] Bei Menschen mit Hyperakusis scheint dieser Mechanismus nicht zu funktionieren.“ Zitiert werden H. P. Niedermeyer und Eva Rudolf-Müller, Online-Artikel „Geräuschüberempfindlichkeit (Hyperakusis)“, erschienen am 28. April 2022. Quelle: https://www.netdoktor.de/Krankheiten/Schwerhoerigkeit/Wissen/Geraeuschueberempfindlichkeit-6167.html (Zugriff: 10. Februar 2023).

laute stoße ich nachts im Bett aus, wenn die Summe der Tagesbelastungen zu hoch war. Dieses Phänomen kann jederzeit auftreten, also mehrmals pro Woche.

- täglich Konzentrationsprobleme, Wortfindungsstörungen, Handlungsabbrüche
- starke Ängste/Katastrophendenken (phasenweise)
- Ich brauche eine gleichbleibende Tagesstruktur. Entfällt diese, bin ich massiv überfordert, reagiere häufig mit Depressionen.
- Einschränkungen bei sozialen Aktivitäten und Gesprächen. Veranstaltungen mit mehreren Menschen oder große Feiern sind für mich nahezu unmöglich und teils nur mit der höheren Gabe eines Beruhigungsmittels vorab wegen der starken Reize erträglich, weshalb ich sie vermeide. Viele Kontakte können schnell ein „Zuviel" werden. Sogar nach einem Restaurantbesuch und einem anregenden Gespräch mit meinem Mann quält mich anschließend häufig nächtliche Schlaflosigkeit, die sich medikamentös kaum einfangen lässt.
- Abendaktivitäten sind mir wegen meiner zu starken Erregbarkeit (Reizüberflutung) und anschließender Schlaflosigkeit nahezu unmöglich, ich habe dadurch einen sehr kleinen Aktionsradius. So ist mir beispielsweise das abendliche Hobby „Chor", was mir viel Freude bereitet hatte, seit mehreren Jahren komplett unmöglich, da es zu anstrengend und aufregend ist.
- Kontaktpflege zu Personen außerhalb des direkten Umfeldes ist eine Überforderung (daher nur begrenzt möglich).
- Haltetremor der Hände und Zuckungen (täglich)
- Reizdarm (bei emotionalen Belastungen mit psychosomatischer Verstärkung)

- Einschränkung meiner Selbstständigkeit wegen schneller Überforderung (permanent). Bankgeschäfte, Formalitäten, Planung von Ausflügen oder Urlauben, die Besuche von Elternabenden und die nächtliche sowie morgendliche Versorgung der Kinder übernimmt mein Mann.
- Suizidgedanken (phasenweise). Durch Verhaltenstherapie sind sie mittlerweile insgesamt deutlich seltener geworden, bei depressiven Phasen jedoch teils täglich und nonstop.
- Antriebslosigkeit/Überforderung etc. bis hin zu Depression (phasenweise)
- hypomanisches Empfinden mit beschleunigtem Denken und Kreativität (häufig)
- manische Schübe (zweimal im Alter von Anfang 20, ließen sich medikamentös aber einbremsen, einmal im Alter von Anfang 30 nach der Geburt des ersten Kindes)
- gemischte Phasen (oft in der Kombination Depression plus beschleunigte Verzweiflung seitens der Hypomanie)
- verbale Aggressionen (selten, können im Rahmen gereizter, hypomanisch-verzweifelter Schübe vorkommen)

Im Rahmen der Posttraumatischen Belastungsstörung (PTBS):
- Flashbacks und Trauma-Aktivierungen, spontan verursacht durch Auslösereize (Trigger)
- Depersonalisation (Selbstentfremdung; das Gefühl, außerhalb des eigenen Körpers zu stehen bzw. vom eigenen Bewusstsein getrennt zu sein)
- Dissoziation (Im weitesten Sinne bedeutet dies das Auseinanderfallen von psychischen Funktionen. Während der Dissoziation empfinde ich meine innere Wahrnehmung und mein Denken als „abgetrennt“ und nicht synchron zum Außen.)

Begutachtung für den Pflegegrad: Für mich extrem belastend

Ursprünglich hatte ich schon früher bei der Pflegekasse den Antrag auf Ermittlung eines Pflegegrades gestellt. Doch immer noch fehlte mir ein wichtiger Arztbrief, denn meine Psychiaterin war längerfristig erkrankt und ich musste den Termin für die Begutachtung mehrmals verschieben. Anfang August und somit kurz vor der Einschulung meiner Tochter war es soweit. Wie überall geraten wird, sollte man bei diesem Termin einen Angehörigen oder eine enge Vertrauensperson bei sich haben. Mein Mann hatte sich deswegen frei genommen und sich vorab in die von mir zusammengestellten Unterlagen und in den Fragebogen eingearbeitet. Wir waren also bestmöglich vorbereitet.

Die Gutachterin kam zu uns nach Hause, wir begrüßten sie freundlich gemeinsam mit den Kindern an der Haustür (es waren Schulferien). Dann verzog sich unser Nachwuchs nach oben, um einen Kinderfilm zu sehen, damit wir ungestört waren. Trotz der netten Begrüßung herrschte eine eisige Stimmung. Keine Erklärung vorab, wie das Gespräch ablaufen würde. Die Gutachterin klappte ihren Laptop auf und schon ging es los. Sie fragte mich über meinen Gesundheitszustand aus, die Fragen prasselten auf mich nieder. Irgendwann wollte ich wissen, ob wir schon im Fragebogen seien. „Nein, das ist noch die Anamnese."

Als es mit dem Fragebogen losging, sagte sie es uns nicht. Wir erfuhren dies erst auf Nachfrage. Auch informierte sie uns nicht von sich aus, an welcher Stelle im Fragebogen wir waren. Ich war mittlerweile nur noch am Weinen. Dann erkundigte ich mich: „Was ist denn mit dem Punkt xy aus dem Fragebogen?" „Das habe ich Sie schon längst gefragt." „Das habe ich aber nicht gehört." Und mein Mann, mittlerweile ziemlich sauer wegen des unfreundlichen Verhaltens, ergänzte: „Ich habe es ebenfalls nicht gehört." Mehrfach hakte er im weiteren Gesprächsverlauf nun gezielt nach, bei welcher Frage wir gerade seien, damit wir überhaupt die Chance bekamen, unsere Alltagsbeispiele anzuführen.

Die Begutachtung zur Ermittlung des Pflegegrades war anstrengender und schwerer zu ertragen, als ich sie mir je hätte vorstellen können. Bei mir entstand der Eindruck, dass es seitens des Medizinischen Dienstes gar nicht gewünscht war, die Begutachtung für mich als Patientin transparent zu halten. Oder hatten wir einfach nur Pech und unsere Ansprechpartnerin war frühmorgens mit dem sprichwörtlichen linken Fuß aus dem Bett aufgestanden?

Bei mir liefen weiterhin die Tränen, weil die Gutachterin alle meine Beschwerden kleinzureden schien. Ohne meinen Mann hätte ich die Begutachtung nicht durchgestanden. Ich war für diesen und die folgenden Tage völlig durch. Reagierte mit Bauchschmerzen und hatte eine Woche lang Verstopfung mit Blut im Stuhl. Dann kam der Brief mit der Bestätigung des Pflegegrades. Ich war in den Pflegegrad 2 eingruppiert worden, rückwirkend ab Antragstellung. Die beste Nachricht – obwohl die Aussage für mich zunächst niederschmetternd war – fand ich auf Seite 15 des Gutachtens unter Punkt 9 Prognose/Wiederholungsbegutachtung: „Eine Verbesserung des Gesundheitszustandes und eine daraus resultierende Zunahme der Selbstständigkeit ist nicht zu erwarten, eine Wiederholungsbegutachtung ist nicht erforderlich." Ich hatte es also hinter mich gebracht, ein für alle Mal.

Wir waren nun mit meiner Erwerbsminderungsrente und dem Pflegegrad 2 als Familie zusammen mit dem Gehalt meines Mannes ausreichend finanziell abgesichert. Doch der in unserer Situation wohl hilfreichste Bestandteil der

Leistungen für den Pflegegrad 2 betrifft die sogenannte Verhinderungspflege, für welche die Pflegekasse bis zu einem bestimmten Jahresbetrag die Kosten übernimmt. Pflegebedürftige, die von ihren Angehörigen zu Hause versorgt und betreut werden (so wie ich von meinem Mann), können stundenweise Verhinderungspflege erhalten, wenn ihre Angehörigen eine Vertretung brauchen.[6] Die Verhinderungspflege übernimmt dann in der Abwesenheit meines Mannes Teile seiner Aufgaben: gemeinsam das Abendessen zubereiten, die Kinder (mit)betreuen und zu Bett bringen, Ansprechpartnerin und Hilfe für mich sein.

Wenn mein Mann nun Dienstreisen hat, zum Sport will oder einfach mal eine Verabredung wahrnehmen möchte, kann ich mir Unterstützung holen. Das hat seine Lebensqualität in den letzten Monaten deutlich erhöht, konnte er mich vorher doch oft nur kurz und mit schlechtem Gewissen allein lassen, vor allem, wenn es mir nicht gut ging. Und es trägt in unserer Beziehung zur Entspannung bei, dass wir jetzt häufiger als früher die nötige Unterstützung hinzuziehen können.

---

6 Stundenweise Verhinderungspflege dauert weniger als acht Stunden pro Tag. Das Pflegegeld wird dafür nicht gekürzt. Findet eine Ersatzpflege unter 8 Stunden täglich statt, so wird diese nicht auf die regulären Verhinderungstage angerechnet. Online-Artikel „Stundenweise Verhinderungspflege – so wird das Pflegegeld nicht gekürzt". Quelle: https://www.pflege-durch-angehoerige.de/haeusliche-pflege/stundenweise-verhinderungspflege/ (Zugriff: 10. Februar 2023).
Paragraf 39 im Sozialgesetzbuch Elf (SGB XI) regelt Leistungen, Umfang und Kosten der Verhinderungspflege. Verhinderungspflege kann von Pflegehilfskräften, Verwandten, Nachbar*innen oder Menschen aus dem Freundeskreis übernommen werden. Quelle: Steiger, Sabrina, Online-Artikel „Verhinderungspflege", online verfügbar unter https://www.pflege.de/altenpflege/verhinderungspflege/ (Zugriff: 10. Februar 2023).

Trotz der emotionalen Belastung, welche die Begutachtung für den Pflegegrad und deren Vorbereitung für mich bedeutete, hatte sich der Aufwand für uns also gelohnt.

Scham I: Ich so wenig?

Die Krankheit ist nicht alles und darf nicht alles sein. Sie ist nur eine Seite von mir. Aber da ist trotzdem diese Scham, sogar gegenüber meinem Mann, der mich besser kennt als alle anderen und dem ich doch das Gutachten über den Pflegegrad zu diesem Zeitpunkt noch nicht zeigen will. In dieser medizinischen Fachterminologie über mich selbst zu lesen, wie wenig ich mittlerweile bin, wie sehr mich die bipolare Erkrankung beeinträchtigt, mich aufgefressen hat – das schmerzt und lässt dieses Monster namens Scham anwachsen, bis es mich weit überragt, seine Klauen nach mir reckt, das Maul weit aufgerissen, geifernd.

„Selbstverständlich können Sie Ihren Mann das Gutachten lesen lassen.", meint meine Psychiaterin, als ich ihr von meiner Scham berichte und von meiner Weigerung, es ihm zu zeigen. „Er ist doch immer an Ihrer Seite und war bei der Begutachtung dabei." Mit wochenlanger Verspätung teile ich meinem Mann diese Botschaft mit. „Habe ich das Gutachten nicht längst gesehen?" Nein, das hast du nicht. Ich gelange zu der Erkenntnis, dass es wohl keinen Unterschied zwischen uns macht. Dass die Etikettierung mit dem Label „allein für sich lebensunfähig wegen psychischer Erkrankung" irrelevant ist. Weil wir uns lieben, weil wir mit unseren zwei Kindern eine glückliche Familie bilden. Weil wir zu viert als Team funktionieren.

Ausgelutscht zur Adventszeit

Ende November. Ein ganz normaler Tag, wie er sich im turbulenten Familienleben mit zwei Kindern häufiger ereignet. Der aber zeigt, wie schnell es bei mir zu Überforderung kommen kann, wenn sich zu viele Verpflichtungen unglücklich miteinander verketten.

Es ist 17 Uhr und ich fühle mich sowas von ausgelutscht. Ich musste heute Morgen um 7.40 Uhr aufstehen, anderthalb Stunden vor meinem normalen Biorhythmus, wenn das Schlafen denn einigermaßen funktioniert. Die fehlende Nachtruhe merke ich deutlich.

Der verfrühte Start in den Tag lag an dem Termin mit einem Monteur, der dann aber nicht erschien. Ich nutzte die Zeit, um Textänderungen am Krippenspiel unserer Gemeinde vorzunehmen. Eine Arbeit, die mich einerseits wegen meiner Konzentrationsprobleme anstrengte, mir andererseits aber großen Spaß bereitete.

Danach fuhr ich zur Kunsttherapie und malte ein Bild der ersten Adventskerze. Das Malen machte mir Freude und es dauerte gar nicht lang, sodass ich 15 Minuten vor Ende der Stunde fertig war und mich mit meiner Therapeutin unterhalten konnte. Ein weiteres Bild anfangen? Dafür war ich zu fertig.

Direkt im Anschluss stieg ich ins Auto: zur Tankstelle, einmal volltanken, zum Supermarkt, Brötchen und Aufschnitt fürs Abendessen kaufen, zur Schule, Kind einsammeln. Gerade diese Nonstop-Aktivitäten erschöpfen mich immer extrem, da ich eigentlich nach 30 Minuten schon wieder eine Pause benötige.

Daheim erledigte meine Tochter ihre Schulaufgaben. Wenig später trudelte mein Sohn ein und ich setzte ihm die aufgewärmten Spaghetti vom Vortag mit Butter und Parmesan vor. Meine Tochter wollte Hilfe beim Ausfüllen eines Freundebuches. Dann spielte sie mit *Playmobil,* ihrem absoluten Lieblingsspielzeug, und für mich gab es zumindest einen schnellen Kaffee.

Später am Nachmittag bastelte ich mit beiden Kindern zusammen unser jährliches Adventsgesteck. Sternförmige Kerzen, Tannenzweige, eine Menge Streu-Deko – wie immer war das Ergebnis wunderhübsch anzusehen. Das gemeinsame Gestalten hatte uns allen viel Spaß bereitet. Anschließend nahmen wir uns den neuen Familien-Adventskalender mit 24 unterschiedlich großen Pappschächtelchen vor. Wir schrieben eine Liste, welche Nummern von wem zu öffnen wären. Dann füllten wir die Schächtelchen mit Süßigkeiten und mit selbstgeschriebenen Zetteln für gemeinsame Aktivitäten vom Weihnachtsliedersingen bis hin zu Tannenbaum kaufen und schmücken.

Irgendwann waren wir mit unseren ganzen Basteleien fertig und ich brauchte jetzt wirklich dringend eine Pause. Kaum hatte ich mich ein paar Minuten zurückgezogen, kam meine Tochter, weil sie mit mir spielen wollte. Ich erklärte ihr, dass es jetzt nicht ginge. Ich hatte in der letzten Woche auf Rat meiner Psychiaterin mehrfach mit ihr geredet, ob sie nicht an einem zweiten Tag an der Nachmittagsbetreuung der Schule teilnehmen könne, um mich so zu entlasten. Dies wollte sie auf keinen Fall und hatte mir versprochen, ganz bestimmt allein und selbstständig zu spielen, wenn ich eine Atempause bräuchte. Als ich sie jetzt daran erinnerte, antwortete sie mir mit beleidigtem Schweigen.

Da es noch mindestens eine halbe Stunde dauern sollte, bis Unterstützung kommen würde, erlaubte ich ihr einen *Playmobil*-Film. Und zum Glück klingelte es an der Tür, gerade als der Film zu Ende war: Unsere Verhinderungspflegekraft war gekommen!

Was war ich erleichtert, als ich sie nach kurzer Begrüßung und Instruktionen fürs Abendbrot mit den Kindern allein lassen konnte und nun (gefühlt das erste Mal an diesem Tag) Zeit für mich hatte. Und so sitze ich jetzt auf dem Sofa, habe ein paar Mal tief durchgeatmet und gönne es mir, diesen Text mit der Überschrift „Ausgelutscht zur Adventszeit" in mein Smartphone zu diktieren.

Gehe zum Fenster.
Und so stehe ich hier. Meine Seele weint.
Beschreibt ihre Einsamkeit.
Draußen Sonne am wasserbleichen Novemberhimmel.
In mir ein Abgrund.

An meiner Seite: Mein Mann als aktiver Papa

Was mein Mann in unserer Familie stemmt, ist eine ganze Menge. Einerseits ist sein Engagement durch meine eingeschränkte Belastbarkeit zwingend erforderlich, andererseits bringt er sich selbst freiwillig ein mit seiner Bereitschaft, mit mir ein Team zu bilden zum Wohl unserer Familie. Wir wissen beide: Unsere Familie und das häufig empfundene Glück mit den Kindern und miteinander als Paar erhalten wir nur, wenn wir gemeinsam an einem Strang ziehen.

Ich bin ihm eine gleichberechtigte Partnerin auf Augenhöhe, hierbei spielt meine bipolare Erkrankung keine Rolle. Zwar sind meine Kräfte limitiert, doch bin ich meinem Mann eine Ansprechpartnerin in allen Fragen des Lebens und des Berufs. Aber es ist der Papa, der nachts für unsere Kinder zuständig ist, sollten sie plötzlich Fieber bekommen oder sich so wie unsere kleine Tochter eine lange Zeit nicht allein auf die Toilette trauen. Er ist es, der morgens, wenn ich wegen des medikamentösen „Überhangs" (verursacht durch die abendlich eingenommenen Tabletten) weiterschlafe, für ein gemeinsames Frühstück und einen gelungenen Start in den Tag sorgt. Der unsere Kinder in den Kindergarten und in die Schule brachte, als sie klein waren. Der sämtliche Kindergarten- und Schul-Elternabende allein besucht, weil mich die Teilnahme so aufregt und beschleunigt, dass ich anschließend die komplette Nacht gar nicht mehr schlafen kann, sodass ich dies schnell bleiben ließ.

Er ist der Mann, den ich liebe, und der wie ein Fels an meiner Seite steht. Bei dem ich mich geborgen und verstanden fühle. Letzteres zumindest meistens, denn die Gefühle und das Erleben bei akuten Schüben im Rahmen der bipolaren Erkrankung sind so weit jenseits aller Norm, dass ein psychisch gesunder Mensch es kaum nachvollziehen kann.

Er ist der beste Vater, den ich mir für meine Kinder wünschen kann. Und immer wieder spüre ich diesen Satz in meinem tiefsten Inneren, den damals mein erster Therapeut, Herr N., zu mir sagte und der mir trotz meiner damaligen Verzweiflung so viel Kraft und Gewissheit schenkte: „Sie haben den richtigen Mann schon neben sich sitzen."

Partnerschaft: Zweifel und Zusammenhalt

Es gibt keine Zuwendung auf Bestellung. Im Gegenteil. Meinen Wunsch, wenn er zu einem „Ich brauche dich. Jetzt." und damit zu einer Forderung wird, versteht mein Mann als Vorwurf. Uns verbindet eine sehr lange Partnerschaft. Aber wenn ich abstürze, so tief, ist es mitunter unmöglich, eine Umarmung zu bekommen, wenn ich sie einfordere. Weil mein Partner ein eigenes Leben hat, eigenen Stress, eigene Befindlichkeiten, ein selbstbestimmter Mensch ist.

> Was soll ich denn tun? Wie soll ich denn sein? Wie kann ich existieren neben dir mit dieser Sprachlosigkeit? Du kennst mich seit mehr als 20 Jahren. Meine Abgründe kennst du nicht. Denn dort bist du nie gewesen. Sei froh darüber. Wären es auch deine Orte, gäbe es kein Wir, keine Familie, keine Stabilität. Kein „meistens glücklich", kein „meistens dankbar". Und wärst du weicher, als du es bist, du littest mit mir, anstatt mit mir zu leben. Also bleib du selbst, aber begegne mir. Auf Augenhöhe. Und schenke mir deine Liebe und Fürsorglichkeit, wann immer du kannst, denn ich brauche sie oft so sehr.

Eben kam sie doch noch, die Umarmung, mit Verspätung, dafür gepaart mit einem Gespräch. In dem du mir sagst, dass es dir ebenfalls nicht gut geht. Der Job ein „Zuviel" und du genauso bedürftig wie ich. Wir umarmen uns gegenseitig. Sind beide nur Menschen. Halten einander fest für einen Moment.

Der Traum vom Fliegen

Schöne und intensive Momente jenseits des akut bipolaren Erlebens sind möglich. Oft bedarf es dafür gar keines Extra-Highlights wie bei dem nachfolgend beschriebenen Ausflug. Wie heute ein paar kostbare Minuten lang erlebt, kann schon der Blick in einen blauen, sonnenbeschienenen Himmel meine Seele öffnen. Dann trage ich das Licht in mir. Es ist die Gabe des Sehens und Wahrnehmens, über welche bipolar erkrankte Menschen durch ihre zumeist erhöhte Vulnerabilität (Verletzbarkeit) häufig verfügen, und die außer einer Last mitunter ein Geschenk sein kann.

Auch in der Partnerschaft, in der mein Mann und ich im Alltag so oft einfach nur gut funktionieren wie Rädchen, die ineinander greifen, sind schöne und intensive gemeinsame

Erlebnisse unglaublich stärkend. Deswegen legen wir Wert darauf, uns möglichst regelmäßig Zeit füreinander zu nehmen.

Besser hätten wir es nicht planen können: An einem Sonntag sind unsere beiden Kinder zeitgleich zu Geburtstagen eingeladen. Das schenkt uns Eltern einen Nachmittag „Paarzeit". Wir wünschen uns ein gemeinsames Erlebnis. Da erinnert sich mein Mann, dass an unserem Flughafen ein Flugsimulator steht, für den es laut Tageszeitung freie Termine gibt. Waagerecht festgeschnallt in einem an Armen und Kopf flexibel beweglichen Gestell kann man darin wie ein Vogel fliegen – wahlweise durch eine Urzeitlandschaft mit Dinosauriern oder durch die Hochhausschluchten von New York.

Nur noch drei Tage hin bis zu unserem freien Nachmittag. Doch wir haben Glück und bekommen unseren Wunschtermin. Und so brechen wir am Sonntag auf zum Flughafen. Auf der Hinfahrt reden wir aufgeregt über unsere bevorstehenden Flüge. Ich träume laut von der Urzeitlandschaft und den Dinosauriern. Mein Mann, der Bauingenieur, ist von Anfang an von der Idee eines Fluges durch die Metropole begeistert.

Endlich ist es so weit. Wir erhalten eine kurze Einweisung und schon klettere ich auf den *Birdly*.[7] Nachdem ich meine

---

7 *Birdly* ist in einem Projekt der Züricher Hochschule der Künste entwickelt worden. Forscher hatten dort nach dem menschlichen Urtraum gesucht und waren dabei auf den simulierten Vogelflug gestoßen. Bei dieser Konstruktion wird die bekannte Virtual-Reality-Brille samt Kopfhörern aber erweitert. Bei einem 3D-Film im Kino „betrügen" die Augen das Gehirn, aber der Körper kann nicht mitgehen. Im *Birdly* dagegen lässt sich der eigene Oberkörper mitbewegen. Dadurch wird das Erleben des Fluges authentisch. Siehe Stein, Sebastian: „Das ist der neue VR-Simulator ‚Birdly' am Flughafen Hannover." Veröffentlicht am 30. Juni 2019 in der Hannoversche Allgemeine Zeitung (HAZ). Quelle: https://m.haz.de/Umland/Langenhagen/Ausprobiert-Das-ist-der-neue-VR-Simulator-Birdly-am-Flughafen-Hannover (Zugriff: 10. Februar 2023).

Beine und Arme positioniert habe, bekomme ich eine Virtual-Reality-Brille auf den Kopf gestülpt. Ich habe vergessen, mir Tageskontaktlinsen einzusetzen, was ich eigentlich geplant hatte. Zum Glück passt meine Brille mit hinein, denn ohne sie zu fliegen, wäre bei rund sieben Dioptrien Kurzsichtigkeit nicht nur eine recht verschwommene Angelegenheit geworden – sondern ein echter „Blindflug".

Ich starte meinen Flug über einer Landschaft mit Seen, Gras, lichten Büschen und Palmen. Schon überfliege ich eine Sauriergruppe. Ich sehe einen weißen, schlanken Saurier unter Wasser tauchen, gleite für einen Moment neben ihm dahin. Ein paar Dinos der Gattung Stegosaurus und die friedlichen Langhälse kreuzen meinen Weg. Es ist absolut faszinierend. Ich vergesse alles um mich herum – ich fliege! Selbst den Ventilator, der den Flugwind simulieren soll, nehme ich nicht bewusst wahr. Jedes Mal, wenn ich Dinosaurier sehe, jubele ich begeistert: „Da ist schon wieder einer!". Während ich fliege, kann mein Mann auf einem großen Monitor beobachten, welcher Ausblick sich mir jeweils bietet. Mein Zeitgefühl habe ich komplett verloren. Als der dreieinhalbminütige Flug zu Ende ist, kann ich nicht sagen, ob er zu kurz oder lang genug war, denn er war so intensiv, dass Zeit dabei für mich keine Rolle mehr gespielt hat.

Dann tauschen wir die Plätze und ich beobachte gespannt, wie mein Mann es schafft, zwischen den schmalen Häuserzeilen Manhattans hindurchzufliegen. Anschließend werden wir nach diesem Abenteuer an einem Promotionstand im Flughafen auf ein Glas Sekt eingeladen. Wenn das kein würdiger Abschluss für unseren ersten Flug ist!

Paarzeit

Von Beginn unserer über 20 Jahre andauernden Beziehung an – und selbst, als mein späterer Mann und ich in eine gemeinsame Wohnung zogen – war es uns wichtig, uns bewusst miteinander zu verabreden und zum Beispiel ins Restaurant oder Kino zu gehen oder einen Abendspaziergang zu machen, uns Zeit für Gespräche zu nehmen. Bis hierhin ist das nichts Besonderes und wird von vielen jungen Paaren so praktiziert.

Doch oft ändert sich das, wenn erst die Kinder da sind. Dann ist man abends erschöpft und froh, die Kleinen endlich im Bett zu haben und es reicht gerade noch für einen Abend auf dem Sofa. So war es zunächst auch bei uns, bis wir für unseren Sohn kurz vor seinem ersten Geburtstag eine Babysitterin gefunden hatten. Weil wir keine familiäre Unterstützung vor Ort haben, wünschten wir uns eine weitere Bezugsperson für unser Kind, zu der es Vertrauen und Liebe aufbauen durfte. Als die beiden nach ein paar Wochen ein eingespieltes Team waren, nahmen mein Mann und ich unsere Verabredungen etwa einmal im Monat wieder auf. Wie genossen wir es, zu zweit unterwegs zu sein und uns für ein paar Stunden ganz auf uns beide zu konzentrieren! Diese Gewohnheit, alle vier bis sechs Wochen miteinander auszugehen, behalten wir bis heute bei.

Ist es üblich, dass ein Elternpaar auf seine Paarzeit achtet und Wert auf regelmäßige Verabredungen legt? Wenn ich mich bei meinen Freundinnen und Bekannten umschaue, sind wir eine Minderheit. Wir genießen unsere Paarzeit jedes Mal und merken genau, wenn wir schon lange darauf verzichten mussten. Denn sonst haben wir den Alltag mit unseren zwei Kindern, der neben den Belastungen durch meine Erkrankung bewältigt werden will – wo mein Mann und ich Hand in Hand funktionieren, aber durch dieses effektive

Zusammenspiel oft zu wenig auf unser Miteinander als Paar achten.

Genau da hilft uns unsere Paarzeit, in der wir uns bewusst miteinander beschäftigen und aus dem normalen Familienalltag heraustreten.

Stolz, Selbstwert, Selbstliebe

In einem Zeitungsinterview mit den Schauspielern Robert de Niro und Al Pacino las ich folgenden Textabschnitt: „Wenn es im echten Leben möglich wäre, sich mit so einfachen Methoden jünger aussehen zu lassen, würden Sie das tun?" Robert de Niro: „Nein, ich finde, dass jeder Mensch, außer man ist mit einem Handicap geboren, stolz darauf sein sollte, wie er ist."[8]

Klar, dieses Zitat thematisiert Äußerlichkeiten. Es geht um die individuell empfundene Attraktivität – nicht um den Selbstwert von Menschen mit psychischen Erkrankungen. Trotzdem hat es mich aufmerken lassen, aufzucken sogar, und die Gedankenmaschine in meinem Kopf begann loszurattern: Warum die Einschränkung mit dem Handicap (aus dem Englischen übernommener Begriff für Behinderung) im Nebensatz? Ich habe wegen meiner bipolaren Erkrankung einen Behinderungsgrad von 50. Verbietet mir das etwa, stolz auf mich zu sein? Hat ein Mensch mit einer körperlichen, geistigen oder seelischen Beeinträchtigungen nicht dasselbe Recht wie ein gesunder Mensch, stolz auf sich zu sein?

8 Scheiwe, Hannah: „Hollywoodlegende Robert de Niro: Gangster lieben unsere Filme", erschienen in der Hannoverschen Allgemeinen Zeitung (HAZ) vom 11. November 2019 und in anderen Print- und Online-Medien. Online verfügbar unter https://www.rnd.de/promis/hollywood-legende-robert-de-niro-gangster-mogen-unsere-filme-MR4BUAUDVRBUZP2DSN4KJ57ABA.html (Zugriff: 10. Februar 2023).

Im Gegenteil: Ich würde diese aus dem Zitat und damit aus ihrem Kontext herausgelöste Aussage sogar umkehren. Jeder Mensch, der sein Leben mit einem Handicap, einer psychischen Erkrankung oder einem chronischen körperlichen Leiden meistert, hat erst recht Grund, stolz auf sich zu sein! Meine Behinderung ist nicht angeboren. Sie ist erworben durch traumatische Ereignisse in meinem Leben, welche die Größenordnung überschritten haben, die meine Seele zu ertragen vermochte. Andere Menschen mit Handicap, egal, ob geistig oder körperlich, sind ebenfalls teils gesund geboren, teils bereits mit ihrer Behinderung. Dafür tragen sie weder Schuld noch Verantwortung. Deswegen ist es so wichtig, dass wir Betroffene uns trotz aller Einschränkungen selbst schätzen und lieben lernen. Uns annehmen als die einzigartigen Wesen, die wir sind. Dabei kann eine Therapie helfen.

Sich im Leben positiv verorten – sei es ohne oder mit einer schwerwiegenden psychischen oder anderen chronischen Erkrankung – liegt zuletzt aber allein an einem selbst. Niemand außer uns selbst kann das übernehmen. Sich annehmen, Selbstliebe entwickeln, auf das eigene Selbstwertgefühl achten, all das trägt zu einem positiven Lebensgefühl bei.

Je mehr ich gelernt habe, die Verantwortung für meine bipolare Erkrankung zu übernehmen, je mehr ich durch Therapie an meinen verborgenen schädlichen Mustern arbeiten und diese durch gesunde Verhaltensweisen überschreiben konnte, desto mehr wuchs mein Selbstwertgefühl. Natürlich stürze ich zwischendurch auch mal ab. Hinein in Schmerz und Finsternis, die meine Seele verdunkeln. Mir kaum die Kraft lassen zum Weiteratmen. Ich empfinde mich dann als ein „so wenig", bedauere mich selbst. So ließ mich das Gutachten über den Pflegegrad zunächst heftig an mir und meinem Wert zweifeln. Ich rauschte emotional vollkommen ab.

Es dauerte Wochen heraus aus diesem Tief, hin zu der Einsicht: Ich bin gut, so wie ich bin. Bin ein Mensch mit Stärken und Schwächen – wie jeder andere auch.

Krankheit und Persönlichkeit

Jetzt gerade, beim Thema Selbstliebe und Akzeptanz meiner Behinderung durch die bipolare Erkrankung, frage ich mich: Inwieweit lassen sich psychische Erkrankung und Persönlichkeit voneinander abgrenzen? Ich habe eine Bipolare Störung – aber: Ich bin nicht meine Krankheit. Die Krankheit ist ein Teil meines Lebens, aber sie ist nicht ICH. Würde ich sagen: „Ich bin bipolar.", so hieße das für mich: „Ich bin meine Krankheit." – Würde ich es so formulieren, wäre ich ihr ausgeliefert. Genau das ist jedoch nicht der Fall.

„Bipolare affektive Störung" ist der Fachbegriff innerhalb des einheitlichen ärztlichen Diagnoseschlüssels ICD-10 und wird beispielsweise auf Verordnungen, Arztbriefen und Arbeitsunfähigkeitsbescheinigungen verwendet.[9] Allerdings fühle ich mich mit dem Begriff „Störung" etwas unbehaglich und verwende deswegen in diesem Buch vorrangig die in meinen Ohren neutralere synonyme Bezeichnung „bipolare Erkrankung". Denn ich empfinde mich nicht als „gestört" – ich bin ein ganz normaler Mensch mit einer Seele wie jede und jeder sie in sich trägt. Mit Gefühlen, Wünschen, Bedürfnissen, Ängsten, Problemen, Träumen und Hoffnungen – dazu eben mit einer chronischen psychischen Erkrankung und einer dadurch bedingten geringeren Belastbarkeit. Meine Persönlichkeit aber verschwindet nicht während der akuten

9 Quelle: https://www.icd-code.de/icd/code/F31.-.html (Zugriff: 10. Februar 2023).

Phasen innerhalb meiner Erkrankung. Zwar bin ich dann ein beschleunigter oder verzweifelter Mensch, der mitunter unendlich während der Depression leidet, doch immer noch bleibe ich ICH. (Manche Menschen mit bipolarer Erkrankung empfinden das anders, gerade in Phasen der Manie scheint dann das eigene Ich verloren zu gehen, vor allem, wenn diese in psychotischem Erleben gipfeln, man Dinge sagt oder tut, die im Normalzustand niemals in Frage kämen.)

Das Wort „Störung" beziehe ich für mich ausschließlich auf das Gleichgewicht im Hirnstoffwechsel. Bei bipolar erkrankten Menschen gerät es schneller als bei anderen aus der Balance (durch Schwankungen bei den Neurotransmittern, also den Botenstoffen im Gehirn).

Vielleicht ist es einfach so, dass es ein Leben gibt, und das ist meins, und ich samt meiner Persönlichkeit bin die Summe meiner Erfahrungen. Dann werden die Schübe im Rahmen meiner bipolaren Erkrankung zu Erfahrungen, aus denen ich gelernt habe oder nicht, die ich verdrängt oder angenommen habe. Und meine Persönlichkeit steht da als ein großes Ganzes, nicht angetastet durch die Erkrankung, sondern gereift.

Ich bin der Mensch, der ich bin. Bin Frau, Partnerin und Mutter. Freundin. Autorin. Malerin. Nachbarin. Ich zeige meine Persönlichkeit in meinem Verhalten. Bin ein Mensch mit einer Seele, die strahlt. Mit einer Seele, die weint, manchmal. Ich bin so viel mehr als meine Erkrankung.

Mein Leben als junge Frau und in Partnerschaft

Mein Mann und ich werden ein Paar

Ende der 90er lernen mein Mann und ich uns kennen. Im selben Jahr ziehen wir in eine gemeinsame Wohnung. Als es mir wegen der hohen Anforderungen meines Jobs als Berufseinsteigerin psychisch sehr schlecht geht (im Nachhinein war ich undiagnostiziert depressiv), frage ich ihn, ob wir uns verloben wollen – „einfach, um verlobt zu sein".

Für mich war damals dieser Ring als Zeichen unserer Zusammengehörigkeit überlebenswichtig. Ich brauchte dringend etwas Handfestes, das mir zeigte, dass mein Privatleben im Gegensatz zum neuen Job, wo ich noch keinen Boden unter den Füßen gefunden hatte, positiv und stabil war. Und ja, mein Mann wollte ebenfalls gern mit mir verlobt sein – ein herrliches Gefühl.

Nach und nach kam ich in meinem Job an, hatte Spaß an der Arbeit und mit den Kolleginnen und Kollegen. Und die auf Vertrauen und Liebe basierende Partnerschaft bewährte sich im Alltag. Mehr noch: Sie war für mich wohltuend und stärkend. Im Jahr 2005 folgte unsere Hochzeit. So verlief mein Leben von 1999 bis 2006 in vielerlei Hinsicht positiv, denn unsere Beziehung war stabil, wir liebten einander, und das stützte mich emotional. Und trotzdem wohnte in mir immer noch diese große Verzweiflung und andauernde Depression wegen all dem, was ich früher erlebt und erlitten, aber nicht verarbeitet hatte.

Obwohl mein Mann es sich bald nach unserer Hochzeit sehnlichst wünschte und ich ihm zu Beginn der Beziehung prinzipiell darin zugestimmt hatte, war für mich an Familiengründung nicht zu denken. Ich war psychisch durch die Erlebnisse meiner Vergangenheit in dieser Hinsicht komplett blockiert. Je drängender und konkreter sein Wunsch nach einer eigenen Familie in den nächsten beiden Jahren wurde, desto mehr stieg meine innere Anspannung, die durch meine hohe Belastung im Job sowieso am Limit war. Denn ich schleppte die ganze Zeit einen Rucksack voller Vergangenheit mit mir herum, der mich hinunterzog und am unbeschwerten Leben hinderte. Es war mir unmöglich, mich dem Kinderwunsch meines Mannes zu stellen, mehr noch: Ich verbot mir selbst, meinen eigenen Kinderwunsch zuzulassen.

Scham II: Liebeswahn und Manie

Jetzt, genau an dieser Stelle des Erinnerns: Scham. Die Frage: Wie ehrlich will ich sein, hier auf dem Papier? Es gibt Ereignisse in meinem Leben, die so tief in mir verschlossen und so ungeteilt sind, ich könnte sie mit ins Grab nehmen, würde ich meiner Scham gehorchen. Aber ich habe mich für Aufrichtigkeit entschieden. Wenn ich meinen Anspruch einlösen will, zum einen die bipolare Erkrankung zu entstigmatisieren und zum anderen meinen Leserinnen und Lesern die Chance geben will, mich durch dieses Buch wirklich kennenlernen zu können, darf es keinen anderen Weg geben als den ehrlichen, wohl auch schmerzhaften und manchmal schambesetzten. Der zeigt, wer ich war und bin. Der mir selbst zeigt, wie liebenswert ich bin – trotz allem, was sich in meinem Leben ereignet hat. Dass ich keinen Grund habe, mich selbst abzulehnen oder mich für mein Verhalten während der Schübe so stark zu schämen, dass es einer Selbstbestrafung gleicht. Aufrichtigkeit also.

Es geschah etwa zwei Jahre nach unserer Hochzeit, unangekündigt, auf einem jobbedingten Flug irgendwo über den Wolken zwischen Rumänien und Deutschland. Neben mir saß ein dunkelhaariger Mann Mitte 40, den geöffneten Laptop vor sich. Als Hintergrund ein Blumenmotiv. Wir kamen miteinander ins Gespräch. Unerwartet wurde die Unterhaltung ernster, tiefgehender. Er erzählte mir seine Kindheitsgeschichte von Flucht und Neubeginn, später die Gründung eines Unternehmens. Wählte die Worte, „ein Überlebender zu sein". Ich berichtete von meinem Leben. Was genau, wie detailliert, ich kann mich nicht mehr erinnern. Plötzlich sagt er mir auf den Kopf zu, ich sei ebenfalls eine „Überlebende". Unsere Unterhaltung war intensiv, keineswegs alltäglich. Wir blieben beim Sie – das wollte ich – tauschten aber E-Mail-Adressen aus.

Danach folgten für mich Wochen und Monate, in denen ich mich mehr und mehr in einen manischen Liebeswahn diesem Mann gegenüber hineinsteigerte. Insgesamt etwa ein halbes Jahr. Einseitig, unerwidert, durch ein fehlendes Objekt komplett auf mich selbst zurückgeworfen. Meine innere Wirklichkeit spaltete sich immer mehr von der äußeren ab. Mein Denken war ständig bei diesem anderen Mann – gefangen in einer Fiktion, ohne jede Aussicht auf ein reales Liebesglück. Denn er war in einer glücklichen Beziehung, das war mir von Beginn an bekannt. Mir gegenüber verhielt er sich korrekt, die Idee einer Affäre stand niemals im Raum. Eine platonische E-Mail-Freundschaft sollte es sein. Doch ich quälte mich mit andauernden Gedanken an ihn, mit einer überbordenden Sehnsucht, die ich nur in meinem Tagebuch lassen konnte, das ich die ganze Zeit bei mir trug. Während der Arbeit und auch beim österlichen Familientreffen verschwand ich zwischendurch immer wieder auf die Toilette, um meine beschleunigten, rasenden Gedanken aufzuschreiben. Nur mit diesem Ventil konnte ich überleben, weiterleben. Und nachts verfolgte mich der Liebeswahn bis in meine Träume. Dabei tagtäglich meinen Mann zu sehen, mit ihm zusammenzuleben, unsere Beziehung, die für mich doch so wertvoll war, zu hinterfragen, zerriss mir das Herz. Ich sah keinen Ausweg. Hatte für ihn und mich beinahe jede Hoffnung verloren.

Schon nach kurzer Zeit war die Intensität meiner Gefühle gegenüber diesem unbekannten Mann identisch mit den Gefühlen, die ich als junge Frau während einer Zeit der Hörigkeit erlebt hatte. Es gab niemanden, mit dem ich darüber sprechen konnte – so schrieb ich weiter Tagebuch, um etwas von meiner Qual und Sehnsucht loslassen zu können. Ich schrieb täglich, wie besessen. Entfernte mich dabei innerlich immer weiter von meinem Mann, aber auch von mir selbst. Bei ihm war der Kinderwunsch groß und wuchs weiter – etwas, an das ich mich aufgrund meiner schmerzlichen Vergangenheit nicht heranwagen konnte. Ich empfand seinen Kinderwunsch nur als Bedrohung. Mich in eine Liebesfiktion hineinzusteigern, war meine Antwort auf den Druck, den sein Wunsch nach einem Kind in mir auslöste. Beim Zeitunglesen hielt ich, ohne darüber zu sprechen, die Augen offen nach 1- oder 2-Zimmer-Wohnungen. Wir waren beide sehr traurig damals. Merkten, wie wir uns voneinander entfernten.

Einmal in diesen Wochen der Entfremdung besuchten wir eine Kinovorstellung, sahen „Sie sind ein schöner Mann" – eine eigenwillige, schräge Liebesgeschichte. Danach gingen wir hinaus in die dunkle Nacht. Es regnete. Wir standen eng umschlungen, hielten uns aneinander fest. Fühlten, wie sehr unsere Liebe auf der Kippe stand. Hielten uns fest und weinten beide im Regen.

Besuch beim Paartherapeuten

Niemals vorher oder nachher habe ich meinen Mann in über 20 Jahren so weinen sehen. Dieses Erlebnis, gemeinsam zu weinen, aneinander festzuhalten, brachte den Umschwung. Wir redeten über das Versprechen, das wir uns vor der Hochzeit gegeben hatten: dass wir uns Hilfe suchen wollten, wenn wir als Paar nicht mehr weiterkämen.

Aufgeregt saßen mein Mann und ich nur wenige Tage später dem Therapeuten Herrn N. gegenüber. Er hatte eine Halbglatze und graues, kurz rasiertes Haar. Dazu eine runde Nickelbrille, freundliche blaue Augen.

Schon bei diesem ersten Treffen sagte mir Herr N. ganz direkt, dass ich eine „Überlebende“ sei. Deswegen sei ich es, die eine Einzeltherapie benötige, zwei Jahre lang. In dieser Zeit dürfe das Thema „Kinder“ kein Thema sein. Seine Worte nahmen bei mir und meinem Mann sofort den Druck aus dem Kessel. Ich musste zwar schwer schlucken, als es hieß, unsere Probleme seien vorrangig meine und ich gehöre in Therapie. Doch ich verstand irgendwie, so nah meine Hypomanie bereits einer Manie kam, dass seine Einschätzung zutraf.

Außerdem sagte er bei unserem Kennenlernen einen Satz, den ich heute noch im Ohr habe: „Sie haben den richtigen Mann doch bereits neben sich.“ Diese Aussage gab meinem Mann und mir genug Hoffnung, einen gemeinsamen Weg zu finden, was unsere Zukunft und die Möglichkeit einer eigenen Familie betraf. Und mir half es immens zu wissen, dass mein Mann in den nächsten Monaten bezüglich Nachwuchs keine Forderung mehr an mich stellen durfte. Plötzlich war unsere Beziehung wieder möglich.

Zusammenbruch und Burnout

Heute glaube ich, dass der Start der Therapie meiner Seele die Erlaubnis gab, zusammenbrechen zu dürfen. Und so geschieht es: Meine durch den Liebeswahn nun ausgelöste Manie wird immer intensiver, der Schlaf bleibt fast komplett aus. Im Job laufe ich schneller und schneller. Fühle mich zugleich so allein. Ringe die ganze Zeit mit diesem Liebeswahn, der mich so stark an die Zeit meiner Hörigkeit erinnert. Dann kommt ein Freitag, an dem ich gar nicht mehr schlafen kann, aber genau weiß: Am Montag geht für mich der Flieger zu einer Messe ins Ausland, auf der ich unsere Firma repräsentieren soll. Ich bin völlig verzweifelt, das Nicht-schlafen-Können ist ein körperlicher Schmerz. Ich wecke meinen Mann, panisch. Bitte ihn, den Notarzt zu rufen. Es ist mitten in der Nacht, drei oder vier Uhr.

Der Notarzt kommt, ich bin völlig aufgelöst und hysterisch, rede nur vom Nicht-mehr-schlafen-Können und dass ich Montag doch unbedingt zu dieser Messe muss. Ich bekomme eine Beruhigungsspritze. Der Notarzt sagt: „Sie fliegen Montag nirgendwohin. Sie gehen am Montag zu ihrem Hausarzt.“ Am nächsten Tag informiere ich meinen Vorgesetzten, mache eine hektische Übergabe meiner sämtlichen Arbeitsthemen. Man kann mir nichts nachsagen, ich habe meine Unterlagen up to date. Für die Messe ist alles vorbereitet. Nur dass ich selbst jetzt aus gesundheitlichen Gründen nicht fliegen kann, ist für meinen Chef, Kolleginnen und Kollegen ein echter Kracher. Irgendjemand erklärt sich bereit, einzuspringen. Das Rad dreht sich weiter ohne mich.

Montag. Ich spreche mit meinem Hausarzt, schildere meine Übererregtheit, die Unmöglichkeit zu schlafen. Er diagnostiziert eine Erschöpfungs-Depression, umgangssprachlich Burnout genannt. Dieser wurde hauptsächlich durch meine jahrelange Überarbeitung mit Überstunden und zuletzt vielen internationalen Dienstreisen ausgelöst. Der manische Liebeswahn kam noch dazu, aber über ihn spreche ich nicht, das ist mir zu privat. Jetzt gehe es für mich erst einmal nur darum, zur Ruhe zu kommen, so der Arzt. Zu schlafen, zu essen, mich allein auf die Grundbedürfnisse zu konzentrieren.

Zwei Wochen lang kann ich nichts anderes, als bewegungslos auf dem Sofa zu liegen. Der Telefonstecker ist aus der Buchse gezogen, die Klingel abgestellt. Der Fernseher bleibt ausgeschaltet. Einzig und allein eine CD mit Meeresrauschen läuft, fast nonstop. Ich bin vollauf damit beschäftigt, zu liegen und zu atmen. Schaffe es kaum, mich zwischendurch aufzuraffen, um etwas zu essen oder auf die Toilette zu gehen, rede nicht.

Der Liebeswahn hat sich in diesen beiden Wochen nicht erledigt. Er rauscht durch meine Adern und wird mich noch eine ganze Weile beschäftigen. Aber die emotionale Rückkehr zu meinem Mann hat begonnen.

Krankschreibung und Therapie

Es waren Wochen, die sich für mich anfühlten, als hätte bei mir jemand den Stecker aus der Buchse gezogen. Ich erkenne im Nachhinein, dass ich aus dem Höhenflug der verzweifelten Manie auf einen Schlag in die tiefste Depression und Kraftlosigkeit abgestürzt bin. Von 200 Kilometern pro Stunde aus einem hell leuchtenden Feuerwerk heraus auf Null in einer Millisekunde.

Gegensätzlicher können menschliche Zustände nicht sein. Wo vorher die manische Beschleunigung herrschte, übernimmt jetzt eine ins Unendliche gesteigerte Energie- und Kraftlosigkeit. Ich vegetiere. Aus zunächst zwei Wochen Krankschreibung werden vier. Ich beginne meine Therapie bei Herrn N., als es meine Kräfte wieder zulassen. Nur zu diesen Terminen und zum Hausarzt schleppe ich mich hin. Immer deutlicher zeigt sich: Mein Zustand ist keine Angelegenheit, die sich in ein paar Wochen bessern lässt. Es wird länger als ein dreiviertel Jahr dauern, bis ich in den Job zurückkehren kann.

Während dieser Zeit versuche ich, viel für mich zu tun. Male wieder, schreibe Tagebuch, Gedichte und Kurzgeschichten. Nehme an einem Kurs für Tai Chi teil, draußen in unserem Stadtwald. Später folgt ein Kurs für Autogenes Training. Was in der Aufzählung hier wie ein straffes Programm klingt, war in der Realität eine langsame, schrittweise Rückkehr in einen ansatzweise normalen Alltag. Und immer an meiner Seite: mein Mann.

Zweimal jede Woche gehe ich zur Therapie. Rede mir dort alles von der Seele, von Angesicht zu Angesicht. Auf der Couch liegen? Nein. Ich hatte schon einmal die Kontrolle verloren. So sitzen wir uns gegenüber und ich wage mich nach und nach in alle Untiefen meiner Vergangenheit vor.

Therapie: Das Unaussprechliche

Kurz nach Beginn meiner analytischen Psychotherapie verfasse ich das nachfolgende Gedicht, welches den Auftakt für meine innere Befreiung bilden sollte:

Das Unaussprechliche
Was ist es denn, das Nicht-sprechen-Wollen?
Akt des Vergessens, bewusst gewählt,
des Vergessen-Wollens eines namenlosen Grauens.
Nicht daran denken, nicht davon sprechen,
in der Hoffnung, dass das Erlebte verblasst
wie ein alter Traum.

Deck ihn darüber, den Nebel, den Schnee, die Zeit,
all diese Jahre, die schon dazwischen liegen,
zwischen dem Einst und Jetzt.

Ist da nicht Hoffnung,
das Unaussprechliche könnte aufhören,
verschwinden, sich auflösen?
Aber es hört nicht auf.
Dauert an, unter all diesen Schichten,
bleibt vage, aber Grauen.

Durch die Nicht-Fassbarkeit noch weiter erhöht
zum eben Namenlosen, Unfassbaren,
„Sprich-nicht-Davon".
Dauert an, in mir, unter all dem Nebel, dem Schnee,
der Zeit, nach all diesen Jahren, die dazwischen gelegt –
hört nicht auf.

Wuchert, wuchert weiter.
Eine schwarze, dornige, blattlose Pflanze.
Dringt durch die Schichten, verwurzelt sich, verzweigt.
Nimmt mir den Atem, die Luft,
schlingt sich um meine Kehle
wie einst des Vaters Hände.

Nährt sich an mir.
Gebiert immer neue Angst, neuen Schmerz.
Trägt das Leid weiter.
Schreibt das Grauen mir ein und diese Furcht.
Vielleicht ist gerade das seine stärkste Nahrung,
die es aus mir herauszieht, aussaugt, mir wegnimmt:
Den Mut, es zu benennen.
Die Kraft, es mit meinen Worten in die Knie zu zwingen.

Dann ist das Nicht-sprechen-Wollen also Furcht,
vor mir selbst, vor dem, was ich noch bin,
was auf der finsteren Seite liegt.
Furcht, Fessel um meinen Leib, die mich einengt,
mir den Atem nimmt, die Luft.
Die sich um meine Kehle schlingt und um meine Seele.
Gewalt, die ich mir selbst antue. Kenne ja nur das.

Könnte ich es umkehren, das Nicht-sprechen-Wollen,
in ein Hervorholen, Benennen –
ich würde die Fesseln sprengen.
Vielleicht wäre die finstere Seite nicht bloß finster,
bei Licht betrachtet.
Es wäre wohl immer noch Grauen,
aber Gewesenes.

Und meine Seele: frei.

Wie es sich aus dem Gedicht herauslesen lässt: Ich begann zu diesem Zeitpunkt zu begreifen, was mir geschehen war. Es war emotionaler Missbrauch auf unterschiedlichen Ebenen. Und ja, ich bin eine Überlebende. Denn Unglaubliches war mir wiederfahren und ich konnte nicht länger die Augen verschließen und vor meiner Vergangenheit davonlaufen. Im Gegenteil: Ich musste mich meinen Ängsten und Traumata stellen, musste mir die Zeit nehmen, um sie zu bearbeiten. Natürlich löste diese Aussicht neue Ängste in mir aus. Doch gleichzeitig empfand ich eine erste zarte Hoffnung, wie sie in der letzten Zeile des Gedichtes zu erkennen ist. Ja, es gab sie, die Chance: Mit Hilfe der Psychotherapie könnte ich meine Seele befreien.

Therapie: Alte Ängste, neuer Mut

Wochen-, ja monatelang, so zeigen es mir alte Tagebucheinträge, wate ich durch einen Morast aus Schmerz und Angst, verbunden mit tiefstem Selbsthass. Es ist eine Depression, die mich ohne die therapeutische Begleitung womöglich mein Leben gekostet hätte. Zugleich werde ich durch die Therapie immer tiefer in meine Seele hineingestoßen, mir bleibt nichts als die Auseinandersetzung mit diesem Schmerz, ein Aushalten, Weitermachen, Kämpfen. Alles wird hervorgeholt. Ich entscheide mich, Herrn N. zu vertrauen, ganz. Dann, als ich in meiner tiefen Depression nicht mehr zu hoffen wage, wendet sich das Blatt. Nach einer Therapiesitzung trete ich aus der Praxis auf die sonnengeflutete Straße. Immer noch liegt viel Arbeit vor mir. Aber ich hebe mein Gesicht zum Himmel und spüre in meiner weit geöffneten Seele einen Hauch, einen Gedanken, einen Satz. Ein Versprechen: „Alles ist möglich." Ich bin dabei, mich zu befreien.

Irgendwann zwischendurch bekomme ich Angst, weil ich meinem Therapeuten so sehr vertraue, so Intimes von mir preisgebe. Ich habe Panik, erneut missbraucht zu werden. Spreche mit ihm über diese Gefühle. Spüre seine Warmherzigkeit, seine allumfassende Unterstützung für mich. Das hilft. Ich lasse meine Ängste hinter mir. Anschließend stürze ich mich ohne Zurückhaltung in die Therapie, stelle mich der Vergangenheit. Arbeite wie eine Besessene, um mich endlich zu befreien. Schmerz und Selbsthass werden kleiner, ich schwanke zwischen alten Ängsten und neuem Mut. Ein Satz taucht auf, aus der Tiefe meiner Seele. Ich finde ihn in einem alten Tagebuch wieder: „Ich bin eine Liebe, die beginnt."

Ein anderes Mal verabschiedet mich Herr N. an der Tür zum Treppenhaus und hält meine Hand fest, einen Moment länger als sonst. Ich blicke auf unsere beiden Hände, schaue ihm fragend ins Gesicht. Sehe seine leuchtend blauen Augen, aus denen nur Güte zu mir spricht. Er lächelt mich an: „Nähe muss man aushalten können."

Diesen Augenblick und seine Güte mir gegenüber werde ich nie vergessen.

Startschuss für unser Wunschkind

Eines Tages, ich bin seit acht Monaten in Therapie, bin ich zu früh dran für meinen Termin. Der Praxis gegenüber liegt ein Drogeriemarkt. Ich gehe hinein und schlendere durch die Regale. Vor der Babynahrung bleibe ich stehen. Sehe mir die verschiedenen Packungen und Hersteller an. Mein Blick fällt auf die Schnuller. Minutenlang verharre ich so, tief in mich versunken, ohne einen Gedankenzipfel festhalten zu können.

Gleich zu Beginn der Therapiestunde schildere ich meinen Drogeriebesuch. Wir reden über alles Mögliche, was in den letzten Tagen geschehen ist. Auf einmal meint Herr N. mit leicht belegter Stimme zu mir: „Frau Hille, Sie sind so weit." „Wofür?", frage ich irritiert. „Sie können ein Kind bekommen."

An diesem Abend begann meine Reise als Mutter.

Das Ende des Liebeswahns

Nochmal ein Blick zurück auf meine Therapie. Ich habe geschrieben: „... alles, alles wird hervorgeholt. Ich entscheide mich, ihm zu vertrauen, ganz.“ Die Geschichte meines Liebeswahns aber, also der Manie, die meinen Absturz in den Burnout erst ausgelöst hatte, erwähnte ich bei der Therapie nicht. Ich wusste, sie gehörte mir allein und ich würde selbst den Weg zurückfinden, heraus aus diesem Labyrinth. Und so war es: Je besser es mir gelang, mich meinen traumatischen Erlebnissen zu stellen, desto freier wurde meine Seele. Faszinierend war, dass ich mit der Bearbeitung meiner Hörigkeit, die ich als junge Frau erlebt hatte, zugleich den an diese Hörigkeit erinnernden aktuellen Liebeswahn aufarbeitete, ohne ihn an- oder auszusprechen.

Je härter ich in der Therapie kämpfte und die Fesseln meiner Vergangenheit nach und nach ablegen konnte, desto mehr verlor der Liebeswahn seine Macht über mich, bis ich mich eines Tages frei fühlte davon. Ich habe einmal gelesen, Frauen seien in der Liebe so wie das Meer mit Ebbe und Flut, mal dichter dran, mal weiter weg. Ich bin wieder bei meinem Mann und unserer Liebe angekommen. Beschließe deswegen, konsequent zu sein und mich von dem anderen Mann in meinem Leben, dem fiktiven, zu verabschieden, der während der Manie so lange mein Herz und Hirn besetzt hatte.

Ich weiß nicht mehr, ob es ein Telefonat war oder eine E-Mail, womit ich mich endgültig verabschiedet habe. Letzteres ist wahrscheinlicher. Doch für mich ist es so, als trüge ich ein Gespräch in meinem Inneren, kann jetzt noch unsere beiden Stimmen hören: Ich erkläre, dass ich mich verabschieden will. Berichte von meiner Schwangerschaft. Er erwartet ebenfalls ein Kind mit seiner Partnerin. Was für ein netter Zufall. Trotzdem möchte ich mich verabschieden, für immer, einen sauberen Trennstrich ziehen. Merke sein Bedauern, seine Frage, ob wir nicht nach einiger Zeit voneinander hören wollen. Nein. Ich will für mich den klaren und sauberen Abschied. Brauche das für mich und mein Leben, für die Beziehung zwischen mir und meinem Mann. Ich will ein klares Ende dieser Fiktion, die meine war. Ein klares Ende eines Kontaktes, der in den E-Mails zwar bereichernd und außergewöhnlich, aber zugleich für mich stets qualvoll war und meinen Liebeswahn befeuerte. Und so sagen wir einander Adieu und wünschen uns ein schönes Leben.

Damit habe ich es geschafft, mich bei der Wiederholung meiner Hörigkeit am Ende selbst aus dieser zu befreien. Kann damit zugleich einen Schlussstrich unter die alte Hörigkeit ziehen, die mich als junge Frau ins Verderben stürzen ließ. Bin jetzt frei für meinen Mann und unser Kind, das ich schon in mir trage. Ich bin frei für meine eigene kleine Familie.

Start ins Familienleben

Unser Sohn: Schwangerschaft und Geburt mit Notkaiserschnitt

Die Schwangerschaft verlief voller Vorfreude auf unser erstes Kind und ohne jegliche Probleme, psychisch war ich stabil. Ich hatte große Freude daran, das Babyzimmer auszustatten. Von Bettchen über Wickelkommode bis hin zu Windeleimer, Spucktüchern, Kleidung, Fläschchen, Schnullern, Pflegeprodukten und Windeln stand alles bereit.

Gleich zu Beginn der Schwangerschaft war ich in den Beruf zurückgekehrt, wozu mein Therapeut mir geraten hatte. Er wünschte sich für mich, dass ich rund um das Thema „Arbeiten" positive Erlebnisse und Erfahrungen sammeln könnte, bevor die Elternzeit begänne. Aus gesundheitlichen Gründen hatte ich die Stundenzahl auf eine Halbtagsstelle reduziert. Der Mittwoch blieb arbeitsfrei, auch das ein Rat meines Therapeuten. „Das ist ein guter Rhythmus. Da können Sie sich nach jeweils zwei Arbeitstagen erst mal wieder regenerieren."

Wenn ich nun zu meinem wöchentlichen Therapietermin kam, war unser erwarteter Nachwuchs das zentrale Thema. Herr N. sprach dabei häufiger von unserem Sohn warmherzig als seinem „zweiten Praxisbaby". Die Wochen gingen ins Land, mein Bauch wurde runder und runder.

Dann war es so weit: Unser Sohn kam an einem Sonntag im September auf die Welt. Er war 53 Zentimeter groß, 3.800

Gramm schwer und rundum gesund – mit Ausnahme einer Zyste an den Bronchien, die schon während der Schwangerschaft aufgefallen war. Und er hatte einen zarten Flaum dunkler Haare auf seinem Kopf. Mein Mann, jetzt Papa, und ich waren sofort ganz verliebt in unseren süßen kleinen Jungen!

Aber die Geburt selbst verlief dramatisch und ebenso die Zeit danach. Trotz heftiger Wehen ging es nicht voran. Mir wurde ein Wehentropf gelegt, die Wehen kamen regelmäßig und heftig, aber der Muttermund wollte sich trotzdem nicht öffnen. Plötzlich fielen die Herztöne des Babys ab, alles musste jetzt schnell gehen. Gleich zwei Ärzte versuchten etwa eine Stunde lang, mir eine Periduralanästhesie in die Wirbelsäule zu setzen. Sie konnten es immer nur in den Wehenpausen probieren, doch fanden sie zunächst keinen Weg zwischen meinen wohl recht verknöcherten Wirbeln, sodass sich diese schmerzhafte Prozedur endlos lang hinzuziehen schien. Als es endlich geschafft war, wurde ich direkt in den OP gebracht.

Ich fühlte, wie an mir herumgerissen und geschnitten wurde, sodass mein ganzer Körper wackelte. Plötzlich bekam ich keine Luft mehr. Ich war mir sicher: Die Ärzte hatten die Plazenta herausgerissen und auf meine Brust geworfen. Mit letzter Kraft flüsterte ich meinem Mann zu: „Du musst ihnen sagen, sie müssen die Plazenta da wegnehmen. Ich bekomme keine Luft mehr". Im Nachhinein erfuhr ich, dass ich eine beginnende Atemlähmung hatte, weil das Narkosemittel zu hoch gestiegen war.

In diesen dramatischen, zeitlich nicht messbaren Augenblicken wurde mir klar, dass ich all die Dinge, die ich mir so sehr gewünscht hatte, nicht mit meinem Baby würde erleben können. Mein Mann musste mir unter Tränen versprechen, dass er sich unseren Sohn auf die nackte Brust legen würde.

Mir wurde der Kleine nur wenige Sekunden gezeigt, bevor er dem Kinderarzt übergeben und anschließend mit seinem Papa in einen Nebenraum gebracht wurde.

Wir blieben drei Tage in einem Familienzimmer auf der Neugeborenen-Station und hatten unseren Sohn die ganze Zeit bei uns. Am Tag nach seiner Geburt teilte mir die Kinderärztin mit, dass er wegen seiner Zyste im Alter von zwei Monaten operiert werden müsse. Ich war geschockt, mir liefen Tränen über das Gesicht. Zusammen mit den Erlebnissen bei der Geburt, die ich als Aktivierung eines alten Traumas erlebt hatte, war das zu viel für meine Seele.

Nach der Geburt unseres Sohnes: Sturz in die Manie

Nach der Geburt war nichts mehr wie zuvor. Obwohl unser Sohn ein absolutes Wunschkind war, wussten mein Mann und ich nicht, wie wir zu dritt aneinander festhalten und irgendeine Form von Normalität herstellen sollten. Ich hatte die Geburt als traumatisch erlebt und da sie zugleich ein altes Trauma reaktivierte, brach meine bipolare Erkrankung mit einer dysphorischen, also verzweifelten Manie aus: Zu Hause spitzte sich alles immer mehr zu. Stillen gelang nicht, da sich mein Sohn wegen der stressigen Geburt nicht anlegen ließ. So klingelte für mich alle drei Stunden der Wecker zum Abpumpen. Anschließend musste ich sämtliche Fläschchen reinigen und auskochen, ebenfalls die Milchpumpe. Zum Schlafen kam ich nicht mehr, stand völlig neben mir. Schließlich zog ich mir noch eine Brustentzündung zu und mein Befinden, körperlich wie mental, wurde schlechter und schlechter. Mein Mann und ich stritten extrem viel in dieser Zeit, entfernten uns so weit voneinander. Kämpften jeder für sich um das eigene Überleben und für unser Kind.

Die Hebamme weigerte sich nach dem ersten Besuch, weiter zu uns ins Haus zu kommen, weil ich – manisch verzweifelt, wie ich war – wie ein aufgescheuchtes Huhn herumlief und völlig beschleunigt war. Also musste mein Mann täglich mit unserem neugeborenen Sohn in die Hebammenpraxis fahren. Um mich, meine Brustentzündung und die Kaiserschnittnarbe kümmerte sich zunächst niemand.

Mein Mann erinnert sich: „Die ersten Tage nach der Geburt waren noch okay, ich bemerkte aber, dass du wegen des Schlafmangels und des Abpumpens immer nervöser, aufgekratzter wurdest. Als du mit der Brustentzündung mit riesig geschwollenen, rot glühenden Brüsten und Kühlpacks auf dem Sofa lagst, tatest du mir unendlich leid."

Die einzige Außenstehende, die merkte, dass mit mir massiv etwas nicht stimmte und ich dringend Hilfe brauchte, war meine Frauenärztin. Eine Freundin begleitete mich ein paar Tage später wegen der Brustentzündung zu ihr und sie stellte sofort einen Einlieferungsschein fürs Krankenhaus aus. Dort angekommen wurde ich in die Notaufnahme verfrachtet, und ein männlicher Gynäkologe wollte mich untersuchen. Das war der Moment, in dem meine Psyche erneut zusammenbrach. „Nein, nein!", schrie ich, und an meine Freundin gewandt: „Er darf mich nicht anfassen!" Ich war absolut panisch.

Die Erinnerungen an die Geburt, die ich als Trauma-Aktualisierung erlebt hatte, forderten ihren Tribut. Ich schrie laut. Wimmerte. Es muss im gesamten Krankenhausflur zu hören gewesen sein. Meine Freundin blieb an meiner Seite, dafür war ich ihr sehr dankbar.

Wegen der Brustentzündung wurde ich stationär aufgenommen. Ich flehte die Schwester an, nicht mehr an die Milchpumpe zu müssen. Sie sagte: „Das bekommen wir hin.

Ganz lange warm duschen und dabei immer die Milch ausstreichen." In der Nacht saß sie neben meinem Bett und ich schüttete ihr – ohne Pause redend – mein Herz aus. Erzählte ihr meine ganze Lebensgeschichte. War hochgradig manisch, verzweifelt, in die Beschleunigung hineintorpediert. Sie war so lieb zu mir. Hielt meine Hand. Ich spürte ihre Herzenswärme. Heute kenne ich leider nicht mal mehr ihren Namen.

Mein Mann hat Angst um mich – und vor mir

Ich blieb zwei oder drei Tage im Krankenhaus, dann wurde ich nach Hause entlassen, da die Brustentzündung ausgeheilt war und ich Medikamente zum Abstillen erhalten hatte. Doch besser ging es mir nicht, im Gegenteil. Ich wurde immer aufgeregter und verzweifelter. Schlief nicht mehr. Sah Messer vor meinem inneren Auge. Ich sprach darüber mit meinem Therapeuten Herrn N. am Telefon. Er deutete die Bilder so, dass ich die Messer sah, weil meine Seele nicht glauben konnte, dass mein Sohn seine Geburt, die ich als so gewaltsam und verstörend empfunden hatte, überlebt haben könnte.

Auf die Idee, meinen Mann zu fragen, wie er damals die Ereignisse nach der Geburt unseres Sohnes erlebt hat, komme ich erst zwölf Jahre später durch das Schreiben an diesem Buch. Sein Bericht, der Wechsel in seine Perspektive, erschüttert mich. Endlich kann ich auch sein Leid in dieser Zeit erkennen. Doch es schmerzt mich sehr zu hören, was er erzählt: „Du warst nicht mehr du selbst. Ich hatte Angst, dass du unserem Baby oder mir etwas antun könntest. Ich hatte deswegen die Nacht zuvor alle Messer aus der Küche mitgenommen und mich zum Schlafen im Wohnzimmer mit unserem Sohn eingeschlossen. Der Tag deiner Einweisung in die psychiatrische Klinik nach der Geburt unseres Sohnes war für mich der schlimmste Tag in meinem Leben.“

Einweisung in die Psychiatrie

Mittlerweile war mein Mann von der Situation und von meinem Zustand völlig überfordert. Ich weiß nicht, wer ihm das riet, jedenfalls informierte er den Sozialpsychiatrischen Dienst, der mit zwei Personen zu uns nach Hause kam. Ich verbarrikadierte mich im Badezimmer, während im Wohnzimmer die Situation besprochen wurde. Dann redete mein Mann mit mir durch die geschlossene Tür: „Wenn du nicht freiwillig in die Klinik gehst, fahre ich mit unserem Sohn zu meiner Mutter.“ Das war 250 Kilometer entfernt. Ich fühlte mich erpresst, komplett in die Ecke getrieben. Aufgeregt rief ich eine Freundin vom Handy aus an: „Die drehen hier alle durch und wollen mir das Kind wegnehmen! Kann ich mit meinem Baby zu dir kommen?“ „Natürlich kannst du kommen. Aber rede erst mal mit deinem Mann. Er ist der Vater, ihr müsst so etwas gemeinsam entscheiden.“

Stunden später stimme ich, immer noch im Badezimmer eingeschlossen, dem Klinikaufenthalt zu. Bestehe aber darauf, meine Sachen selbst zu packen, in meinem Tempo. Der Sozialpsychiatrische Dienst verlässt die Wohnung. Für das Packen brauche ich ewig, mehrere Stunden. Zwischendurch telefoniere ich völlig aufgelöst mit verschiedenen Leuten und rede dabei ziemlichen Quatsch. Draußen vor der Badezimmertür höre ich meinen Mann, warum ich immer noch nicht startklar bin. Ich fühle mich so unfassbar unter Druck gesetzt. Obwohl wir nur im dritten Stock wohnen, bedrängt mich der Gedanke, mich aus dem Fenster zu stürzen, falls er den Druck auf mich weiter erhöht. Genau das drohe ich ihm an. Diese Szene ist meinem Mann bis heute gegenwärtig. „Ich höre noch, wie du sagst: ‚Wenn du mich weiter unter Druck setzt, springe ich aus dem Fenster!' In diesem Moment hatte ich große Angst um dich, du könntest wirklich springen."

Um elf Uhr nachts bin ich endlich so weit. Wir steigen mit unserem Sohn ins Auto, fahren zur psychiatrischen Klinik. Kaum angekommen, werden wir schon in ein Untersuchungszimmer geführt. Ich lege mich mit meinem Baby im Arm auf die Behandlungsliege. Ich will meinen Sohn nicht loslassen! Er gehört doch zu mir, war so lange in meinem Bauch.

Es dauert nur wenige Minuten bis die Oberärztin, Fr. Dr. K., eintrifft. Ist es Zufall, ist es Glück? Bipolare Erkrankungen sind ihr Spezialgebiet, sodass sie mit einigen gezielten Fragen, auch nach möglichen weiteren Schüben in der Vergangenheit, schnell und sicher die Diagnose „Bipolar mit akut manisch-dysphorischer Phase" stellen kann. Mir wird inzwischen ein rosa Becherchen mit einer bitteren Flüssigkeit gereicht, damit ich „endlich schlafen kann", so die Worte der Ärztin.

„Als ich dich nachts in der Klinik abgegeben hatte, war ich unglaublich erleichtert.", erinnert sich mein Mann. „Ich wusste, dort warst du gut aufgehoben und ich hoffte, dass die Ärztinnen und Ärzte dir helfen könnten. Was war ich froh, mich nur noch um unseren Sohn und um mich selbst kümmern zu müssen."

Sechs Wochen Psychiatrie

Es zerriss mir das Herz, nicht bei meinem Baby und meinem Mann sein zu können, obwohl mich beide auf Anordnung der Oberärztin täglich für eine Stunde in der Klinik besuchen kamen. Das war für meinen Mann und den Kleinen natürlich jede Menge Fahrerei mit dem Auto, aber so verlor ich nicht den Bezug zu meinem Kind und umgekehrt. Sobald die beiden da waren, knöpfte ich mein Oberteil auf und legte mir meinen Sohn auf die nackte Brust. Diese Stunde war so wichtig für mich. Verspäteten sie sich, wurde ich ganz nervös.

Frau Dr. K., die mich auch weiterhin betreute, war unglaublich tough und engagiert. Sie bestellte meinen Mann und mich zu wöchentlichen Gesprächen bei sich ein, damit wir lernen konnten, meine Krankheit zu verstehen und einen eigenen Umgang damit zu finden. Sie machte meinem Mann gegenüber klare Ansagen, was er von mir erwarten durfte – und was nicht. So hat sie uns geholfen, unsere Ehe zu retten. Aus der Zeit vor und nach der Geburt habe ich sieben Tagebücher gefunden. Jetzt darin zu lesen, ist für mich sehr belastend. Denn ich sehe es nun schwarz auf weiß, was ich damals nicht wahrgenommen habe: wie stark unsere Beziehung zu dieser Zeit auf der Kippe stand, wie viel wir miteinander gestritten haben. Wie klein das Verständnis füreinander war. Dass wir es am Ende durch unsere Liebe geschafft haben, beieinanderzubleiben und sogar eine glückliche Familie zu werden, grenzt an ein Wunder.

Managerin der eigenen Krankheit werden

Seit über zwei Jahrzehnten bin ich psychisch krank. In der ersten Dekade war die Diagnose „Bipolar“ nicht in meinem Bewusstsein angekommen, denn ich wollte sie verdrängen. Wollte diese Krankheit nicht haben. Im Nachhinein war es deutlich schwerer für mich, diese ersten zehn Jahre der bipolaren Erkrankung ohne Psychotherapie und ohne dauerhafte medikamentöse Behandlung durchzustehen als die sich anschließenden Jahre nach der Geburt meines Sohnes. Doch zunächst stand unsere gemeinsame Zukunft auf dem Spiel. Es ging mir so elend, ich war so tief gefallen. Aber immerhin wusste ich nun um meine psychische Erkrankung, erkannte die Verantwortung für mein Kind. Wollte ich eine Familie haben, so musste meinem Mann und mir unsere Beziehung wieder gelingen. Dafür war es Voraussetzung, dass ich meine bipolare Erkrankung akzeptierte. Dass ich ärztliche und therapeutische Unterstützung annahm.

Denn trotz meiner starken verzweifelten Manie nahm ich bei der Einweisung in die Klinik alles glasklar wahr und kann mich detailliert erinnern. Die Oberärztin, welche die bipolare Erkrankung direkt beim Aufnahmegespräch diagnostizierte, erkannte im Nachhinein in den Schilderungen meiner psychischen Reaktionen auf zurückliegende Lebenskrisen erste Schübe von Manien, die sich mit Depressionen abwechselten. Ich spürte instinktiv: Sie hatte recht. Innerhalb weniger Tage war mir klar, dass ich zu 100 Prozent mit meiner behandelnden Psychiaterin kooperieren musste, wollte ich nicht mein Kind verlieren. Ich verstand, dass ich nicht nur lernen musste, mit der bipolaren Erkrankung zu leben, sondern dass es meine Aufgabe war, Expertin und letztlich Managerin meiner Krankheit zu werden. Ich begriff, dass Medikamente und Therapie von nun an zu meinem Leben gehörten. Anders ging es nicht, wollte ich unsere kleine Familie behalten. Gelänge mir dies nicht und die Beziehung zu meinem Mann zerbräche, so wäre ich allein. Denn niemand würde einer psychisch so kranken Frau ein Baby als Alleinerziehende überlassen, dachte ich damals.

Dass ich plötzlich derart von meinem Mann abhängig war, verunsicherte mich anfangs zutiefst, kannte ich uns beide doch bislang als gleichberechtigte Partner. Meine größte Sorge war, ob er mich künftig überhaupt noch respektieren könnte, wo ich doch nicht nur die Kontrolle, sondern auch mich selbst verloren hatte. Je mehr ich aus dem Schleier der zunächst stark dämpfenden Medikamente auftauchte, desto klarer konnte ich wieder denken. Deswegen wagte ich es trotz meiner großen Verunsicherung, meinen Mann nach ein paar Wochen bei einem Spaziergang unter Tränen genau diese Frage zu stellen: „Kannst du mich künftig noch respektieren?" Mein Mann bejahte dies. Und mehr noch: Er nahm mich so fest in den Arm, dass ich wieder an uns glauben konnte.

Mein Gebet

In dieser Zeit in der Klinik, während der unsere Zukunft als Familie so ungewiss war, ja am seidenen Faden hing, begann ich, die nicht getauft und bis dahin nicht religiös war, zu beten. Ich fragte mich nicht, ob da ein Gott war, ob ich an ihn glauben könnte oder nicht, ob mein Glaube genug wäre. Ich war so unfassbar tief gefallen, verzweifelt, hatte nichts mehr. Alle Aussicht auf eine glückliche Zukunft schien mir verloren. Statt bei meinem Baby zu sein, war ich in dieser Klinik, musste eine Menge Medikamente nehmen und war trotzdem nicht ich selbst. Ich litt jeden Tag, war ohne jede Hoffnung.

Mein Gebet war kurz: „Lieber Gott, beschütze mich und meine Familie. Amen." Diese Worte wurden meine täglichen Begleiter, mein Mantra. Und immer, wenn ich sie sprach, spürte ich, wie die Last auf meinen Schultern ein wenig leichter wurde, dass ich etwas von ihr abgeben konnte.

Ansonsten hoffte ich nichts. Ich lebte nur von Atemzug zu Atemzug. Wusste nicht, ob es für mich, mein Kind, meinen Mann je wieder eine Form der Normalität geben würde, eine gemeinsame und glückliche Zukunft. Ich betete nur darum, beschützt zu werden, für uns alle drei Schutz zu erfahren.

Emotionale Zustände bei Bipolarer Störung

Während der Zeit in der Klinik lernten mein Mann und ich einiges über die Bipolare Störung. Jede Woche nahm sich meine Ärztin Frau Dr. K. Zeit, uns die Erkrankung zu erklären, gab uns Tipps, wie wir damit umgehen konnten. Sie verdeutlichte meinem Mann, was er von mir erwarten durfte und was ich eben nicht leisten konnte, wie zum Beispiel die nächtliche Betreuung unseres Kindes.

Ein Mensch, der wie ich eine Bipolare Störung hat, erlebt „krankhafte Stimmungsschwankungen bzw. -veränderungen, die sich zwischen den Extrempunkten auf der Skala menschlicher Gefühle bewegen.“[10] Grundsätzlich wird beim Krankheitsbild unterschieden zwischen Bipolar I (Depressionen und Manien), Bipolar II (Depressionen und Hypomanien) und Zyklothymie (leichte Depressionen und Hypomanien).[11] Eine Sonderform ist das sogenannte Rapid Cycling (schnelles Wechseln, mehr als vier Krankheitsschübe pro Jahr, darunter mindestens eine hypomanische oder manische Phase). Noch heftiger trifft es die Erkrankten, wenn sich Ultra Rapid Cycling ausbildet, denn dann können sich die schnellen Episoden „im Extremfall auch innerhalb weniger Tage (Ultra Rapid Cycling) oder am selben Tag innerhalb von Stunden (Ultra Ultra Rapid Cycling) abwechseln.“[12]

---

10 Quelle: https://dgbs.de/bipolare-stoerung/bedeutung/ (Zugriff: 10. Februar 2023).

11 Vgl. Bräunig, S. 24ff und S. 44.

12 DGBS-Homepage, Online-Artikel „Besonderheiten im Verlauf“. Quelle: https://dgbs.de/bipolare-stoerung/fuer-behandler/tipps-zum-umgang-mit-bipolaren-patientinnen-und-patienten/besonderheiten-im-verlauf (Zugriff: 10. Februar 2023).

Die aktiven Zeiten der Erkrankung treten abwechselnd mit den etwas ausbalancierteren Zeiten auf und werden als Phasen, Episoden oder Schübe bezeichnet. Es kommen vor:

- depressive Phasen
- manische Phasen
- Hypomanien (einzeln sowie im Vorfeld von Manien)
- gemischte Phasen

An diesen Kennzeichen lassen sich Depressionen[13] erkennen:

- Erschöpfung
- wenig Selbstvertrauen
- psychomotorische Verlangsamung (bis hin zur Bewegungsunfähigkeit)
- Appetitlosigkeit
- Reizbarkeit
- häufiges Weinen
- Unfähigkeit, Freude zu empfinden
- plötzliche Introvertiertheit (bis hin zum Sprachverlust)

Wenn manische Phasen vorkommen, unterscheidet man zwischen euphorischen (hochgestimmten) und dysphorischen (verzweifelten) Manien. Das wesentlichste Symptom einer euphorischen Manie ist ein übersteigertes, intensives Hochgefühl, verbunden mit beschleunigtem Denken. Es tritt

13 Kriterien entnommen aus Haig, Matt: Ziemlich gute Gründe, am Leben zu bleiben. München, 2016, S. 110f. Ein Selbsttest der Weltgesundheitsorganisation zum Erkennen von Depressionen steht auf der Homepage der Robert-Enke-Stiftung zur Verfügung. Quelle: https://robert-enke-stiftung.de/depression-hilfe/selbsttest (Zugriff: 10. Februar 2023).

plötzlich auf und kann Tage, Wochen oder unbehandelt sogar noch länger anhalten. Bei einer dysphorischen Manie erleben Erkrankte ebenfalls eine erhebliche Beschleunigung des Denkens und eine Reizüberflutung. Zugleich sind sie in ihrer Gefühlswelt zutiefst verzweifelt. Das ist ein Zustand, der mir nur allzu vertraut ist und in dem bei mir in der Vergangenheit häufig Suizidgedanken aufgetaucht sind. Nach einer Manie folgen oftmals Schuldgefühle und Selbstzweifel.

Bei einer akuten Manie[14] können folgende Symptome auftreten:

- starke innere Erregung
- übersteigerte Aktivität
- ausgeprägte Unruhe, Sprunghaftigkeit
- rascher Stimmungswechsel bis hin zur Gereiztheit
- gesteigerte Leistungsfähigkeit und Kreativität
- ins Maßlose gesteigertes Selbstbewusstsein
- Realitätsverlust
- Schlaflosigkeit
- Distanzlosigkeit im Umgang mit anderen Menschen
- Enthemmung
- verminderte Rücksicht
- geringe Gefahrenwahrnehmung
- mangelnde Sensibilität für die Bedürfnisse und Gefühle der Mitmenschen
- manchmal Vernachlässigung von Nahrungsaufnahme und Körperhygiene
- Möglichkeit von Wahnvorstellungen bzw. Psychosen

14 Matzik, Sophie und Rudolf-Müller, Eva, Online-Artikel „Manie", 2. März 2022. Quelle: https://www.netdoktor.de/krankheiten/manie/ (Zugriff: 10. Februar 2023).

Neben den klassischen Phasen Manie und Depression gibt es noch sogenannte gemischte Phasen und die Hypomanie. Gemischte Phasen erkennt man daran, dass sich die Symptome eben nicht „sauber“ zuordnen lassen. Stattdessen setzen sie sich aus den verschiedenen Symptomfeldern von Depression, Manie und Hypomanie zusammen. Schon häufiger sind bei mir gemischte Phasen aufgetreten. Dabei erlebe ich die extreme Beschleunigung einer (hypo)manischen Verzweiflung – verbunden mit tiefster Depression. Tagelang suchten mich dann Suizidgedanken als quälende Non-stop-Spirale heim.

Die Anzeichen einer Hypomanie ähneln in abgeschwächter Form der Manie: überdurchschnittlich gute Stimmung, gesteigertes Selbstwertgefühl, reduzierter Schlaf, beschleunigtes Denken, Rededrang, erhöhte Risikobereitschaft, Kontaktfreude. Die Hypomanie ist ein Gefühlszustand, der häufig einer Manie voran- und anschließend häufig fließend in sie übergeht, sofern keine medikamentöse „Einbremsung“ erfolgt. Diesen Zustand beschreibt Dr. Kay Redfield Jamison, eine der führenden Expertinnen zum Thema Bipolare Störung und selbst von dieser Erkrankung Betroffene: „Die milderen Formen der Manie versprechen – und lösen das Versprechen für eine kurze Zeit auch tatsächlich ein – Frühling im Winter und bahnbrechende Lebenskraft.“[15]

Während der Hypomanie erlebe ich gesteigerte Aktivität und Kontaktfreude, dazu kommt ein beschleunigtes, mitunter sprunghaftes Denken. Außerdem verfüge ich über ein „Mehr“ an Energie. Plötzlich meistere ich Aufgaben, die sonst meine Kräfte übersteigen. Mein autobiografisches Schreibprojekt ist so eine Aufgabe. Als Ergänzung zum normalen

15 Jamison, Kay Redfield: „Meine ruhelose Seele. Die Geschichte einer bipolaren Störung.“ München, 2019, S. 196f.

Alltag, in dem ich so vielfach eingeschränkt bin, ist dieses Projekt zu einer großen Bereicherung geworden. Ob das ohne die zusätzliche Energie durch meine häufigen Hypomanien überhaupt möglich wäre? Wohl eher nicht.

In der Hypomanie entsteht schnell ein Schlafdefizit – und das wirkt sich weiter beschleunigend aus. Generell kann als Folge eine Manie drohen. Daher versuche ich, möglichst frühzeitig mit meiner Bedarfsmedikation gegenzusteuern, um ausreichend Nachtschlaf zu bekommen. Die Hypomanie kann bei mir teilweise über Wochen anhalten. Am Ende hinterlässt sie mich verausgabt. Meist folgt die Depression.

Aus meiner Sicht nähert man sich als gesunder Mensch an den Zustand einer Hypomanie bei intensiven Flow-Erlebnissen oder bei heftiger Verliebtheit deutlich an. Bei einem Gespräch darüber meinte meine Psychiaterin Frau Dr. F.: „Nicht alle emotionalen Seinszustände sind gleich krankhaft, manchmal ist es ein schmaler Grat zwischen noch gesund oder psychisch auffällig beziehungsweise krank."

Wieder zu Hause mit Baby

Sechs Wochen später durfte ich die Klinik verlassen und wieder nach Hause zu meinem Kind und zu meinem Mann. Ich war so ängstlich, so verunsichert. Kein Handgriff mit dem Baby saß. Ich berührte unseren Sohn ganz vorsichtig wie eine Puppe, wenn ich ihn anzog oder badete. Mein Mann sollte immer dabei sein. Er hatte mittlerweile seine Elternzeit auf sechs Monate verlängert, sodass wir genug Zeit hatten, uns an das neue Leben zu dritt zu gewöhnen. Meine größte Angst war immer wieder, mein Mann könnte komplett den Respekt vor mir verloren haben – schließlich hatte ich mich selbst verloren. Wie konnte ich mich da selbst respektieren oder gar ein anderer mich? Doch wir schafften es mit Liebe, Gesprächen und Zeit, zu der Familie zusammenzuwachsen, die wir uns zuvor so sehr ersehnt hatten und die wir heute sind.

Beim Abschied aus der Klinik erklärte Frau Dr. K. meinem Mann: „Sie sind nachts für das Kind zuständig, ihre Frau muss schlafen, das ist wichtiger als alles andere. Drei Tage ohne Schlaf und sie kann direkt wieder hier in der Klinik einchecken.“ Also übernahm mein Mann die zusätzliche Verantwortung für die Nächte bereitwillig und schlief im ersten Lebensjahr zusammen mit unserem Sohn im Kinderzimmer.

Taufe(n)

Als mein Mann und ich darüber sprachen, unseren Sohn taufen zu lassen, stellte ich mir die Frage, ob ich mich ebenfalls taufen lassen wollte. Es folgte eine lange und intensive Zeit des Nachdenkens. Woran konnte ich erkennen, dass mein junger Glaube an Gott stark genug für diesen Schritt war? Woher sollte ich wissen, ob mein Glaube, so wie er war, „richtig“ war? Irgendwann blitzte der Gedanke auf, dass es „Glauben“ heißt und nicht „Wissen“.

Ich fragte meinen Mann, was er davon hielt. Er meinte: „Ich finde das gut. Wenn du willst, halte ich dich gern über das Taufbecken.“ Mein Entschluss begann zu reifen. Die Frage, ob mein Glaube ausreichend und groß genug sei, fand eine neue Antwort: Ich entschied mich dafür, an Gott glauben zu wollen. Es ging nicht mehr darum, ob das, was ich als Beziehung zu Gott hatte, irgendwelchen Kriterien genügte. Ich wollte glauben. Wollte spüren, dass Gott mich auf dieser Welt und für sie gewollt hatte. Denn so konnte ich mich auf einmal uneingeschränkt geliebt und gewollt fühlen – anders als durch meine Eltern. Ich wünschte mir Gott an meiner Seite. Für mich und für meine Familie. Einen Gott der Liebe.

Als Taufspruch für mich selbst wählte ich: „Du stellst meine Füße auf weiten Raum." (Psalm 31,9). Diesen Spruch hatte ich mir ausgesucht, weil er für mich bedeutet, dass mein Leben trotz meiner bipolaren Erkrankung voller Möglichkeiten ist und Gott dabei immer an meiner Seite.

Selbstbeobachtung und Verantwortung übernehmen

Obwohl ich in den letzten zwölf Jahren nach und nach immer besser gelernt habe, mit der Bipolarität umzugehen, spüre ich trotzdem häufig den Würgegriff der Erkrankung. Nie lässt er mich vollkommen los, immer wieder stößt er mich hinab in das nackte Erleiden von Depressionen, verzweifelten und hypomanisch-beschleunigten Zuständen, gemischten Phasen. Ich widersetze mich der Rohheit und Intensität der bipolaren Erkrankung mit meiner geistigen Haltung. Nutze dafür die ganze Zeit Selbstbeobachtung, um zu funktionieren und um dahin zu gelangen, wo ich nach der Diagnosestellung „Bipolar" in der Klinik hinwollte, kurz nachdem ich unseren Sohn geboren hatte. Ein Ziel, das zunächst nahezu unerreichbar schien: die Managerin meiner Krankheit zu werden.

Ich will mich nicht von ihr, der Krankheit, beherrschen lassen. Ihre Macht ist schon so groß, dem muss ich mich selbst entgegenstellen. Muss meine Zustände frühzeitig erkennen, einordnen, gegenarbeiten mit den Methoden, die ich in der Therapie gelernt habe. Ich muss neben den regelmäßigen täglichen Tabletten, die ich morgens und abends per Weckerklingeln zur selben Uhrzeit einnehme, zielgenau und mit erlerntem Fingerspitzengefühl Medikamente aus meinem sogenannten „Bedarf" einsetzen, um aus einer Beschleunigung nicht hineinzuschießen in eine Manie oder bei Depressionen nicht hinabzustürzen in diesen unendlichen, finsteren Abgrund. Muss selbst erkennen, wann ich Pausen benötige – oder kompletten Rückzug – und mir diese möglichst konsequent nehmen, auch wenn ich in meiner „Notwehr" die Kinder, als sie jünger waren, vor dem Fernseher geparkt habe.

Ich habe hier bei der Schilderung meiner Maßnahmen, mit denen ich meiner Erkrankung begegne, geschrieben „ich muss": Muss mich der Krankheit entgegenstellen. Muss meine Zustände frühzeitig erkennen. Muss mit verhaltenstherapeutischen Maßnahmen gegenarbeiten. Muss regelmäßig meine Medikamente nehmen. Muss frühzeitig den Beginn von Schüben oder zu lang anhaltende Schlaflosigkeit bemerken, um selbstständig mit der Bedarfsmedikation gegenzusteuern. MUSS, MUSS, MUSS.

Aber es ist mehr als ein „MUSS", viel mehr: Es ist ein „ICH WILL." Und vor allem ist es ein „Ich übernehme Verantwortung für mich selbst."

Scham III und Umgang mit Medikamenten

Meine Haltung gegenüber der Erkrankung habe ich mir mühsam erarbeitet. Aber es bleibt zuletzt immer das Selbst-erleiden-Müssen, das sich nicht abstellen lässt trotz aller Selbsterkenntnis und -beobachtung. Und manchmal ist da dieses Tier, das sich auf mich wirft mit seinen Krallen: Scham, überlebensgroß. So zu sein, wie ich bin, nicht aus meiner Haut zu können. Sehe ein falsches Wort, das ich gesagt habe, zu irgendjemandem, immer größer werden. Sehe mich als ein „Verkehrt", ein „Nicht-Richtig". Dann beginnt es, das autoaggressive Denken. Ich verletze mich selbst mit diesen Gedanken, schlimmstenfalls bis hin zu Suizidgedanken und dem Bild meiner aufgeschnittenen Pulsadern. Ich versuche, der Scham zu widerstehen, muss sie niederringen, ebenso wie diese Angst und Unruhe. Bei mir geht das manchmal nur mit Tabletten, gerade mit dem Benzodiazepin *Tavor*[16] (Wirkstoff: Lorazepam) aus meiner Bedarfsmedikation. Dieses wirkungsvolle Medikament ist Segen und Fluch zugleich, da es schnell süchtig machen kann. Von Beginn an wurde ich über diese Gefahr ärztlich aufgeklärt und habe es immer wieder geschafft, *Tavor* nach Zeiten der eher häufigen Einnahme nur selten zu verwenden, mittlerweile setze ich es seit langer Zeit nur noch sehr selten ein. Doch es bleibt „Mother's Little Helper", wie schon die *Rolling Stones* über *Valium* sangen. Medikamente helfen mir, vorbeugend besser die Balance zu halten, aber auch individuell zusätzlich dosiert, wenn es nötig ist. Ich bin so dankbar, dass es diese Möglichkeit gibt.

Seit 2016 nehme ich Valproinsäure als sogenannte „Phasenprophylaxe". Phasenprophylaxe-Medikamente werden bei bipolar erkrankten Menschen eingesetzt, um zum einen den akuten Phasen vorzubeugen und zum anderen, wenn sie dann doch auftreten, diese abzumildern, was Ausschlaghöhe beziehungsweise -tiefe und die Dauer angeht. Meine erste Phasenprophylaxe, die ich acht Jahre lang genommen habe,

---

16 *Tavor* enthält den Wirkstoff Lorazepam, welcher zu den sogenannten Benzodiazepinen mit mittellanger Wirkung zählt: „Es wirkt beruhigend, angst- und spannungslösend und schlaffördernd. Deshalb wird es unter anderem zur symptomatischen Kurzzeitbehandlung eingesetzt. Aufgrund seiner langen Wirkdauer eignet sich der Wirkstoff bei Schlafstörungen vorrangig bei Durchschlafproblemen. Es kann aber auch zur Behandlung von Unruhestörungen, speziell Panikattacken, verwendet werden." Quelle: https://www.gelbe-liste.de/wirkstoffe/Lorazepam_387 (Zugriff: 10. Februar 2023).

war Lithium[17], bis ich dies plötzlich nicht mehr vertrug aufgrund einer Diabetes insipidus (krankhafte Vermehrung der Harnmenge).[18] Außerdem steht *Quetiapin* (auch bekannt als *Seroquel*) ebenfalls auf meinem täglichen „Speiseplan". Dieses ist ein niederpotentes Neuroleptikum mit beruhigender Wirkung. Es hilft, mich gegenüber der Reizüberflutung, die ich erlebe, besser abzupuffern. Meine schon erwähnte Bedarfsmedikation enthält *Tavor* und lange Zeit zusätzliches *Promethazin* (letzteres jetzt nicht mehr) – jeweils mit einer fest definierten Obergrenze pro 24 Stunden. Dazu kommen Schilddrüsentabletten und hochdosiertes Magnesium, von dem ich mir einbilde, dass es meinen Tremor etwas abmildert und das außerdem verdauungsfördernd auf meinen Reizdarm wirkt. Einen sehr guten und verständlich geschriebenen Überblick über sämtliche relevanten Medikamente, die zur Behandlung der bipolaren Erkrankung eingesetzt werden, liefert Peter Bräunig in seinem Buch „Leben mit Bipolaren Störungen. Manisch-depressiv: Antworten auf die meistgestellten Fragen".[19]

Ich habe heute zufällig das Therapie-Tagebuch aufgeschlagen, welches ich regelmäßig zu meiner Verhaltensthe-

---

17 Lithium wird vielfach als der „Gold-Standard" unter den Phasenprophylaxe-Medikamenten zur Behandlung der Bipolaren Störung bezeichnet und wird dafür schon seit den 1960er Jahren eingesetzt. Bräunig zufolge wird mehr als ein Drittel aller bipolar erkrankten Menschen damit behandelt. Vgl. Bräunig, S. 80–81.

18 „Unter Lithium entwickeln 10 bis 20 % der Behandelten eine mehrheitlich leichte, nach Absetzen des Medikamentes fast immer reversible Polyurie." (Polyurie = krankhafte Vermehrung der Harnmenge)." Zitiert wird Flückiger, Alex: „Diabetes insipidus." In: Infomed online. pharma-kritik-Jahrgang 21, Nummer 03, 1999. Quelle: https://www.infomed.ch/pk_template.php?pkid=299 (Zugriff: 10. Februar 2023).

19 Ich habe hier die Wirkstoffe angegeben, sie unterscheiden sich von den Medikamentennamen, welche herstellerabhängig sind. So ist Valproinsäure beispielsweise als *Orfiril* und *Ergenyl Chrono* bekannt. *Promethazin* tritt als *Atosil* oder *Proneurin* auf. S. Bräunig, S. 72–125.

rapie mitnehme. Gleich auf der ersten Seite berichte ich vom Gespräch mit einer Freundin, das vier Jahre zurückliegt. Sie sagte wortwörtlich zu mir: „Bei deinem Tablettenkonsum würde ich mich erschießen." In dem Moment fehlten mir die passenden Worte, darauf zu reagieren, denn ich war schockiert. Hatte sie mir gerade mitgeteilt, mein Leben sei nicht lebenswert? Weil ich Psychopharmaka einnehme? Ich nahm ihre Aussage in meine erste Verhaltenstherapie-Stunde mit. Jetzt lese ich meine Notizen, die ich mir dort für ein klärendes Gespräch gemacht habe:

- konkretes Verhalten beschreiben („Du sagtest, du würdest dich an meiner Stelle wegen meines Tablettenkonsums erschießen."),
- schildern, wie ich mich bei ihren Äußerungen gefühlt habe (verletzt, abgewertet, verärgert, unhöflich behandelt),
- Wünsche für die Zukunft formulieren (gegenseitiger wertschätzender Umgang),
- alles verpackt in Ich-Botschaften

Ohne die Hilfe meines Therapeuten hätte ich das anschließende klärende Gespräch nicht führen können. Hätte kaum so souverän und erwachsen für mich selbst einstehen können, ohne die empfundene Verletzung wie einen Ping-Pong-Ball zurückzuspielen. Ich denke heute, dass ihr Satz „Ich würde mich erschießen." (der eine schwere Stigmatisierung darstellte, was mir damals aber nicht bewusst war) nichts über mich ausgesagt hat, nichts über meine Erkrankung, mit der ich zu diesem Zeitpunkt schon gut umgehen konnte. Denn da hatte ich schon lange akzeptiert, Medikamente kontinuierlich zu nehmen. Hatte verstanden, dass es gerade die Medikamente und die intensive Zusammenarbeit mit meinen Ärzt*innen und Therapeut*innen waren, die mir ein gutes Leben ermöglichten, und zwar mit und trotz meiner bipolaren Erkrankung.

Ich habe gelernt, meine Medikamente nicht bloß zu akzeptieren, sondern sehe sie inzwischen als Freunde und Helfer an, die mich möglichst nah an den Zustand von Gesundheit heranbringen. Ich habe in meinem Umfeld mehrere Bekannte mit wiederkehrenden Depressionen, die in der Vergangenheit teils ohne ärztliche Rücksprache ihre Antidepressiva selbst auszuschleichen versuchten oder von jetzt auf gleich absetzten – was oft nach hinten losging. So häufig habe ich schon zu ihnen gesagt: „Wenn man sich das Bein bricht, bekommt man doch auch einen Gips." Ich verweise dann auf chronische Erkrankungen wie zum Beispiel Schilddrüsenunterfunktion, Diabetes Typ 1 oder zu hohen Blutdruck, wo ebenfalls kein Weg an täglicher und permanenter Medikamenteneinnahme vorbeiführt. Doch scheint es ungleich schwerer, Medikamente für die Psyche dauerhaft zu akzeptieren.

Ich kenne meine Medikamente und ihre Wirkung genau. Nehme alle regulären Medikamente nach einem festen Plan. Der Handywecker klingelt, wenn es an der Zeit ist. Nur nichts dem Zufall überlassen. Ohne diese Medikamente kann ich nicht funktionieren, weder allein für mich oder für meine Familie, noch als Teil der Gesellschaft. Sie bringen mich möglichst nah an einen Zustand von Normalität und Gesundheit heran. Und wenn das nicht ausreicht, dann, ja dann gibt es den sogenannten schon erwähnten „Bedarf". Vom *Tavor* nie mehr als nötig – ich weiß ja, es kann süchtig machen. Aber es ist auch das Medikament, das mir im Notfall zuverlässig hilft. Sogar bei den Zuständen, die mich manchmal des Nachts überwältigen.

Nächtliche Zustände

Es gibt kein anderes Wort für diese „Zustände", die mich nachts im Bett überkommen, wenn ich nicht einschlafen kann, als eben „Zustände". Ich bin innerlich auf einem Highway, der keine Abfahrt hat und nur Beschleunigung kennt. Zugleich ist da ein Schmerz, der mich sprachlos werden lässt. Verzweiflung, die mich überwältigt. Ein Fallen, immer tiefer, bodenlos, dabei schnell, schneller, sich weiter beschleunigend. Mein Herz pocht in diesem wilden Rhythmus. Schnell, schnell. Schneller. Wie nach einem 100-Meter-Sprint. Alles in mir ist Erregung, Aufregung. Es gibt kein Wort, keine Meditation, kein Gebet, keine Atemtechnik, nichts, was mich anhalten oder ruhiger werden lässt. Dabei liege ich doch schon seit Stunden still im Bett auf dem Rücken, versuche, es wegzuatmen, es auszuhalten. Merke irgendwann: Ich komme nicht mehr klar. Merke: Es überwältigt mich. Es folgt der allzu bekannte Zwangsgedanke: „Ich. Kann. Nicht. Mehr." Häufig stoße ich dabei leise, aber nicht zu unterdrückende Schmerzensschreie aus. An Schlaf ist nicht zu denken.

Ich lege mir ein Milligramm *Tavor*, die Notfall-Medizin aus meinem „Bedarf", unter die Zunge. Die Konsistenz erinnert zunächst ein wenig an Styropor, bevor sich die Schmelztablette durch den Speichel auflöst, von der Mundschleimhaut aufgenommen wird und schnell ins Blut gelangt. Ich weiß, sie wirkt innerhalb von 20 bis 30 Minuten. Ich merke genau, ob die eine Tablette ausreicht oder nicht. Spüre, ob ich mich entspanne, ob mein Herz langsamer schlägt. Wenn nicht, wird nachdosiert.

Irgendwann zwischen drei oder vier Uhr nachts finde ich in einen verspäteten Schlaf, der morgens trotzdem zur immer gleichen Aufstehzeit durch das grausame Klingeln von zwei Weckern beendet wird. Einer der Wecker befindet sich am anderen Ende des Schlafzimmers auf einer Kommode, was mich in die Senkrechte zwingt. Denn aus meiner Erfahrung ist eine konsequente Schlafhygiene (immer zur gleichen Zeit ins Bett und morgens aufstehen, kein Tagschlaf) bei Schlafstörungen unerlässlich, um diese einigermaßen in den Griff zu bekommen.

Habe ich in der Nacht eine hohe Dosis *Tavor* eingenommen und bin erst sehr spät eingeschlafen, fühle ich mich morgens komplett „matschig“, bis ich mich doch meist nach kurzer Zeit aus dem Bett quäle. Tagsüber bin ich aber erstaunlich fit. Kein Gähnen, nichts. In der nächsten Nacht gelingt das Einschlafen oftmals deutlich besser.

Selbstwert neu verorten: Nach der Elternzeit Teilzeit-Job statt Karrierefrau

Mittlerweile war ich nach dem halben Jahr gemeinsamer Elternzeit mit meinem Mann gut in meiner Mutterrolle angekommen und freute mich täglich über unser süßes Baby. Mein Mann startete erneut in seinem Job durch, ich blieb zu Hause und versorgte unser Kind, knüpfte erste, vorsichtige Kontakte zu anderen Müttern bei verschiedenen Babykursen.

Aber durch die Diagnose „Bipolar“ war ich zutiefst in meiner Identität und in meinem Selbstwert erschüttert worden. Was sollte ich selbst jetzt von mir halten? Gab es noch etwas, auf das ich stolz sein konnte oder war ich eine am Leben gescheiterte Person? Ich erkannte für mich schnell, dass „Stolz“ nicht der passende Begriff sein konnte, nicht sein durfte, ja, vielleicht als Bewertungsinstanz für das eigene Leben sogar äußerst fragwürdig ist. Für mich war es existenziell, mein Selbstwertgefühl wiederzufinden – und zwar im Zusammenhang mit meiner Erkrankung. Als ich nach der Geburt meines Sohnes für mehrere Wochen in der Klinik war, verlor ich mich selbst. Verlor den Respekt vor mir selbst. Ich fragte mich, wie da ein anderer, speziell mein Mann, mich respektieren konnte?

Es war nicht leicht für mich umzudenken: Bis dahin hatte ich mich als eine Powerfrau empfunden, die in der Leistungsgesellschaft einen anerkannten Job hatte und darin erfolgreich funktionierte. Mich jetzt als Frau mit einer dauerhaften psychischen Erkrankung zu erleben, die künftig genau auf ihre Belastungsgrenze achten müsste, erschien mir als eine gewaltige Herausforderung. Denn ich sah in mir eine Frau, die offenkundig über die Jahre mit ihrer Krankheit immer weniger wurde: Als mein Sohn zwei Jahre alt war, begann ich wieder zu arbeiten mit einer halben Stelle. Kurz darauf stand in unserem Unternehmen ein massiver Personalabbau an. Ich beantragte einen Behinderungsgrad aufgrund meiner bipolaren Erkrankung und erhielt einen Behinderungsgrad von 30, welchen ich gleichstellen[20] ließ, sodass ich einen Grad der Behinderung (GdB, so der Fachbegriff) von 50 erhielt. Dieser Behinderungsgrad war damals für mich wichtig geworden, denn er schützte mich vor möglichen anstehenden Kündigungen.

---

20 Der *Sozialverband VdK Deutschland e.V.* erklärt den Begriff Gleichstellung auf seiner Homepage folgendermaßen: „Ab einem Grad der Behinderung (GdB) von 50 gilt man als schwerbehindert. […] Unter bestimmten Voraussetzungen können auch Personen den schwerbehinderten Menschen gleichgestellt werden, bei denen ‚nur' ein Grad der Behinderung von 30 oder 40 festgestellt wurde. […] Die gesetzliche Regelung besagt, dass eine Gleichstellung vorgenommen werden soll, wenn jemand infolge seiner Behinderung ohne die Gleichstellung einen geeigneten Arbeitsplatz nicht erlangen oder behalten kann." Quelle: https://www.vdk.de/deutschland/pages/themen/behinderung/21146/gleichstellung_mit_schwerbehinderten_menschen (Zugriff: 10. Februar 2023).

Nach außen hin entstand Stabilität. Ich war Mutter, arbeitete mit einer halben Stelle, wir waren eine glückliche Familie. Zwar hatte ich nach wie vor meine Phasen, in denen ich hypomanisch war, depressiv oder eben „gemischt", doch es gelang weitestgehend, dies mit therapeutischer Unterstützung und Medikamenten abzufangen. So konnte ich ohne Ausfallzeiten meinem Job nachgehen, der mir wieder viel Spaß machte und mich geistig forderte. Außenstehende bekamen nicht mit, was in meinem Inneren los war.

Langsam freundete ich mich wieder mit mir selbst an. Denn der Alltag mit unserer kleinen Familie, sozialen Kontakten und Job gelang. Das schenkte mir Zuversicht und neues Selbstvertrauen. Trotz der Einschränkungen, die meine bipolare Erkrankung mit sich brachte, begann ich wieder, mein Leben und speziell unsere kleine Familie zu lieben und Dankbarkeit für mein Dasein zu empfinden.

Unser Weg in die Angstfreiheit

Ich habe eben geduscht. Dabei schossen Assoziationen wild durch meinen Kopf: „Managerin der eigenen Krankheit" werden, ja, aber das klingt zu technisch. Es gibt nicht exakt wieder, wie es sich für mich – und ebenso für meinen Mann – lange Zeit angefühlt hat. Denn Managerin der eigenen Krankheit war ich nicht von jetzt auf gleich. Es war ein Prozess, bei dem er und ich noch lange Zeit Angst vor meiner bipolaren Erkrankung hatten. Angst, dass jederzeit ein neuer Schub ausbrechen und unser Leben erneut auf den Kopf stellen könnte. Die Diagnose „Bipolar" hing wie ein Damoklesschwert über uns und wir hangelten uns von Tag zu Tag, von Woche zu Woche und von Monat zu Monat. Wir bekamen es hin, gemeinsam, aber die Angst hatte uns beide fest im Griff. Denn mein Zusammenbrechen würde unser ganzes System zusammenstürzen lassen. Die Versorgung unseres Kindes und die zeitgleiche Wahrnehmung eines Vollzeitjobs durch meinen Mann waren auf Dauer unmöglich, sollte ich ausfallen.

Etwa anderthalb Jahre nach der Diagnosestellung merkten wir, dass unsere Angst aufgrund der positiven Erfahrungen deutlich abgenommen hatte. Ein halbes Jahr später wurde uns bewusst: Weder mein Mann noch ich fürchteten uns länger vor der bipolaren Erkrankung, vor möglichen Schüben. Ich, wir beide zusammen, konnten unser Leben miteinander gut meistern. Es war ein langer Weg und oft ein steiniger, bis wir in dieser Angstfreiheit ankommen durften. Damit war zugleich eine wichtige Voraussetzung geschaffen, damit wir ein zweites Kind bekommen konnten.

Die Krankheit: Ein wildes Tier?

Eben traf mich die Erkenntnis, dass mein Verhältnis zu meiner bipolaren Erkrankung neben all der Selbstbeobachtung und Versachlichung wohl vergleichbar ist mit der eines Tierpflegers im Zoo zu einer Raubkatze: Die Krankheit wird immer ein wildes Tier bleiben. Wirklich zähmen lässt es sich nie. Ein wildes Tier, das ich über die Jahre durch Beobachtung genau kennengelernt habe. Wenn sie daliegt, die Raubkatze, mit geschlossenen Augen, kann ich erfassen, ob die Muskeln unter ihrem Fell angespannt sind oder entspannt – der Unterschied minimal, aber entscheidend. Das Gehege der Raubkatze, ihr Aktionsradius, ist von einem hohen, stark gesicherten Zaun eingegrenzt. Diesen kann man mit der Wirkung von Medikamenten, Therapie, Selbstbeobachtung und der bewussten Reduktion auf ein abgegrenztes Leben mit dem Verzicht auf diverse Aktivitäten gleichsetzen.

Die Krankheit selbst bleibt aber zuletzt immer ein wildes Tier und damit lebensgefährlich. Das Ausbrechen der Raubkatze entspricht dem akuten Schub der Krankheit, wenn er nicht medikamentös eingefangen wird. Sich weiter und weiter steigernd, kann er in eine Raserei oder in einen so tiefen Abgrund führen, dass ein Weiteratmen und Ertragen nicht mehr möglich scheint. Bräche das Tier aus, so bliebe die potentiell tödliche Gefahr (vor allen Dingen durch Suizid oder bei einem unbehandelten Schub durch den Verlust der Realität, der zuletzt überall mit allen möglichen Gefahren enden könnte). Wenn die Raubkatze aber innerhalb ihres Geheges unruhig wird, sich auf jeden Fleischfetzen stürzt, die Augen glühend, schlaflos, ganz wildes Tier, habe ich mittlerweile keine Angst mehr. Ich kenne es inzwischen genau und weiß, welche Verhaltensweisen meinerseits die Gefahr beherrschbar machen. Weiß, welche Schritte ich einleiten muss. Kenne die nötigen Medikamente und ihre Wirkung, mit denen sich das wilde Tier wieder beruhigen lässt.

Schwierig würde es werden, kämen extreme Einflüsse von außen dazu, wie beispielsweise neue schwerwiegende Traumata, welche die Einzäunung des Geheges zerstören könnten. Dies wäre zum Beispiel der Fall, wenn einer der Menschen aus meiner Kernfamilie sterben würde. Mein Mann, meine Kinder. Weiter grübeln darf ich hier nicht, es ängstigt mich zu sehr und kann mich in eine Spirale des Katastrophendenkens hineinversetzen. Also: Stopp.

Und so akzeptiere ich die neue Erkenntnis: Meine Krankheit wird ein wildes Tier bleiben, wirklich zähmen und ohne Gefahr mit ihm zusammenleben werde ich nie. Aber ich habe es durch Beobachtung und in der Analyse im Rahmen meiner Therapie gelernt, dass ich trotzdem ein gutes Leben führen kann. Konkret bedeutet das für mich eine ständige Selbstbeobachtung: Wo stehe ich? Brauche ich Rückzug? Entschleunigung? Medikamente aus meinem Bedarf? Einen Extratermin bei meiner Ärztin oder bei meinem Verhaltenstherapeuten? Eventuell sogar einen Notfallanruf mitten in der Nacht beim diensthabenden Psychiater in der Klinik, in der ich in ambulanter Behandlung bin?

Im Alltag reichen Selbstreflexion und eigenständiges medikamentöses Eingreifen aus, um mich in die Handlungsfähigkeit zu versetzen, sodass ich „mein" Raubtier im Zaum halten kann. Ich kann mit ihm leben und tatsächlich ein Leben haben, das ich für mich selbst und für meine Familie positiv gestalten kann. Den Alltag bewerkstelligen. Dabei meiner Familie Liebe geben und Liebe erfahren. Auf diese Weise kann ich schlussendlich doch das sein, was nach der Geburt meines Sohnes mein Ziel war: Managerin der eigenen Krankheit.

Familienleben mit zwei Kindern

Unsere Entscheidung für das zweite Kind

Mein Mann und ich haben uns dafür entschieden, uns von meiner Erkrankung nicht das ganze Leben diktieren zu lassen. Wir hatten uns schon vor der Geburt unseres Sohnes immer zwei Kinder gewünscht. Nachdem wir den Schock über die Diagnose „Bipolar" überwunden hatten, bestand der Wunsch nach einem zweiten Kind weiterhin. Natürlich musste sich erst mal, wie die verstorbene Oma meines Mannes gerne sagte, „alles zurechttüddeln". Wir brauchten Routine mit meiner Erkrankung und es galt, sich an das Familienleben mit Baby zu gewöhnen. Heilsame Zeit musste vergehen.

Als unser Sohn etwa zwei Jahre alt war, hatten wir das intensive Gefühl: Hier ist noch Platz in unserer Familie. Meine damalige Psychiaterin Frau Dr. K., der ich so viel verdanke, sprach sich strikt gegen ein weiteres Kind aus. Sie befürchtete, dass ein Mehr an familiären Aufgaben und das Befriedigen der emotionalen Bedürfnisse eines weiteren Kindes über meine Kräfte hinausgehen könnten. Schließlich war meine Belastbarkeit wegen der Erkrankung bereits deutlich reduziert. Käme ich mit zwei Kindern mehrfach über meine Belastungsgrenze, so wären weitere Schübe im Rahmen der Erkrankung womöglich häufiger zu befürchten. Und jeder neue Schub würde meine Belastbarkeit vermutlich weiter verringern. Ihr Argument: Mit nur einem Kind könnte ich trotz meiner Erkrankung vielleicht weiterhin in Teilzeit arbeiten.

Natürlich war es für uns nachvollziehbar, dass meine gesundheitliche Prognose mit einem Kind besser ausfiel als mit zweien. Aber anders als beim ersten Kind wusste mein Mann diesmal, dass ausschließlich er für die Nächte und den Morgen zuständig sein würde, damit bei mir ausreichend Schlaf sichergestellt war. Und mir war klar, wie wichtig es sein würde, mich im Vorfeld der Geburt psychisch zu stabilisieren. Wir haben es also gewagt. Das Resultat sind zwei gesunde Kinder, ein Junge von jetzt zwölf Jahren und ein Mädchen von acht Jahren. Geliebte und gewollte Kinder in einer harmonischen Familie.

Der Preis dafür, dass wir uns von meiner Erkrankung nicht unser Leben vorschreiben lassen wollten und uns für ein zweites Kind entschieden haben, war, dass ich tatsächlich weniger belastbar wurde mit jedem Schub. Meine Psychiaterin hatte mit ihrer Prognose also ins Schwarze getroffen. Aber es gab und gibt einen großen Gewinn, der dem gegenübersteht: das bunte und manchmal turbulente Zusammenleben in einer vierköpfigen Familie, das keine Langeweile aufkommen lässt. Eine Vielzahl intensiver Beziehungen untereinander. Unsere Kinder wachsen im sozialen Miteinander mit einem Geschwisterkind auf, sie lernen Eifersucht genauso kennen wie geschwisterliche Liebe, Teilen, Zusammenhalten. Und nicht zuletzt konnten wir unseren Kindern durch die Entscheidung für zwei von ihnen im besten Fall einen Begleiter für das ganze Leben geben.

Trotz allem, was es meinen Mann und mich an Kraft gekostet hat, uns im Angesicht der bipolaren Erkrankung für unsere zwei Kinder zu entscheiden, haben wir es keinen einzigen Tag bereut. Gemeinsam gelingt es uns im Alltag, eine funktionierende und liebevolle Familie zu sein – selbst wenn wir mal nicht einer Meinung sind und für kurze Zeit die „Fetzen fliegen".

Unsere Tochter: Schwangerschaft und Geburt

Während der Schwangerschaft mit unserer Tochter wechselte ich von einer niedergelassenen psychiatrischen Praxis in die Mutter-Kind-Sprechstunde der psychiatrischen Institutsambulanz einer Uniklinik, wo ich meine langjährige Psychiaterin Frau Dr. Sch. kennenlernte. Diese sollte mich zunächst während der Schwangerschaft engmaschig betreuen und insgesamt mehr als fünf Jahre lang begleiten. In der Mutter-Kind-Sprechstunde hatte man sich auf die medikamentöse Begleitung psychisch kranker Schwangerer spezialisiert, in Zusammenarbeit mit *Embryotox,* dem Pharmakovigilanz- und Beratungszentrum für Embryonaltoxikologie der *Charité*-Universitätsmedizin Berlin. Denn bei Kinderwunsch oder einer noch jungen Schwangerschaft einfach die Medikamente abzusetzen, kann sich bei psychischen Erkrankungen wie der bipolaren Störung als sehr nachteilig und sogar schubauslösend erweisen. Gerade die weitere Einnahme einer Phasenprophylaxe erscheint für die mentale Balance und körperliche Gesundheit der Mutter elementar: „Für einen ungestörten Verlauf der Schwangerschaft ist die psychische Stabilität der Mutter von großer Bedeutung. Aufgrund der hohen Rückfallgefahr nach der Entbindung scheint eine phasenprophylaktische Behandlung während der Schwangerschaft und im Wochenbett bei bipolar erkrankten Frauen besonders wichtig zu sein."[21] Und darüber hinaus interessant zu wissen: Eine

21 Online-Artikel „Bipolare affektive Störung." Verfasser: Embryotox in Zusammenarbeit mit Prof. Dr. med. Anke Rohde und Prof. Dr. med. Sarah

Geburt stellt für eine Frau das höchste Lebenszeitrisiko dar, eine bipolaren Störung zu entwickeln.[22]

Diesmal war schon vor der Geburt klar, dass nur ein geplanter Kaiserschnitt in Frage kam. So wusste ich, was mich erwartete und konnte mich emotional darauf einstellen. Unsere Tochter wurde viereinhalb Jahre nach unserem Sohn geboren. 51 Zentimeter groß, 3.400 Gramm schwer. Mittlerweile hatte sich in den Krankenhäusern der Umgang mit Kaiserschnittgeburten positiv verändert, sodass mir unser Baby in die Arme gelegt wurde, während meine Bauchwunde vernäht wurde. Aber das Beste war: Unsere Kleine war rundum gesund und topfit! Und das, obwohl ich während der Schwangerschaft mit ihr wegen der bipolaren Erkrankung meine Medikamente, allen voran die Phasenprophylaxe mit Lithium, weiter hatte nehmen müssen und daher nach der Geburt ein „Floppy Infant Syndrom" nicht auszuschließen war (die Lithium-Einnahme während der Schwangerschaft kann beim Neugeborenen einen schlaffen Muskeltonus und andere Symptome hervorrufen).[23]

Kittel-Schneider. Quelle: https://www.embryotox.de/erkrankungen/details/ansicht/erkrankung/bipolare-affektive-stoerung/ (Zugriff: 10. Februar 2023).

22 Müller, Thomas: Gefährdete Mütter. Erst das Baby, dann bipolare Störung. Online veröffentlicht unter ÄrzteZeitung am 22. Mai 2013. Quelle: https://www.aerztezeitung.de/Medizin/Erst-das-Baby-dann-bipolare-Stoerung-291341.html (Zugriff: 10. Februar 2023).

23 Bei Einnahme von Lithium während der Schwangerschaft sind beim Neugeborenen Anpassungsstörungen möglich. Es kann nach der Geburt das sogenannte „Floppy-Infant-Syndrom" auftreten, welches sich unter anderem durch Lethargie, Trinkschwäche, Herzrhythmusstörungen, beschleunigte Atmung, Sauerstoffmangel und/oder Temperaturregulationsstörungen auszeichnen kann. Die Geburt sollte daher in einer Klinik mit Neonatologie (Neu- und Frühgeborenenmedizin) erfolgen. Siehe Gründer, Gerhard: Artikel „Floppy Infant Syndrom" im Dorsch-Lexikon der Psychologie. Quelle: https://dorsch.hogrefe.com/

Dass es unserer Tochter gesundheitlich so gut ging, darüber waren mein Mann und ich unendlich froh und erleichtert. Und sie hatte ebenfalls so zarten dunklen Haarflaum wie unser Sohn bei seiner Geburt. Kaum hielten wir sie in unseren Armen, war es schon wieder geschehen: Wir waren komplett verliebt in unsere kleine Maus!

Durch intensive therapeutische Vorarbeit konnte ich diesmal die erneute Kaiserschnittgeburt durchstehen, ohne zu dekompensieren, also in irgendeiner Form psychisch „durchzudrehen". Nach drei Tagen im Familienzimmer ging es nach Hause. Dort erlebte ich die üblichen „Heultage", die für Frauen nach der Geburt wegen des Hormonumschwungs so typisch sind. Für mich war es eine Gnade, körperlich und seelisch so normal zu reagieren. Ich erinnere mich genau, wie ich in unserem Schlafzimmer stand, als mich das große Weinen überkam, ich gar nicht wusste, was los war. Mein Mann nahm mich fest in die Arme und sagte: „Schatz, das sind doch bloß die ganz normalen Heultage." Ich schniefte, lachte einmal laut auf und heulte erleichtert weiter. Ich, die sonst im Alltag nie weinte, spürte, wie mir jetzt die Tränen halfen, meine innere Anspannung abzubauen, sie einfach aus mir herausfließen zu lassen.

Nach der Geburt: Depressionen und das Wagnis Jobausstieg

Trotzdem war es nicht so, dass sich meine bipolare Erkrankung komplett still verhalten hätte nach der Geburt unserer Tochter. Gestern fiel mir zufällig ein Tagebucheintrag dazu in

---

stichwort/floppy-infant-syndrom#search=3f01e5e82d371f9e121f8b144 1b09d8e&offset=0 (Zugriff: 10. Februar 2023).

die Hände, der eine Phase postnataler Depression beschreibt und meine Ängste, mich künftig nach zwei gemeinsamen Monaten Elternzeit tagsüber allein um unsere beiden Kinder zu kümmern:

> Noch hat mein Mann Elternzeit, zweieinhalb Wochen. Denke manchmal, ich kann es nicht schaffen. Fühle mich verloren. Weiß: Ich = Psycho. Bin destabilisiert. Habe mich nicht im Griff, alles lähmt, kostet Kraft. Dieser Gedanke (Ich = Psycho) macht, dass ich mich minderwertig fühle, Tag für Tag. Damit werte ich mich selbst ab. Habe ihn als wiederkehrenden Gedanken seit ein paar Tagen – obwohl: Heute mit dem Aufschreiben lässt es ein wenig nach. Meine Kleine dagegen und mein Junge: Ablenkung, positiv. Versorge sie gern, spiele gern mit meinem Sohn. Also (noch) kein Totalabsturz. Denke jetzt gerade: „Ich brauche Hilfe!" Wie denn, wo denn? Arzttermin erst nächste Woche und auch das wird nichts ändern, da meine Depression nicht mit einem Antidepressivum behandelt werden wird.[24] Zu groß ja immer die Gefahr bei den „Bipos", dass sie nach oben durchknallen könnten.
>
> Bin so klein, schwach, suche Halt. Hätte ich die Depressionen nicht, wäre alles gut und ich könnte glücklich

---

24 Bei Bipolaren Störungen wurden wegen des Risikos, dass Patienten unter deren Einnahme in die Manie kippen können (sogenanntes „Switch-Risiko"), in der Vergangenheit oder wenn ein*e Patient*in zu häufigen (Hypo-)manien neigt, in depressiven Phasen Antidepressiva eher zurückhaltend verschrieben. Kommt es aber für Betroffene zu unaushaltbaren Zuständen mit massiven Selbsttötungsgedanken, so können sie eingesetzt werden und sind lebensrettend. Mittlerweile gibt es moderne Antidepressiva mit geringerem Switch-Risiko. Siehe Bräunig, S. 125.

sein mit meinen zwei Kindern und meinem Mann. Woher kommen sie? Warum? Sind es postnatale Depressionen?

Alle Menschen und Besucher ein „Zuviel“ für mich. Aber man sieht mir ja nichts an. Warum Rücksicht nehmen? Andererseits: Will das ja, normal erscheinen, fest in den Alltag eingebunden sein, unsere beiden Kinder versorgen. Zusätzlich quälen mich Job-Ausstiegs-Gedanken wegen des aktuell aufgelegten Stellenabbau-Programms meines Arbeitgebers. Soll ich das machen, aussteigen, die Prämie mitnehmen? Habe ich künftig Chancen, einen anderen Job zu finden? Ich grüble und grüble, all das macht mich fertig.

Angst um mein Baby. Meine kleine Tochter. Sie soll atmen. Ich kontrolliere es. Ihr Brustkorb hebt und senkt sich. Meine Anspannung nimmt ein wenig ab. „Sie soll leben, meine Tochter!“, denke ich. Genau dasselbe dachte ich im Krankenwagen in der 22. Schwangerschaftswoche, als ich völlig panisch war, weil ich glaubte, es ginge schon los mit der Geburt, viel zu früh.

Alles ein Zuviel. Wann zuletzt gelacht? Wann glücklich gewesen? Ich weiß es nicht. Will mir selbst leidtun. Gut war die Ablenkung, als ich heute mit meinem Sohn spielte. Aber jetzt wieder: Ich habe Angst. Will da raus. Wieder frei atmen. Frei sein. Denke an meinen ehemaligen Therapeuten Herrn N., der mittlerweile verstorben ist. Vermisse ihn so sehr. Könnte ihn jetzt brauchen und seinen Rat, sein Wissen. Seine Bestätigung: „Sie gehen da durch. Sie schaffen das.“ Ich werde es schaffen. Hindurchgehen. Neu werden. Erleichtert sein und frei von diesen scheiß(!) Depressionen, die ich nicht haben will. Nicht bei mir, nicht in mir. Also wieder: kämpfen. Weil es sich lohnt. Weil ich eine Familie habe, einen lieben Mann, einen tollen Jungen und ein süßes, kleines Mädchen, mein Baby. Weil sie alle mich „ganz" verdienen und vor allem: ich mich selbst.

Am Ende der Elternzeit hatte ich mich zum Glück wieder stabilisiert. So war es uns möglich, mit den geplanten zwei Monaten Elternzeit meines Mannes gleich zu Beginn nach der Geburt unserer Tochter auszukommen. Und ich sollte tatsächlich die nächsten anderthalb Jahre psychisch in der Balance bleiben. Meine neue Stabilität gab mir das Selbstbewusstsein, den Job-Ausstieg bei meinem Arbeitgeber zu wagen. Zu diesem Zeitpunkt war ich wieder so selbstbewusst, dass ich glaubte, trotz meiner Erkrankung in einem neuen Job Fuß fassen zu können. Doch zuerst freute ich mich auf zwei Jahre Elternzeit mit meinen Kindern.

Mutter von zwei Kindern: Der Alltag schwingt sich ein

Ab dem dritten Lebensmonat meiner Tochter kümmerte ich mich tagsüber allein um sie und holte nachmittags unseren Sohn vom Kindergarten ab. Nur die Baby-Nächte übernahm wie geplant mein Mann, trotz seines Vollzeitjobs.

Während unsere Tochter nachts bald am Stück in ihrem Bettchen durchschlief, zeigte sich schnell, dass sie für ihren Mittagsschlaf ein anspruchsvolles Programm einforderte: War unser Sohn damit zufrieden gewesen, hingelegt zu werden, ein bisschen vorgesungen zu bekommen und dabei friedlich einzuschlummern, erwartete sie einen ausführlichen Spaziergang an der frischen Luft. Dabei sollte der Kinderwagen bittesehr die ganze Zeit rollen und dabei schön ruckeln! Nur dann war an Schlafen überhaupt zu denken. Schon der Stopp an einer roten Ampel konnte sie aufwecken, sie öffnete dann sofort ihre strahlend blauen Äuglein, blickte mich an und war wieder hellwach.

Glücklicherweise hatte ich bei uns in der Nähe parallel zu einer Straßenbahnhaltestelle eine grobkörnige, lang gezogene Asphaltfläche entdeckt. Wollte unsere Kleine mal wieder überhaupt nicht einschlafen, kam meine Geheimwaffe zum Einsatz und ich machte mich auf den Weg zu „unserem" perfekten Ruckel-Asphalt. Wenn ich mit dem Kinderwagen zwanzigmal parallel zur Straßenbahnhaltestelle auf- und ablief, kam ich mir manchmal schon etwas beobachtet vor. Aber Hauptsache, es half ...

Einmal war ich mit meinen Nerven ziemlich am Ende. Es nieselte, ich schob schon mindestens eine Dreiviertelstunde meine Kleine durch die Gegend, aber sie konnte nicht schlafen, sondern nur herumquengeln. In dem Moment dachte ich plötzlich, wie traurig ich geblieben wäre ohne ein zweites Kind in unserer Familie. Das versöhnte mich augenblicklich mit der Situation. Von da an war es mir egal, sie bei Wind und Wetter durch die Gegend zu schieben. Hauptsache sie war bei uns.

Beinahe hätten mein Mann und ich aus Angst vor meiner Erkrankung auf ein zweites Kind verzichtet. Was bin ich heute froh, dass wir diesen mutigen Schritt trotz der Erfahrungen nach der Geburt unseres Sohnes gewagt haben. Die Verantwortung für meine Kinder und die Liebe zu ihnen sind zutiefst in meiner Seele verwurzelt. Daraus erwächst eine Kraft, die stärker ist, als es die bipolare Erkrankung jemals sein könnte.

„Spieglein, Spieglein an der Wand“: Wer kennt die schönsten Schimpfwörter im Land?

Ein schönes Beispiel aus unserem fröhlich-turbulenten Familienalltag, das zeigt, dass meine Erkrankung nicht omnipräsent ist und wir gemeinsam auch viel Positives erleben, dass es mir als Mutter möglich ist, mein Leben, Familie und Partnerschaft positiv zu gestalten, ist auch folgendes: Unser Sohn war nun viereinhalb Jahre alt und ging mit großer Begeisterung in den Kindergarten. Eines Abends beim gemeinsamen Essen begann er mit stolz geschwellter Brust und dem Mund voller Kartoffelbrei, die im Kindergarten aufgeschnappten Schimpfwörter zum Besten zu geben.

Ein herzhaftes „Scheiße!“, sicherte ihm sofort unsere ungeteilte Aufmerksamkeit. „Woher kennst du bloß dieses Wort?“, fragte ich entrüstet. „Von meinem Freund!“, strahlte uns der Nachwuchs selig an. „Das darfst du nicht sagen! Das ist ein Schimpfwort. So etwas wollen wir hier gar nicht hören.“ Und wie es bei der Erziehung mit Kleinkindern manchmal so ist, hatte ich spontan eine Idee: „Geh mal zum Spiegel im Flur, dem kannst du deine Schimpfwörter erzählen. Wenn du fertig bist, darfst du gerne wieder zu uns kommen.“

Sohnemann flitzte in den Flur, der nur durch einen großen braunen Vorhang räumlich abgetrennt war. Er verschwand also hinter dem Stoff, stellte sich vor dem Spiegel auf und begann mit seiner Ansprache: „Scheiße! Scheiße! Kacka, Pipi, Furz!“ Mein Mann und ich versuchten, unser Lachen zu unterdrücken. Das war nicht leicht, denn das Gespräch mit dem Spiegel dauerte an: „Große Kacke, Hühnerscheiße! Pipi, Kacka, Furz!“ Dem zuzuhören war eine Wonne. Jetzt bloß nicht laut losprusten, sonst würde dieser Erziehungsversuch gründlich in die Hose gehen!

Anscheinend begann es unserem Sohn langsam langweilig zu werden oder es gingen ihm die Schimpfworte aus. Jedenfalls wiederholte er sich ein paar Mal und kam kurz darauf zu uns zurück an den Esstisch und aß weiter, als sei nichts geschehen.

Dieses Prozedere wiederholte sich in den nächsten Tagen dreimal, dann war das Thema Schimpfworte durch. Und jetzt darf jeder mal raten, was wir gemacht haben, als unsere Tochter aus dem Kindergarten stolz ihre ersten Schimpfwörter mitbrachte ...

Wie sag ich's meinen Kindern?

Das Wort für meine Diagnose, bipolar oder manisch-depressiv, habe ich meinen Kindern gegenüber viele Jahre nicht genannt, meine Tochter kannte dieses Wort bis vor kurzem noch nicht. Ich wollte nicht, dass der Begriff weitergetragen wird an die Freundinnen und Freunde meiner Kinder und deren Eltern. Wollte nicht, dass er Fragen aufwirft. Meine Kinder wissen schon lange Bescheid über ein paar der Symptome meiner Erkrankung, darüber, wie sie sich auswirkt: chronische Schlafstörungen, meine Geräuschempfindlichkeit, das manchmal „zu wenig" an Kraft. Sie erblicken das Zittern meiner Hände. Bemerken, wie mir häufig etwas hinunterfällt oder wie ich durch Wortfindungsstörungen mitunter falsche Substantive in meine Sätze einbaue. Wissen, wann sie Rücksicht nehmen müssen.

Sie sehen mich meine Tabletten vorbereiten für eine ganze Woche. Sehen, dass es jede Menge verschiedenfarbige und unterschiedlich große sind. Sie wissen, meine Medikamente sollen mich in einen Zustand von „möglichst nah an gesund" versetzen. Gleichzeitig wissen sie, dass meine Medikamente für sie selbst hochgiftig wären, sie ins Krankenhaus kämen, vielleicht sogar daran sterben könnten. Ich habe es ihnen bewusst so drastisch vermittelt, damit klar ist, dass sie niemals von ihnen probieren dürfen. Selbstverständlich bewahre ich die Medikamente außerhalb ihrer Reichweite auf, doch den Ort kennen sie.

Ein paar Wochen nach ihrer Einschulung war ich mit meiner Tochter das erste Mal bei einer neuen Spielfreundin zu Hause eingeladen. Deren Mutter, gerade in Elternzeit, fragte mich: „Und was machst du so?" – worauf ich vermutlich etwas in Richtung von „erweiterter Elternzeit" gemurmelt hätte. Doch meine Tochter kam mir zuvor: „Meine Mutter nimmt Medikamente und ist Rentnerin." „Ja genau, so kann man das auch sagen", erwiderte ich.

Zu dieser Zeit war es mir so wichtig, mich selbst nicht über meine Krankheit zu definieren oder von anderen definieren zu lassen. Deswegen wollte ich sie nicht nach außen tragen. Meine Mitmenschen sollten mich zuallererst als Mensch und Persönlichkeit kennenlernen, nicht als jemanden mit einer schwerwiegenden psychischen Erkrankung. Ich hatte große Angst davor, wegen meiner Diagnose in eine Schublade gesteckt zu werden. Und ja, ich hatte Angst, meinen Kindern könnten Nachteile daraus erwachsen, wenn meine Krankheit bekannt würde. Nur ein paar Tage später meinte meine Tochter: „Mama, man sieht dir deine Erkrankung gar nicht an!" Nein, man sieht sie nicht. Genau das ist das Schreckliche an der Erkrankung: dass keiner sie sieht, meine innere Zerrüttung, mein „manchmal so wenig". Andererseits ist genau das aber auch ein Vorteil: Es ist mir möglich, lange in der Welt der „Gesunden" dabei zu sein, scheinbar in ihr zu funktionieren. Teilhabe zu erleben, ohne eine offensichtlich Ausgestoßene zu sein.

Mit meinem Sohn, der mit seinen zwölf Jahren mehr wissen und verstehen will, gab es schon mehrere Gespräche über meine Erkrankung. Überhaupt quatschen wir abends vor dem Zubettgehen oder beim Spazierengehen gerne über alles Mögliche. Deswegen kennt er seit kurzem den Namen meiner Erkrankung – „bipolar“. Einmal fragt er: „Mama, kann es sein, dass deine Krankheit in den letzten Jahren schlimmer geworden ist?“

„Ja, das stimmt, aber wie bist du darauf gekommen?“

„Als meine Schwester klein war, hast du uns beide allein betreut und ins Bett gebracht, wenn Papa beim Fußballtraining war. Jetzt kommt immer jemand zum Helfen.“

„Ja, das stimmt, und ich bin sehr dankbar für diese Unterstützung durch die Verhinderungspflege, das macht es mir viel leichter. Euer Papa hat dadurch die Chance für eigene Aktivitäten, denn die braucht er dringend, weil er in unserer Familie eine Menge Aufgaben übernimmt und sich sonst häufig um mich kümmert.“

Die Frage „Wie sag ich's meinen Kindern?“ wird uns in Zukunft weiter begleiten. Bislang nehme ich an, künftig ebenfalls mit der hoffentlich leicht zu verdauenden „Häppchen-Taktik“, also mit möglichst altersgerechten Bruchstücken, antworten zu können. Wenn meine Kinder gefestigte Erwachsene sind, dürfen sie dieses Buch lesen, wenn sie es möchten. Sie sollen die Chance bekommen, ihre Mutter vollständig kennenzulernen.

Unsere Kinderpsychologin

Unser Sohn war etwa anderthalb Jahre alt, als er leidenschaftliche und intensive Wutanfälle bekam. Für mich wurde das schnell eine große Belastung, vor allem wegen meiner extremen Geräuschempfindlichkeit. Dieses Symptom, Hyperakusis genannt, erlebte ich erstmals nach der Geburt unseres Sohnes. Bei meinem Aufenthalt in der Psychiatrie war es in den ersten Tagen so ausgeprägt, dass ich wegen des klappernden Geschirrs zunächst nicht gemeinsam mit den anderen Patientinnen und Patienten im Speisesaal essen konnte. In etwas gemäßigterer Form als in jenen ersten Kliniktagen sollte die Hyperakusis mir dauerhaft treu bleiben.

Daher stellte ich mir die Frage, wie ich die lautstarken Wutanfälle unseres Sohnes am besten überstehen und zugleich seinen Bedürfnissen gerecht werden könnte. Weil ich durch meine eigene Therapieerfahrung, auf die ich später zu sprechen komme, keine Berührungsängste hatte, mir Hilfe zu suchen, recherchierte ich Praxen für Kinderpsychologie in unserer Umgebung.

Durch Zufall stieß ich auf die Kinder- und Jugendpsychologin Frau Sch., die für uns alle eine hilfreiche und treue Wegbegleiterin werden sollte und dies mittlerweile seit über zehn Jahren ist. Für mich sind die Gespräche mit Frau Sch. jedes Mal eine riesige Bereicherung, denn ich fühlte mich stets in meiner Rolle als Mutter gestärkt und konnte meine Kinder in der jeweiligen Situation leichter verstehen und unterstützen. Zugleich lernte ich, mich besser abzugrenzen, wenn es beispielsweise um Machtkämpfe ging. Für unsere Kinder ist der Besuch bei der Kinderpsychologin jedes Mal ein Highlight: Sie lieben es total, allein mit ihr reden und spielen zu können, genießen es, mit ihren Gefühlen außerhalb der Familie ernst genommen zu werden.

Für mich als Mutter mit einer psychischen Erkrankung haben diese regelmäßigen – wenn auch seltenen – Kontakte einen positiven Nebeneffekt: So kann ich mit professioneller Unterstützung immer wieder nachschauen, ob es bei uns in der Familie gut läuft. Ob ich keine der schädlichen Muster, die ich als Kind erlebt und lange verinnerlicht hatte, an meine eigenen Kinder weitergebe.

Ich freue mich immer besonders, wenn Frau Sch. mir versichert, dass unsere Kinder absolut in Ordnung sind. Von ihr zu hören, was für empathischen, fröhlichen und psychisch gesunden Nachwuchs wir haben, macht mich sehr glücklich und ist zugleich eine enorme Erleichterung. Aus meiner Sicht ist es für alle Familien, bei denen ein Elternteil eine psychische Erkrankung hat, eine Bereicherung, sich eine kinder- und jugendpsychologische Begleitung zu suchen. So hat man die Chance, kleine Korrekturen im Miteinander vorzunehmen, bevor es zu größeren Problemen kommt oder sich gar die psychische Erkrankung eines Elternteils schädigend auf die Kinder auswirkt.

Meine eigene Kernfamilie: Liebe, Rücksichtnahme, Halt

Mir ist bewusst, dass ich es in mancher Hinsicht besser getroffen habe als andere Menschen mit einer psychischen Erkrankung. Seit über 20 Jahren habe ich einen festen Partner. Gemeinsam haben wir eine eigene kleine Familie gegründet, leben jetzt mit unseren beiden Kindern zusammen. Das bettet mich in eine soziale Struktur ein, die mir Halt gibt, mich zum Weitermachen und Durchhalten selbst der schlimmsten psychischen Zustände verpflichtet, denn ich werde gebraucht. In meiner Familie existieren Liebe, Rücksichtnahme und Zusammenhalt. Trotzdem besteht generell immer dann, wenn ein Familienmitglied – so wie ich – eine psychische Erkrankung hat, die Gefahr von Co-Abhängigkeit, worauf ich im nachfolgenden Kapitel eingehen werde.

Wir alle vier haben zu den verschiedenen Mitgliedern innerhalb unserer Kernfamilie eine individuelle Beziehung. Diese Beziehungen wiederum haben ihre unterschiedlichen Dynamiken. So sind mein Sohn und mein Mann eng über das Thema Sport und speziell Fußball verbunden. Mein Mann, ebenfalls aktiver Spieler, fiebert bei den Fußballspielen unseres Sohnes mit. Die gemeinsame Sportschau am Samstagabend ist für beide das Highlight der Woche, bei dem wir Mädels nicht stören dürfen.

Mein Mann und meine Tochter lieben gemeinsame Aktivitäten wie Raupensuche bei der Gartenarbeit, Schwimmbadbesuche, Vorlesen und Rollenspiele. Als „Frau Dr. Pille" versorgt sie abends nach dem Essen regelmäßig seine Wunden oder massiert schmerzende Körperstellen. Außerdem ist er der ruhende Pol unserer Familie, wodurch er ihr beim Entspannen hilft. Fährt sie bei mir emotional hoch und lässt sich (gerade als sie noch jünger war) zum Beispiel beim Einschlafen trotz des halbstündigen, geduldigen und liebevollen Versuchens von mir nicht beruhigen, so gelingt das ihrem Papa oft innerhalb weniger Minuten.

Mit meiner Tochter verbindet mich das Thema Kreativität: Wir beide malen und basteln gerne. Manchmal (wenn es mir gesundheitlich gut genug geht) nehmen wir uns gemeinsame Projekte vor. So haben wir zum Beispiel *Playmobil*-Puppenstuben aus Supermarkt-Kartons gebaut und sie liebevoll mit dazu passenden selbstgebastelten Möbeln ausgestattet. Ansonsten ähneln wir uns vom Temperament (emotional, leidenschaftlich, manchmal zickig) und kennen beide die Schwierigkeit, Ordnung zu halten. Außerdem „kuscheln und muscheln" wir gern. Diesen liebevollen Körperkontakt genießen wir sehr.

Zu meinem Sohn habe ich ebenfalls eine innige Beziehung. Wir können uns über alles unterhalten. Unser Highlight beim abendlichen Zu-Bett-Bringen (meist jeden zweiten Tag, da mein Mann und ich uns damit bei den Kindern abwechseln) hört sich so an: „Mama, können wir noch quatschen?“ Dann setze ich mich ans Fußende seines Bettes, die Beine mit unter der Bettdecke, und wir bereden alles, was ihm und mir so in den Sinn kommt. Wenn er Sorgen oder Probleme hat, kann ich mir sicher sein, dass wir darüber sprechen, denn unser emotionaler Kontakt ist eng und wird durch dieses liebevolle Ritual gefördert. Unsere Exklusiv-Zeit, in der mein Sohn mich für sich allein hat, dauert meist 20–30 Minuten, manchmal kommt sogar eine Dreiviertelstunde zusammen. Seit er in der Pubertät ist, wird es ihm aber immer wichtiger, sich von mir abzugrenzen („Mama nervt.“) und die Beziehung zu seinem Vater intensiver zu leben. Das kann ich aushalten, denn ich weiß: Das Band, das uns verbindet, ist stark und hält einiges aus.

Das Verhältnis unserer Kinder zueinander ist von ihrem Altersunterschied von viereinhalb Jahren und damit einhergehend verschiedenen Interessen geprägt. Im ersten halben Jahr nach der Geburt seiner Schwester war unser Sohn nur leicht von ihrer Anwesenheit irritiert. Später folgte eine Zeit, in der sie mehr und mehr an seine Spielsachen ging, Mama für sich beanspruchte oder mit ihm interagieren wollte. Das löste bei ihm innerlich eine große Eifersucht aus. Offiziell eingestanden hat er mir dieses Gefühl erst, als er zehn Jahre alt war und es mittlerweile überwunden hatte. Gemerkt hat man es an seinem Verhalten damals kaum. Nur die Spitznamen, die er sich für seine Schwester anfangs ausdachte, waren – obschon kreativ – nicht sonderlich nett: „Runzelpelzwurst“ und „Dorne“.

Um seine Eifersucht aufzufangen, unternahmen mein Mann und ich am Wochenende häufig einzeln Ausflüge mit ihm. Und so wuchsen die beiden als Geschwister nach und nach zusammen. Durch den Altersabstand spielen sie nicht regelmäßig miteinander, aber sie leisten sich gerne Gesellschaft: beim Spielen im gemeinsamen Familienzimmer, beim Anschauen einer Fernsehsendung. Dazwischen gab und gibt es immer wieder Phasen, gerade auch im Urlaub, wo sie sich intensiv miteinander beschäftigen. Als unsere Tochter im Vorschulalter war, stand neben Detektiv-Spielen nahezu täglich das Spiel „Lehrling" hoch im Kurs: Mein Sohn war der Lehrer und übte mit seiner Schwester erste Buchstaben und Rechnen.

Kurz vor ihrem siebten Geburtstag habe ich mich mit meiner Tochter darüber unterhalten, was Persönlichkeit bedeutet. „Weißt du denn schon, was das Wort Person bedeutet?" „Ja, das ist ein Mensch." „Dann hast du das Wort Persönlichkeit schon mal gehört?" „Bedeutet das, wie ich spiele?" „So ähnlich. Zunächst einmal geht man davon aus, dass jeder Mensch eine eigene Persönlichkeit hat mit mehreren für ihn typischen Eigenschaften. Und ich habe mir natürlich schon überlegt, welche Eigenschaften du in deiner Persönlichkeit haben könntest. Möchtest du gerne wissen, was mir dazu eingefallen ist?"

Meine Tochter war gespannt, was jetzt kommen würde. „Ich finde, du hast ein sehr liebevolles, weiches Herz. Wenn es jemand anderem schlecht geht, gibt es dir einen Stich ins Herz und du möchtest immer gerne demjenigen helfen, der Hilfe benötigt. Das nennt man übrigens einfühlsam und hilfsbereit." „Ja, ich gebe den anderen in der Schule immer meine ganzen Buntstifte und den Radierer ab." „Das ist lieb von dir. Wenn du jemanden sitzen siehst, der weint oder traurig ist, dann gehst du hin und fragst, was los ist und wie du helfen kannst. Außerdem bist du gern kreativ. Hast du dieses Wort denn schon mal gehört?" „Bedeutet das, wenn ich meine selbstgebastelten Puppenstuben einrichte?“ „Ja, da bist du schon auf der richtigen Spur. Kreativ sein bedeutet, gerne zu malen und zu basteln, außerdem viele innere Bilder und Ideen zu haben. Diese inneren Bilder nennt man auch Phantasie. Und mir ist noch etwas Drittes aufgefallen, was dich von Papa und deinem Bruder unterscheidet und wo du mir ähnelst: Du bist leidenschaftlich und hast schnell große Gefühle. Deswegen kannst du dich ganz doll freuen, aber genauso schnell traurig sein oder eben heftig zicken. Du erlebst deine Gefühle intensiv und trägst sie nach außen. Das machen wir beide viel stärker als Papa und dein Bruder. Trotzdem haben die beiden natürlich genau die gleichen Gefühle wie wir, sie gehen nur ein bisschen anders damit um.“

Am selben Tag abends war ich an der Reihe, unseren Sohn zu Bett zu bringen. Beim „Quatschen“ nutzte ich die Gunst der Stunde, um mich mit ihm über das Thema „Gefühle“ zu unterhalten. „Ich weiß, dass du manche Gefühle aus Rücksichtnahme mir gegenüber nicht offen zeigst. Das ist aber nicht gesund. Mir ist wichtig, dass du verstehst: Jedes deiner Gefühle ist gut und richtig, es gibt keine falschen oder verbotenen Gefühle. Hast du denn manchmal Gefühle, die du mir gegenüber nicht so zeigen magst?“ „Ja, Mama, wenn du mir zum zehnten Mal sagst, ich soll mit Mütze und Schal rausgehen oder wenn ich genervt bin, weil ich lernen soll. Dann habe ich diese Gefühle von Wut und Hass und versuche, sie herunterzuschlucken.“ „Deine Gefühle in diesen Situationen sind völlig normal, du hast ein Recht darauf, dich über mich zu ärgern. Und für alle Empfindungen, positive wie negative, gilt, was ich dir schon ein anderes Mal gesagt habe: Gefühle sind wie Wolken, sie ziehen vorüber.“

Egal, mit welcher Wucht seine Pubertät uns treffen wird, ich kann mir durch unsere regelmäßigen Unterhaltungen und den liebevollen Umgang nicht vorstellen, dass der Gesprächsfaden zwischen uns je komplett abreißt. Das gibt mir Zutrauen für unsere Zukunft als Familie – selbst in stürmischen Zeiten.

Gefahr für Co-Abhängigkeiten in der Familie?

Jede Familie – genauso meine Kernfamilie – stellt ein System dar, in dem sich die Beteiligten gegenseitig beeinflussen. Meine Erkrankung ist, obgleich ich versuche, das meiste mit mir selbst und den behandelnden Ärztinnen und Therapeuten auszumachen, trotzdem ein täglicher Einflussfaktor auf unser Familienleben. Rücksichtnahme auf mich als psychisch krankes Familienmitglied ist nötig, doch Co-Abhängigkeit wollen wir vermeiden.

Meine Kinder kennen ein paar meiner typischen Symptome, wissen, dass sie Rücksicht auf mich nehmen müssen. Häufig sage ich zu ihnen, wenn wir alle zusammen ein Gesellschaftsspiel spielen: „Ihr müsst jetzt leiser sein, sonst kann ich das nicht aushalten und nicht weiter mitspielen.“ Wegen dieser Hyperakusis habe ich außerdem meinen Sohn im Alter von neun Jahren gebeten, als feste Pflicht bei der Familienarbeit das Ausräumen des Geschirrspülers zu übernehmen. Dazu Lust hat er nicht immer. Am Wochenende und in den Urlauben kann ich meine Familie mit all ihrer Lebendigkeit und Lautstärke nicht den ganzen Tag aushalten. Deswegen nehme ich mir zum einen kleine Pausen von der Familie, zum anderen unternimmt mein Mann am Wochenende häufig etwas allein mit den Kindern, wie beispielsweise einen Schwimmbadbesuch. Durch Schlafmangel und Überlastung kann es vorkommen, dass ich bei Kleinigkeiten gereizt und streng reagiere. Zum Glück ist das nur etwa alle zwei bis drei

Wochen der Fall. Ich merke aber postwendend an der Reaktion der Kinder, wenn mein eigenes Verhalten eine Überreaktion war. So kennen sie mich schließlich nicht. Normalerweise bin ich liebevoll und versuche, alles in Ruhe mit ihnen zu besprechen. Doch in meiner hypomanischen Gereiztheit verbunden mit Schlafmangel gelingt mir das nicht immer. Wenn ich durch ihre Reaktion erkenne, was ich angerichtet habe, entschuldige ich mich bei ihnen.

Der Grat zwischen notwendiger Rücksichtnahme auf ein psychisch krankes Familienmitglied und Co-Abhängigkeit ist schmal. Zum Thema Co-Abhängigkeit innerhalb von Partnerschaft und Familie ist es aus meiner Sicht dringend nötig, etwas weiter auszuholen, weswegen ich hier aus dem Online-Beitrag „Hilfe für Angehörige von psychisch kranken Menschen" zitiere: „Freunde, Familienmitglieder und Partner sind für den Heilungsprozess des Betroffenen sehr wichtig. Dabei laufen sie Gefahr, selbst von der Erkrankung vereinnahmt zu werden. [...] Und so kann die psychische Erkrankung eines nahestehenden Menschen für Angehörige zu einer großen körperlichen und seelischen Belastung werden. In manchen Fällen können sich eigene Stress- und Krankheitssymptome wie Ängste, Schlafstörungen und körperliche Beschwerden entwickeln – bis hin zu psychischen Erkrankungen wie Depression, Substanz-Missbrauch und Co-Abhängigkeit."[25]

Die Gefahr, co-abhängig zu werden, ist für Kinder eines psychisch kranken Elternteils aus meiner Sicht sogar noch größer als die Gefahr für den Partner. Denn Kinder stehen per se in einem viel engeren Abhängigkeitsverhältnis zu den

25 Zitiert wird aus dem Online-Artikel „Hilfe für Angehörige von psychisch kranken Menschen" von der Internetseite der Oberberg-Kliniken. Quelle: https://www.oberbergkliniken.de/angehoerige (Zugriff: 10. Februar 2023).

Eltern als die Erwachsenen zueinander. Die Psychologin Dr. Silke Wiegand-Grefe betonte in einem Interview für *Radio Bremen,* dass es „sehr, sehr realistisch [ist], dass die Kinder sich oftmals sehr gut einfühlen können und eine sehr symbiotische Beziehung zu dem erkrankten Elternteil haben."[26] Weiter heißt es dort: „Bundesweit gibt es rund drei Millionen Kinder unter 18 Jahren, von denen ein oder beide Elternteile an einer psychischen Störung leiden. [...] Haben sie [Anm.: gemeint sind hier die psychisch kranken Elternteile] jedoch einen Partner, so kommt es vor, dass eine Art Co-Abhängigkeit entsteht. So versuchen die Partner, ihren kranken Ehemann oder ihre kranke Ehefrau zu schützen, indem sie sich auf das gestörte Verhalten einlassen und ihren Alltag danach ausrichten."[27]

Im Kontext „Co-Abhängigkeit" erinnere ich mich an meinen ersten Therapeuten, Herrn N., bei dem ich nach meinem Burnout mit Anfang 30 eine analytische Psychotherapie durchführte. Die Therapie wurde hin und wieder durch Paargespräche ergänzt, zwei- oder dreimal hatte mein Mann mit Herrn N. Einzeltermine. Dabei riet ihm dieser Folgendes: „Ihre Frau ist stärker als Sie denken. Packen Sie sie bloß nicht in Watte. Achten Sie auf Ihre eigenen Bedürfnisse, streiten Sie mit ihr, wenn Sie anderer Meinung sind."

Das nahm sich mein Mann zu Herzen. Denn je besser es mir gelang, meine Gefühle zu erkennen, desto häufiger flogen bei uns die Fetzen. Wir lernten, uns zu streiten, unterschiedliche Standpunkte auszuhalten und uns wieder zu versöhnen. In der Therapie „reifte ich nach", wie Herr N. es

26 Tollkötter, Anna: Psychische Erkrankungen in der Gesellschaft – Bedeutung und Risiken psychischer Erkrankungen für Familien. Interview für Radio Bremen, 10. Februar 2012.

27 Ebd.

nannte. Ich erlangte nach und nach eine stärkere innere Balance. Deswegen nahmen mit der Zeit unsere Streitereien ab. Jetzt, wo wir Eltern sind, kommt es maximal einmal pro Monat vor, dass wir aneinander geraten, aber der Frieden ist stets schnell wiederhergestellt. Denn zum Glück stimmen wir in unseren Wertvorstellungen und Erziehungsansichten nahezu komplett überein, sodass wenig Streitpotenzial vorhanden ist. Trotzdem ist die Fähigkeit, miteinander zu streiten und sich von den Ansichten und Verhaltensweisen des Partners bei Bedarf abzugrenzen, ein wichtiges und gesundes Verhalten in Beziehungen. Deswegen bin ich froh, diese Kompetenz durch die Therapie im Nachhinein erlernt zu haben. So erleben unsere Kinder von Beginn an eine offene Kommunikation in der Familie und haben für sich selbst die Erlaubnis, alle ihre Gefühle wahrzunehmen und auszudrücken – im Gegensatz zu den Erfahrungen in meiner Kindheit. Denn sind die Bindungen untereinander stabil, die Beziehungen und der Umgang liebevoll, dann ist Streiten und sich wieder Versöhnen jederzeit möglich und stellt keine Bedrohung für Einzelne dar. Eine solche gesunde Kommunikation in der Familie bildet zusammen mit der ärztlichen und therapeutischen Begleitung des psychisch erkrankten Elternteils sowie der punktuellen Unterstützung durch Kinder- und Jugendpsycholog*innen meiner Erfahrung nach das nötige Gegengewicht zu der Gefahr von Co-Abhängigkeiten.

Meine Kindheit und Jugend

Das System Familie: Meine Ursprungsfamilie

Ich habe das Gefühl, dass ich eigentlich nur das Recht habe, für mich und mein eigenes Leben zu sprechen. Doch ohne Informationen zur Herkunftsfamilie fehlen wesentliche Puzzleteile. Mein Lebensweg und meine Persönlichkeit blieben nicht nachvollziehbar. Jeder Mensch hat eine Ursprungsfamilie, deren Konstellationen und dort erlebte Erfahrungen seine Psyche und Persönlichkeit zeitlebens prägen. In jeder Familie lässt sich ein eigenständiges System erkennen, in dem Menschen verschiedenen Alters und unterschiedlicher Generationen miteinander in Beziehung stehen und sich gegenseitig beeinflussen.[28] Ein hoher Stellenwert kommt dabei der Mutter-Kind-Bindung zu. Die Qualität der Bindung zur Hauptbezugsperson (das kann ebenso der Vater oder ein Pflege-/Ad-

---

28 „Aus psychologischer Sicht lassen sich Familien als Personensysteme besonderer Art begreifen, deren Mitglieder im Spannungsfeld von Autonomie und Verbundenheit zur Entstehung enger persönlicher Beziehungen beitragen und sich in diesem Beziehungskontext entwickeln. Wichtige Kennzeichen von Familiensystemen sind unter anderem ein mehr oder minder großes Ausmaß an Abgrenzung, Privatheit, Dauerhaftigkeit und Nähe." Zitat entnommen aus dem Artikel „Familiensystem". In: Lexikon der Psychologie auf Spektrum.de, online veröffentlicht unter: https://www.spektrum.de/lexikon/psychologie/familiensystem/4739 (Zugriff: 10. Februar 2023).

optiv-Elternteil sein) wirkt sich erheblich auf die emotionale Entwicklung des Menschen aus.[29]

Den Bericht über meine Herkunftsfamilie versuche ich so neutral wie möglich und für alle Beteiligten anonym zu formulieren. Ich habe mit meinen beiden Brüdern über dieses Kapitel gesprochen. Dabei musste ich feststellen: Es gibt Texte, an denen kann man nur scheitern. Weil es zu viele Grauschattierungen gibt, um sie erfassen zu können. Ich möchte den Beteiligten gerecht werden – vor allem meinen beiden Brüdern. Und doch kann mir genau dies nur annähernd gelingen. Denn wir sind verschiedene Persönlichkeiten und unterscheiden uns in unserem Erleben und somit auch darin, woran und wie wir uns erinnern. Erschwerend kommt hinzu, dass ich während der Kindheit meiner Brüder nicht anwesend war, da ich erst als „Nachzüglerin" mit großem Altersabstand (17 und 15 Jahre) geboren wurde. Ich kenne ihre Kindheit nur aus Erzählungen. Obwohl sie Brüder sind, wird sich zeigen: Sie sind wie Wesen von zwei unterschiedlichen Planeten, unvereinbar.

Beim Entstehen psychischer Erkrankungen liegen die Wurzeln, wie wohl bei mir ebenfalls, häufig in der Kindheit. Paul Watzlawick, Kommunikationsforscher und Psychothera-

---

29 „Von Geburt an hat der Mensch ein biologisches Bedürfnis nach Bindung. Bindung bedeutet ein lang anhaltendes emotionales Band zu ganz bestimmten Personen, die nicht beliebig austauschbar sind. Ihre Nähe und Unterstützung wird immer dann gesucht, wenn zum Beispiel Angst, Trauer oder Krankheit in einem Ausmaß erlebt werden, das nicht mehr selbstständig regulierbar ist. [...] Die ersten 18 Monate entscheiden, ob das Kind im späteren Leben Beziehungsfähigkeit erlangt und seine Affekte angemessen regulieren kann." Aus: Wettig, Dr., Jürgen: „Eltern-Kind-Bindung: Kindheit bestimmt das Leben". In: Deutsches Ärzteblatt 10/2006, S. 455. Online verfügbar unter: https://www.aerzteblatt.de/archiv/52989/Eltern-Kind-Bindung-Kindheit-bestimmt-das-Leben (Zugriff: 10. Februar 2023).

peut, äußerte sich dazu einmal – was man mit einem kleinen Schmunzeln lesen mag: „Man kann in der Wahl seiner Eltern nicht vorsichtig genug sein.“[30] Deswegen beginnt die Geschichte über meine Herkunftsfamilie bei meinen Eltern und deren Kindheit.

Die Familie, in die ich hineingeboren wurde, bestand aus Vater (Jahrgang 1930), Mutter (Jahrgang 1936) und zwei Brüdern, 17 (Jahrgang 1959) und 15 Jahre (Jahrgang 1961) älter als ich (Jahrgang 1975). Meine Eltern haben den Zweiten Weltkrieg als Kinder miterlebt. Sie müssen unaussprechliche Ängste bei den Bombenangriffen ausgestanden haben. Nur manchmal rannte meine Oma mit meiner Mutter in den Luftschutzkeller, in vielen Nächten war sie dafür laut meiner Mutter zu „bequem“. Dann lag meine Mutter als kleines Kind in ihrem Bett, hörte Flugzeuge Bomben abwerfen, war starr vor Angst. Tagsüber sah sie die Verwüstung: zerstörte Häuser, Leichen am Straßenrand.

Mein Vater, sechs Jahre älter als sie, hatte drei Schwestern. Zwischen ihm und seinen jüngeren Schwestern soll es häufig Streit gegeben haben, ihm wurde dabei stets die Schuld zugewiesen. Deshalb ist er im Alter von 13 Jahren von zu Hause weggelaufen, hat bei einem Bauern gearbeitet. Er wollte für Hitler in den Krieg ziehen, wurde aber aufgrund seines Alters abgelehnt. Nach Kriegsende arbeitete er in Frankreich im Bergbau. Er musste sehr früh erwachsen werden. Eine reguläre Schulausbildung war damals nicht möglich.

Auch meine Mutter hat kein stabiles Familienleben gekannt. Ihre Mutter war ein „spätes Mädchen“. Heiratete

30 Watzlawick, Paul: Über menschliche Kommunikation. Zitat von dessen Homepage/Startseite. Quelle: https://www.paulwatzlawick.de/kommunikation.html (Zugriff: 10. Februar 2023).

schließlich einen Witwer mit drei Söhnen. Sie war gelernte Erzieherin und schien als Stiefmutter genau die Richtige zu sein. Im Sommer 1936 wurde meine Mutter geboren. Nur ein halbes Jahr später verunglückte ihr Vater. Für meine Mutter sollte die frühe Vaterlosigkeit eine lebenslange Trauer und ein Verlustgefühl zur Folge haben.

Meine Oma empfand ihre Ehe laut meinem älteren Bruder als „den größten Fehler ihres Lebens". Plötzlich verwitwet war sie für einen Säugling und drei Stiefsöhne verantwortlich. Fühlte sie sich überfordert? Jedenfalls brachte sie die Jungen in ein Waisenhaus und sagte ihnen, sie würde sie nach dem Wochenende wieder abholen – was sie aber nicht tat. Stattdessen lief sie mit ihrer Tochter davon.

Meine Mutter fand das Leben im Krieg und auf der Flucht bis nach Österreich ebenso aufreibend wie die strengen katholischen Schulen und Internate, auf die meine Oma sie schickte und wo sie unter den teils brutalen Nonnen zu leiden hatte. Den Verlust ihrer Stiefbrüder hat meine Mutter zeitlebens von ganzem Herzen betrauert. Sie hatte sich immer nach einer „richtigen" Familie gesehnt. Damit wird deutlich, dass meine beiden Eltern kein intaktes Familienleben kannten. Dadurch fehlten ihnen positive Erfahrungen und Vorbilder, auf die sie selbst als Eltern hätten zurückgreifen können.

Über ihre Kriegserlebnisse gesprochen haben meine Eltern kaum. Auffällig für mich war nur, dass meine Mutter keine Kriegsfilme im Fernsehen ansehen konnte, es musste sofort umgeschaltet werden. Mein Vater hingegen, Mitglied der Hitlerjugend, entwickelte ein enormes historisches Interesse am Zweiten Weltkrieg und dem Nationalsozialismus.

Meine Ursprungsfamilie ist aus meiner heutigen Sicht dysfunktional gewesen. Die Beziehung meiner Eltern war wegen der Schwangerschaft eine „Muss-Ehe". Zusätzlich war ihre

Ehe dadurch belastet, dass beide eine lieblose Kindheit ohne stärkende Familienerfahrung erlebt hatten und viel zu früh auf eigenen Füßen stehen mussten. Alles zusammen hatte erhebliche Auswirkungen auf ihre Persönlichkeitsentwicklung, ihre Identität und ihr Zusammenspiel als Paar. Diese Mischung ungünstiger Voraussetzungen für die eigene Familiengründung hatte spürbare Auswirkungen: zunächst auf die Kindheit meiner Brüder und später ebenfalls auf meine eigene.

Mein mittlerweile verstorbener Vater hatte meine Mutter im Karneval kennengelernt. Er hatte Liebeskummer wegen einer anderen Frau, die seinen Heiratsantrag zurückgewiesen hatte. Aus meiner Interpretation war meine Mutter, die sich heftig in ihn verliebt hatte, für ihn immer nur zweite Wahl, was verletzend gewesen sein muss. Es wurde im Jahr 1958 schnell geheiratet, denn mein Bruder war unterwegs. Mein Vater arbeitete zu dieser Zeit im Steinkohlebergbau. Die Arbeit unter Tage war damals eine moderne technische Tätigkeit. Mein Vater hatte als junger Mann in Frankreich und später in Deutschland im Bergbau Erfahrung in den verschiedenen einfachen Aufgabenbereichen und vor allem als „Hauer" gesammelt. Nun besuchte er ergänzend zur Tätigkeit unter Tage die Bergvorschule, danach die Bergschule. Anschließend war er als Steiger in der Grube beschäftigt, hatte damit Verantwortung für einen Teil des Bergwerks und die ihm unterstellten Arbeiter. Später wurde seine technische Ausbildung als Diplom-Ingenieur (Fachhochschule) anerkannt. Bald nach der Heirat wurde mein Bruder 1959 geboren. Zwei Jahre später folgte die Geburt meines zweiten Bruders. Die Familie wohnte in einem eigenen Häuschen mit großem Garten in einer Bergarbeiter-Siedlung.

Beide Kinder hatten jede Menge Spielkameraden, sobald sie nach draußen gingen. Für den Vater stand der Job an erster Stelle. Zu seinen Söhnen war er streng, aber liebevoll, solange sie klein waren. Schläge im Elternhaus gehörten damals, wenn auch selten, mit zur Erziehung. In der Schule war die Prügelstrafe erlaubt. Mein älterer Bruder war aus seiner eigenen Sicht mehr das Mama-Kind. Mein jüngerer Bruder empfand zu dieser Zeit keinen Unterschied in der elterlichen Zuneigung. „Ich glaube, unsere Eltern haben sich damals noch geliebt.", beschreibt er die emotionale Stimmung im Zuhause seiner frühen Kindheit. „Für mich war das eine schöne Zeit. Ich hatte immer Freunde zum Spielen, anders als mein Bruder, der ein Stubenhocker war. Ich erinnere mich, dass mein Vater mir ein Boot geschnitzt hat, mit dem ich häufig gespielt habe." Doch von klein auf wird der Jüngere von den Eltern, vor allem von der Mutter, ständig mit dem älteren Bruder verglichen und kann dabei nur verlieren.

Zu dieser Zeit glaubte meine Mutter, wie sie mir später erzählte, durch ihre Liebe aus meinem Vater einen „liebevollen Ehemann formen" zu können. Später meinte sie zu mir, dass dies aufgrund seiner Kindheit und Jugend unmöglich gewesen sei, was sie aber erst Jahre darauf erkannt habe. Als junge Ehefrau und Mutter war sie voller Hoffnung für ihre Familie. Und nach den Geburten der Kinder sei trotz winterlicher Temperaturen „in ihrem Herzen Frühling gewesen", wenn sie diese im Kinderwagen schob.

Im Jahr 1968 bot sich meinem Vater die Chance, beruflich entscheidend voranzukommen und den Bergbau hinter sich zu lassen: Er konnte bei einem kommunalen Unternehmen in einer weit entfernten Großstadt mit einer verantwortungsvollen Aufgabe einsteigen. Zunächst lebte die Familie etwa ein Jahr getrennt, alle zwei Wochen kam der Vater zu Besuch. Dann stand der Umzug in die 350 Kilometer entfernte Kleinstadt im „Speckgürtel" an. Das Siedlungshäuschen mit Garten wurde gegen eine enge Sozialwohnung im damals modernen Plattenbaustil der 70er Jahre im vierten Stock eingetauscht.

Die Kinder und die Mutter waren aus dem alten Leben herausgerissen und unglücklich, die neue Umgebung und die Wohnverhältnisse ein Schock. Wie schon als Steiger verbrachte der Vater viele Überstunden am Arbeitsplatz. An die Familienurlaube mit dem Wohnwagen aber erinnert sich mein jüngerer Bruder gern: Fehmarn 1968, 1970 dann eine vom *ADAC* organisierte Ungarn-Rundreise für Wohnwagenbesitzer „hinter den eisernen Vorhang". Doch der neue Alltag war mit dem früheren Leben im eigenen Haus nicht vergleichbar. Während mein älterer Bruder funktionierte und erfolgreich die Schule besuchte, litt mein jüngerer Bruder auf seine Weise: Er hatte häufig Bauchschmerzen, wollte nicht in die Schule. Meine Mutter hatte einen Job, der ältere Bruder sollte dann auf den jüngeren aufpassen. Dabei „piesackte" der Ältere bei dieser aufgezwungenen Aufgabe den Jüngeren manchmal bis zur Weißglut.

Angeblich spielte mein jüngerer Bruder zu dieser Zeit seltsame Streiche. So erzählte meine Mutter mir, er habe „gezündelt". Ich fragte meinen Bruder danach und er erwiderte: „Ich habe auf dem Balkon die Luftschlacht um England nachgespielt. Dafür habe ich Papierflieger angezündet und sie in die Luft geworfen. Plötzlich merkte ich, wie der Nachbar unter uns mich von seinem Balkon aus beobachtete. Schnell versteckte ich meinen Flieger in einem alten Kühlschrank, der auf dem Balkon stand." Der Nachbar, mittlerweile nach oben gekommen, löschte das qualmende Gerät.

Wegen der Bauchschmerzen und der Zündelei suchten unsere Eltern mit meinem Bruder eine Erziehungsberatung auf. Dort wurde ein Aufenthalt in einem pädagogischen Kinderheim vorgeschlagen. Angeblich, so berichtete es meine Mutter, habe mein Bruder dem Heimaufenthalt zugestimmt. Er selbst ergänzte auf Nachfrage: „Wir waren zu einem Schnuppertag ins Heim eingeladen worden. Dort wurde gerade Fasching gefeiert und alle waren sehr nett zu mir."

Ich frage mich: Wie kann man nur – wie meine Mutter – behaupten, ein elfjähriges Kind, das nicht weiß, was ein Kinderheim ist und wie weittragend die Entscheidung ist, dort zu leben, habe dies selbst für sich gewollt?

So kam es, dass mein jüngerer Bruder von unseren Eltern für rund drei Jahre in ein Kinderheim abgeschoben wurde. Die ersten Wochen wurde er täglich von den älteren Jungs verdroschen. „Im Heim bist du ganz allein. Niemand steht hinter dir."

Seine Sätze hallen in mir nach. Machen mich so traurig. Dieses verstörte, misshandelte, verlassene Kind. Ich erinnere mich genau, wie unsere Mutter auf meine ungläubigen Nachfragen dazu reagierte, als ich etwa zehn Jahre alt war: Mein Vater habe den Kinderheimaufenthalt gewollt. Dieser verteidigte sich mir gegenüber, meine Mutter habe den Ausschlag dafür gegeben. Für mich war immer klar: Hätte nur einer von beiden sich geweigert, meinen Bruder in das Kinderheim zu stecken, wäre nur einer von beiden für ihn eingestanden – er wäre niemals dort gelandet.

Anfang 1975 (mein jüngerer Bruder war weiterhin im Kinderheim) hatte meine Mutter einen Job, der ihr Spaß machte. Dann war sie plötzlich mit mir schwanger, ungeplant. Sobald mein jüngerer Bruder im Heim davon erfuhr, redete er auf alle Angestellten und die Eltern mit „Engelszungen" ein, dass sie ihn doch endlich nach Hause lassen sollen. Kurz nach meiner Geburt wurde er zurückgeholt. Doch wirklich wieder in die Familie integriert wurde er nicht: Meine Eltern hatten sich zwischenzeitlich eine 3 ½-Zimmer-Wohnung mit Garten gekauft, wo sie mit meinem älteren Bruder lebten. Für eine fünfköpfige Familie war diese Wohnung zu klein. Doch statt eine große Wohnung für die ganze Familie zu suchen, verfielen sie auf die Idee, im selben Wohnkomplex eine rund 300 Meter entfernte kleinere Eigentumswohnung mit zwei Zimmern zu kaufen. Dort sollten meine beiden Brüder, damals 15 und 17 Jahre alt, und emotional so weit voneinander entfernt, zusammen wohnen. Für die beiden heranwachsenden und so verschiedenen Jungen im Nachhinein aus meiner Sicht keine gute Lösung.

Die Rivalität meiner Brüder wurde durch die unterschiedliche Zuwendung der Eltern noch geschürt. Der dreijährige Heimaufenthalt mit der räumlichen Trennung leitete aus meiner Sicht zugleich die vollständige emotionale Trennung meiner Brüder ein. Während mein jüngerer Bruder dort war – weggesperrt und allein gelassen, terrorisiert von den älteren Kindern – erzählten ihm die Eltern, wie toll die Urlaubsreisen nach Jugoslawien und Griechenland mit seinem großen Bruder gewesen seien. Und in Unkenntnis, wie quälend viele Heimerlebnisse für meinen jüngeren Bruder waren, beneidete mein älterer Bruder ihn darum, dass er seine Ruhe vor diesen Eltern hatte, nicht bei ihnen leben musste.

Ich selbst war das zwar ungeplante, dann aber zunächst verwöhnte und begeistert gefeierte Nesthäkchen, zudem endlich ein Mädchen. Wichtig waren meinen Eltern vor allen Dingen erstklassige Schulleistungen und ein hübsches Äußeres. Meine Mutter wünschte sich, dass ich eine Hilfe im Haushalt und später im Alter werden sollte, was bei mir von Beginn an einen inneren Widerwillen erzeugte.

Mein älterer Bruder meint dazu: „All ihre Wunschvorstellungen projizierten sie auf die kleine Tochter, ein Wunderkind. Die konnte alles, tolle Bilder malen und folgsam sein.

Ich erinnere mich genau daran, dass mir das alles sehr unrealistisch vorkam und ich immer wieder dachte ‚Wartet mal ab, bis die in die Pubertät kommt, da werdet ihr euch wundern.‘ Diese Überhöhung durch die Eltern fand ich schon damals unangebracht. Warum musstest du aufs Gymnasium in die nächste Großstadt? Das war nur möglich, wenn Latein deine erste Fremdsprache wurde. Aber wozu? Ich fand schon da, dass dir diese aufgezwungene Rolle nicht guttat, von der chaotischen Trennung, bei der du dir selbst überlassen wurdest, ganz zu schweigen.“

Im von mir ungewollten Mittelpunkt des elterlichen Interesses standen also in meinen Kinderjahren ich und meine Leistungen, denn ich (und nicht ihre misslingende Partnerschaft) war das gemeinsame Projekt, das sie verband. Mein Erfolg und mein Äußeres waren der Rückverweis auf sie und damit der Beweis, dass sie gute Eltern sein mussten, wenn ich doch hübsch anzusehen und klug geraten war. Durch den Altersabstand zu meinen Brüdern und deren frühes „Aus-dem-Haus-Treiben“ durch meine Eltern war ich beinahe ein Einzelkind, bis diese Rest-Familie, als ich 15 Jahre alt war, komplett und für mich körperlich und psychisch gewaltsam auseinanderbrach. Ich schreibe „ungewollt im Mittelpunkt“, denn ich spürte unbewusst, dass ich es war, welche die emotionalen Diskrepanzen meiner Eltern ausgleichen musste.

Beide Brüder waren für mich, als ich Kind war, in der Beschützerrolle, da sie so wesentlich älter waren als ich, im Prinzip sogar eine andere Generation. Sie kümmerten sich beide liebevoll um mich vom Babyalter an. Es gibt Fotos, wo ich auf dem Rücken meines jüngeren Bruders reite. Auf einem anderen wasche ich das Auto meines älteren Bruders. Beide Brüder waren mit ihrer bedingungslosen Zuneigung und Liebe für mich ein positiver und ausgleichender Faktor gegenüber fehlender „echter" elterlicher Liebe. Wie oft unternahm mein jüngerer Bruder Ausflüge mit mir oder lud mich als Student übers Wochenende „für ein paar kreischfreie Tage", wie er es nannte, zu sich ein. Die Liebe meiner Eltern dagegen spürte ich immer als eine Forderung, sie war toxisch: Sei so, wie ich dich will, damit ich dich liebe.

Die Bevorzugung des älteren Bruders durch die Eltern ging weiter, als ich auf der Welt und das neue Haus für die Familie erbaut war: Die Oma spendierte jedem Enkel 3.000 DM als Zuschuss für das erste eigene Auto. Bei meinem jüngeren Bruder kam dieses Geld nie an, meine Eltern steckten es lieber in den Hauskredit. Der endgültige Bruch zwischen meinen Brüdern vollzog sich mit der Hochzeit meines jüngeren Bruders. Diese kündigte er spontan an, mit nur wenigen Tagen Vorlauf. Mein älterer Bruder meinte, sich so kurzfristig nicht frei nehmen zu können. Das verletzte meinen jüngeren Bruder enorm und bewog ihn, die Beziehung zu seinem Bruder zu beenden. So führten verschiedene Umstände zu einer komplett zerstörten Geschwisterbeziehung: eine Ungleichbehandlung der Brüder durch meine Eltern von klein auf, die räumlich-emotionale Trennung während des Heimaufenthaltes meines jüngeren Bruders und weitere, tiefe emotionale Verletzungen. Weiß man davon, so ist es kaum verwunderlich, dass meinen Brüdern ein Miteinander bis heute unmöglich ist.

Mein Verhältnis zu meiner Mutter ist ein extrem schwieriges, zu meinen Brüdern war es gleichfalls nicht immer einfach. Schließlich hatte ich den Wunsch, von ihnen nicht länger als „die kleine Schwester", sondern als Erwachsene auf Augenhöhe wahrgenommen zu werden – und das unabhängig von meiner bipolaren Erkrankung. Mit meinem älteren Bruder, der oft so pragmatisch und sachlich wirkt, gelang es mir leichter, in eine solche erwachsene Beziehung zu wechseln. Zu meinem anderen Bruder dagegen, der so viel emotionaler ist, musste ich gerade wegen meiner bipolaren Erkrankung in den akuten Phasen (und vor allem nach der Geburt unseres Sohnes) Abstand halten. Eine emotionale Reaktion auf mich hätte ich „on top" nicht verkraften können. Deswegen war dann, wenn ich psychisch angeschlagen unterwegs war, mein sachorientierter älterer Bruder für mich der bessere Ansprechpartner oder zumindest der, den ich mir freiwillig wählte. Dass ich damit meinen jüngeren Bruder verletzte und er sich zurückgestellt fühlte, lag nie in meiner Absicht und war doch das Ergebnis dieses Verhaltens.

Kindheits-Dogma: „Man küsst seine Eltern nicht auf den Mund"

Diese Episode ereignete sich, als ich etwa sieben oder acht Jahre alt war. Wie immer wollte ich mich abends bei meinen Eltern, die im Wohnzimmer saßen, mit einem Gute-Nacht-Kuss auf den Mund verabschieden. Ich ging zuerst zu meiner Mutter, legte meine Arme um sie, spitzte die Lippen zum Kuss. Sie drehte sich weg und sagte: „Man küsst seine Eltern nicht auf den Mund." Ich war völlig perplex. Was war denn hier los? Dann ging ich zu meinem Vater und wünschte ihm „Gute Nacht" und wollte ihn küssen. Doch er drehte sich ebenfalls weg, sodass mein Kuss auf der Wange landete.

Ich verstand überhaupt nicht, was los war. Ich hatte meine Eltern doch immer auf den Mund geküsst! Es folgten aber keine weiteren Erklärungen. Heute kann ich nur vermuten, dass sie eine sexualisierte Aufladung dieses Rituals ab einem gewissen Alter unterstellten – mir oder sich selbst. Die nächsten Tage versuchte ich es weiter, einen Kuss auf den Mund zu erhaschen, doch beide drehten sich konsequent weg. Von da an küsste ich sie auf die Wange. Als ich älter wurde, schätzungsweise mit dem Eintritt in die Pubertät oder etwas früher, fiel dies meiner Erinnerung zufolge ebenfalls weg.

An Umarmungen kann ich mich kaum erinnern. Ich weiß von einer, da war ich fünf Jahre alt. Meine Mutter und ich waren allein zu Hause, ich lag schon im Bett und sollte schlafen. Nun war aber der fünfte Dezember und ich war so aufgeregt, was der Nikolaus mir bringen würde! Ich kletterte aus meinem Bettchen und lief ins Wohnzimmer zu meiner Mutter. Dort setzte ich mich bei ihr auf den Schoß, umarmte sie mit beiden Armen und sie umarmte mich zurück. Natürlich redeten wir über den Nikolaus, aber an Genaues dazu kann ich mich nicht mehr erinnern. Am nächsten Tag steckte wie schon im Vorjahr wieder eine Rute in meinem Stiefel, an der einzelne Süßigkeiten hingen. „Die frechen Kinder bekommen immer eine Rute.", sagten meine Eltern und es schien sie zu belustigen. Ich weiß, es machte mich traurig, eine Rute zu bekommen, trotz der Süßigkeiten. Warum bekam ich diese Rute? War ich wirklich so frech? War ich etwa nicht liebenswert, so wie ich war?

Meine Mutter wollte mich abtreiben

Ich bin elf oder zwölf Jahre alt, stehe am Anfang der Pubertät. Meine Mutter erzählt von der Schwangerschaft mit mir. „Ich bin zum Frauenarzt gegangen, weil ich dachte, ich habe ein Krebsgeschwür. Ich wollte dich wegmachen lassen. Hatte zu der Zeit einen guten Job, die Jungen waren schon aus dem Gröbsten raus. Ich hätte ein ganz eigenes, freies Leben haben können, mich vielleicht von deinem Vater getrennt. Als ich ihm von der Schwangerschaft berichtete, sagte er zu mir: ‚Stell dir vor, du lässt es abtreiben, und die Ärzte sagen, es wäre ein Mädchen geworden'."

Ein Mädchen hatten sie sich gewünscht, beide. Schon gleich nachdem mein großer Bruder geboren worden war, sollte das zweite Kind ein Mädchen werden. Mein jüngerer Bruder wurde von meiner Mutter zu Fasching sogar einmal in ein Mädchen-Kostüm gesteckt. Er hat sich schon früh gegenüber seinem großen Bruder zurückgesetzt gefühlt. Genau deswegen frage ich mich nun: Vielleicht auch, weil er nicht das erwünschte Mädchen war?

Stattdessen trafen all ihre Erwartungen und Vorstellungen von einem Mädchen auf mich. „Trafen" ist hier ein hartes, zielgenaues Wort wie ein Stein von einer Schleuder abgeschossen. Es ging immer darum, wie ich sein sollte – nicht wie ich in meinem Inneren war. „Sei so wie ich dich will, damit ich dich liebe." – das war einer der zentralen Glaubenssätze meiner Kindheit, den ich in jahrelanger Therapie mühsam lernte aufzubrechen. Kommt sie daher, meine Bedürftigkeit, die sich in psychisch schwachen Phasen Bahn bricht? Wenn ich, wie mein Verhaltenstherapeut es nennt, in den „Kindmodus" zurückfalle, wo manchmal nur der Gedanke vorherrscht: „Ich brauche jemanden, der mich liebt, der mich festhält, immer, die ganze Zeit, mich nicht loslässt."

Ich habe gelernt, meiner Bedürftigkeit Selbstliebe entgegenzusetzen. Aber es bleibt ein ständiger Prozess, eine permanente Herausforderung, die alten, in der Kindheit angelegten Muster neu zu überschreiben. Mit Methoden der Verhaltenstherapie, die ich erlernt habe, die aber regelmäßig angewendet werden wollen (am besten täglich), um Wirkung zu zeigen. Mittlerweile haben sie zu der Überzeugung geführt, die ich tief in meinem Herzen trage: Ich bin ein gesegneter Mensch. Unabhängig davon, ob meine Eltern mich gewollt haben oder nicht – Gott hat mich gewollt.

Der plötzlich gewalttätige Vater

Ich war 14 oder 15 Jahre alt und allein mit meinem Vater zu Hause. Er hatte übelste Laune. Meine Mutter hatte ihn „aufgebürstet“ mit Beschwerden, wie unordentlich doch mal wieder mein Zimmer sei. Da ich keinen Stress haben wollte, hatte ich zügig aufgeräumt und teilte dies meinem Vater mit: „Du kannst jetzt gucken kommen, ich habe aufgeräumt.“ „Ich will nicht gucken kommen. Ich will jetzt sauer sein.“

Ich wusste, mein Vater konnte cholerisch reagieren, regelrecht austicken, vor allem, wenn meine Mutter ihn zuvor aufgewiegelt hatte oder sie gestritten hatten. Bislang war er dabei mir gegenüber aber nicht gewalttätig geworden.

Mein Freund wollte mich besuchen und ich wurde zusehends nervös wegen der Anspannung, die bei uns zu Hause in der Luft lag. Hatte mich auf die Treppe gesetzt, um ihn noch vor dem Klingeln abzufangen. Aber mein Vater hatte uns wohl gehört. Laut schreiend schubste er meinen Freund hinaus. Schrie mich an. Instinktiv flüchtete ich die Treppe hoch, wollte die Holztür verschließen, doch es steckte kein Schlüssel. Ich hörte meinen Vater brüllend immer näher kommen. Was sollte ich nur tun? Geistesgegenwärtig setzte ich mich auf den Boden vor der Tür, stemmte meine Füße gegen die Wand. Mein Vater rüttelte an der Tür, die standhielt. Dann warf er sich mit seinem vollen Körpergewicht von knapp 100 Kilogramm mehrfach gegen die Tür, bis sie aus ihren Angeln heraus- und über mir zusammenbrach. Ich war panisch vor Angst. Er schrie mich an, dass gleich noch etwas viel Schlimmeres passieren könnte. Dann ging er wutschnaubend nach unten. Mein Herz raste, es rauschte in meinen Ohren. Ich hatte schreckliche Angst vor ihm, kannte solche Gewaltexzesse nicht. Tatsächlich: Ich hatte Angst um mein Leben. Rannte zum Balkon, kletterte hinab und flüchtete zu einem guten Freund. Dort stand am nächsten Tag die Polizei vor der Tür und wollte mich zurück nach Hause bringen. Ich schilderte, was geschehen war und ließ mich nur darauf ein, einem Treffen mit meiner Mutter an einem öffentlichen Ort zuzustimmen. Diese war völlig ahnungslos. Mein Vater hatte zu ihr gesagt: „Eine Ohrfeige darf man wohl doch noch geben." Ich fragte nach der herausgebrochenen Tür. Sie wusste nichts davon, denn mein Vater hatte sie direkt repariert. „Guck sie dir genau an, man muss sehen können, dass sie herausgebrochen war und jetzt repariert ist." Ich ging nicht mit meiner Mutter nach Hause. Zu groß war meine Angst vor meinem Vater.

Am nächsten Tag hatten wir, also meine Mutter, mein Vater und ich, einen Gesprächstermin bei einer Psychologin, ich vermute vom Jugendamt. Ebenfalls kann ich nur vermuten, dass dies von der Polizei organisiert worden war wegen meiner Schilderungen. Als mein Vater den Raum betrat, fing ich vor Angst an, unkontrolliert zu zittern.

In dem Gespräch entschuldigte er sich nicht. Seitens der Psychologin wurde eine Familientherapie angeregt. Doch dazu waren meine Eltern, speziell mein Vater, nicht bereit. Stattdessen sollte ich eine Therapie machen.

Damals schien es entweder noch nicht die endlos langen Wartelisten für Therapieplätze gegeben zu haben oder wir wurden als dringender Fall eingestuft – jedenfalls sollte ich bereits in der nächsten Woche zur ersten Therapiesitzung kommen. Beim zweiten Mal sagte die Therapeutin zu mir: „Bei anderen Eltern wärst du ein ganz normales Kind. Du brauchst keine Therapie." So aber wurde der nicht aufgearbeitete Gewaltausbruch meines Vaters mir gegenüber zum Ausgangspunkt der Trennung meiner Eltern.

Trennung der Eltern im eigenen Haus

Nachdem mein Vater mich zum ersten Mal körperlich so massiv angegangen hatte, war in unserer Familie ein tiefer Riss entstanden. Ich hatte panische Angst vor ihm und sagte mehrfach zu meiner Mutter: „Du musst dich von ihm trennen." Dabei sprach die Angst um mein eigenes Leben aus mir, so existenziell war diese Gewalterfahrung gewesen.

Jahre später, als ich im Alter von Anfang 30 erstmals in therapeutischer Behandlung war, kam heraus, dass ich ein massives Schuldgefühl entwickelt hatte. Ich glaubte, meine Mutter habe sich nicht selbstständig von ihrem Mann getrennt, sondern dies hätte allein an meinen Forderungen gelegen. Mein Therapeut Herr N. half mir damals, mein Schuldgefühl aufzubrechen, denn er entlastete mich und hielt dagegen mit den Worten „Sie waren das Kind, ihre Mutter die Erwachsene, die gehandelt hat."

Im folgenden Herbst entschloss sich meine Mutter zur Trennung von meinem Vater, nur wenige Wochen nach dem Gewaltausbruch. Aus Kostengründen wollten beide weiterhin im eigenen Zweifamilienhaus wohnen. Wir bekamen die obere Wohnung, mein Vater die untere. Gemeinsam in einem Haus zu leben und sich ständig über den Weg zu laufen, muss für meine Mutter extrem belastend gewesen sein. Es dauerte nur wenige Wochen, und die untere Wohnung wurde von meinem Vater nicht mehr bewohnt. Ich bekam die Information, er sei bei seinem „Kur-Schatten" eingezogen. Also hatte er eine neue Partnerin. Zu mir sagte meine Mutter damals: „Ich habe zwar die Trennung eingeleitet, doch wäre er mit einem Blumenstrauß zu mir gekommen, ich hätte sofort alles zurückgenommen." Ich glaube, sie hätte immer weiter in dieser Ehe verharrt, denn auf ihre Art liebte sie meinen Vater noch.

Zusammenleben mit der depressiven Mutter

So lebten meine Mutter und ich auf engem Raum zusammen, vorher hatte uns immer eine Etage getrennt. Das war nicht leicht, denn unsere Beziehung war für mich stets eine schwierige gewesen. Jetzt fühlte ich mich emotional für sie verantwortlich und war zugleich komplett überfordert. Sie war als Hausfrau weiterhin zu Hause. Hatte keinerlei Ablenkung von der Tatsache, in Trennung zu leben, und muss sich mehr und mehr in Depressionen verloren haben. Ich mit meinen gerade 15 Jahren bemerkte, wie ich immer weniger zu ihr durchdrang – ohne die Situation verstehen zu können.

Deswegen versuchte ich, so gut es ging, mein eigenes Leben zu führen, die Schule auf die Reihe zu bekommen und sie nicht weiter zu belasten. Weil wir knapp bei Kasse waren, hatte ich seit ein paar Monaten im nahegelegenen Einkaufszentrum einen Minijob, um mir mein Taschengeld und meine Kleidung selbst zu verdienen. Ich kaufte hin und wieder eine Kleinigkeit für sie. Versuchte, sie mit diesen Geschenken aufzuheitern und ihr meine Zuneigung zu zeigen. Laut dem US-amerikanischen Pastor, Paartherapeuten und Autoren Gary Chapman sind Geschenke, die von Herzen kommen, eine der fünf Sprachen der Liebe.[31] Doch meine Botschaften kamen nicht oder nicht mehr bei ihr an. Ich spürte, wie sie mir entglitt. Zwar kochte sie uns mittags etwas zu essen und kümmerte sich um die Wäsche, aber sie sprach kaum mehr mit mir. War nur noch in sich gekehrt.

Ich war hilflos. Was vor sich ging, verstand ich nicht.

---

31 Die fünf Sprachen der Liebe nach Gary Chapman sind: 1. Lob und Anerkennung, 2. Zweisamkeit, 3. Geschenke, die von Herzen kommen, 4. Hilfsbereitschaft, 5. Zärtlichkeit. Siehe hierzu: Chapman, Gary: Die fünf Sprachen der Liebe – Wie Kommunikation in der Partnerschaft gelingt, 33. Auflage, Marburg an der Lahn, 1994/2014, 2016.

Suizidversuch meiner Mutter

Ein Wochenende oder zwei später. Meine Freundin sollte bei mir übernachten. Gemeinsam wollten wir zu einer Party. Wir probierten in meinem Zimmer Klamotten an, hörten Musik und schminkten uns. Als wir fertig waren, rief ich meiner Mutter einen Abschiedsgruß zu. Wir hatten vor, etwa um Mitternacht wieder zu Hause sein.

Meine Mutter wusste also, ich würde sie finden. Tot oder lebendig. War damit zugleich klar, dass ihr Selbsttötungsversuch[32] nur ein Versuch und damit ein Hilfeschrei sein sollte? Und nicht der aufrichtige Wunsch, zu sterben und alles hinter sich zu lassen? Was auch in ihrem Inneren vorging, wie immer ihr Selbstmordversuch ausginge – Fakt war: Ich würde sie finden. Sie musste wissen, dass dieser Umstand etwas mit mir und meinem Leben machen würde! War es ihr egal?

Meine Freundin und ich kamen kurz nach Mitternacht von der Party zurück. Draußen wunderte ich mich, warum

---

32 Suizid, Selbstmord, Selbsttötung und Freitod werden sprachlich synonym gebraucht. „Selbstmord" sollte nicht mehr verwendet werden, so eine Empfehlung zum Beispiel von Expert*innen in der Medizin. Siehe u.a. Helmich, Peter: Selbstmord: Ein Wort, das es nicht geben sollte. In: Deutsches Ärzteblatt 2004. Online verfügbar unter: https://www.aerzteblatt.de/archiv/42167/Selbstmord-Ein-Wort-das-es-nicht-geben-sollte (Zugriff: 10. Februar 2023). Der Europäische Gerichtshof für Menschenrechte hat am 20. Januar 2011 das Recht auf Beendigung des eigenen Lebens als Menschenrecht anerkannt. Quelle: https://www.deinlexikon.de/wiki/Suizid (Zugriff: 10. Februar 2023). Das deutsche Bundesverfassungsgericht urteilte am 26. Februar 2020: „Das Recht auf selbstbestimmtes Sterben schließt die Freiheit ein, sich das Leben zu nehmen. […]." Quelle: https://www.bundesverfassungsgericht.de/SharedDocs/Entscheidungen/DE/2020/02/rs20200226_2bvr234715.html (Zugriff: 10. Februar 2023). Da bei mir in meinen Gedanken, gerade wenn ich selbst depressiv bin, aber auch in Bezug auf den Selbsttötungsversuch meiner Mutter das Wort „Selbstmord" das für mich relevante ist, habe ich es nicht aus dem gesamten Text verbannt, um authentisch zu bleiben.

jedes Zimmer unserer Wohnung hell erleuchtet war. Was ich dann drinnen sah, brannte sich mir ins Gedächtnis ein: Im Flur kam mir meine Mutter mit weit aufgerissenen Augen entgegengewankt. Ihr hellrosa Nachthemd hatte im Brustbereich drei Knöpfe und ein paar Rüschen, es reichte ihr knapp über die Knie. Sie redete wirres, unzusammenhängendes Zeug und sagte immer wieder: „Der Mann, der Mann!“ Ich dachte zuerst, jemand wäre bei uns eingebrochen, doch mir wurde schnell klar, dass dies nicht zutraf. Ich vermutete einen Schlaganfall und rief meiner Freundin zu, sie solle zur Telefonzelle rennen und einen Krankenwagen rufen.

Inzwischen versuchte ich, meine Mutter zu beruhigen und zu verstehen, was los war. Es gelang mir nicht. Was war ich froh, als meine Freundin wieder bei mir war! Gemeinsam warteten wir auf den Krankenwagen. Ich begleitete meine Mutter auf der Fahrt ins Krankenhaus und meine Freundin versprach, bei mir zu Hause zu bleiben, bis ich zurückkommen würde.

Im Krankenhaus wartete ich lange auf dem Gang. Endlich kam ein Arzt zu mir. „Was ist denn mit meiner Mutter los?“, fragte ich völlig aufgelöst. Er erwiderte in eisigem Ton: „Haben Sie etwa nicht gemerkt, dass Ihre Mutter versucht hat, sich umzubringen? Das müssen Sie doch gemerkt haben!“ Nein, ich hatte es nicht gemerkt. Der Arzt fragte nicht weiter nach, wie unsere Lebenssituation sei. Er fragte nicht, warum eine Mutter von ihrer minderjährigen Tochter ins Krankenhaus begleitet worden war. Er ließ mich mit dieser Aussage allein. Ich war tränenüberströmt und völlig verstört.

Weil ich kein Geld bei mir hatte, machte ich mich zu Fuß auf den drei Kilometer langen Heimweg. Während ich lief und weinte, zog die Morgendämmerung herauf. Der Himmel wurde langsam heller, aber die Straßen waren menschenleer. Die Vögel zwitscherten. Ich allein auf dieser Welt.

Das Tagebuch meiner Mutter: Nora hat an allem Schuld

Als ich zu Hause ankam, hatte meine Freundin zum Glück wie verabredet auf mich gewartet. Ich berichtete ihr, was der Arzt gesagt hatte, war völlig aufgewühlt. Ich wusste, meine Mutter hatte Tagebuch geschrieben. Also ging ich in ihr Zimmer. Ihr Tagebuch lag aufgeschlagen auf dem Tisch. In mir war nur diese eine Frage: WARUM?

Ich wollte verstehen. Nahm ihr aufgeschlagenes Tagebuch mit in die Küche. Blätterte zurück bis zum Beginn der Eintragungen und begann, sie für mich und meine Freundin laut vorzulesen. Die Notizen setzten mitten in der Zeit des Trennungsjahres meiner Eltern ein. Sobald ich die ersten Sätze laut vorgelesen hatte, war klar, wer und was Inhalt dieses Tagebuches war: Nora! Anstatt meinen Namen voll auszuschreiben, kürzte sie ihn mit dem Großbuchstaben N und dahinter einem Punkt ab. Meine Mutter schrieb in ihrem Tagebuch die ganze Zeit über mich und was ich alles Verwerfliches getan hätte. Der Text lautete in etwa: „N. hat dieses gemacht, N. hat jenes gemacht. N. nimmt keine Rücksicht auf mich, sie denkt nur an sich selbst." Und so ging es auf allen Seiten weiter. Mein Vater wurde nicht erwähnt, denn ich war der Mensch, der in greifbarer Nähe war und auf den sie all ihre negativen Gefühle projizieren konnte. Je länger ich aus dem Tagebuch vorlas, desto deutlicher wurde: N. ist das personifizierte Böse! Ich erinnere mich, wie mir während des Lesens die Tränen über das Gesicht liefen. Ich fror innerlich so sehr. „N. braucht mich sowieso nicht." Meine Mutter sprach sich von der Verantwortung für ihre 15-jährige Tochter – für mich – frei.

Später sagte eine Therapeutin (es war mein erster Versuch mit Ende 20 in Therapie zu kommen, weil ich permanent Suizidgedanken hatte) zu mir, es wäre der absolute Tabubruch von mir gewesen, das Tagebuch meiner Mutter zu lesen. Damit verstärkte sie mein sowieso schon riesiges Schuldgefühl. Dies hatte zur Folge, dass sich meine eigenen Suizidgedanken und mein innerer Schrei „ICH. KANN. NICHT. MEHR." weiter intensivierten. „Lieber keine Therapeutin als diese Therapeutin.", dachte ich mir. Trotz meiner Bedürftigkeit und meines Leidensweges schaffte ich es, mich nicht in die für mich falschen Hände zu begeben und suchte nach neuer Unterstützung.

Zu der Tatsache, dass ich nach dem Selbsttötungsversuch meiner Mutter ihr Tagebuch gelesen hatte, meinte mein erster Therapeut Herr N. später: „Außergewöhnliche Situationen erfordern außergewöhnliche Mittel. Sie hatten sogar ein Recht darauf, sich dieses Tagebuch anzusehen." Diese Aussage entlastete mich enorm. Meine nachfolgenden Psychiaterinnen und mein Verhaltenstherapeut haben mir, wenn dieses Thema zur Sprache kam, ebenfalls keine Vorwürfe gemacht, im Gegenteil: „Sie waren traumatisiert und haben versucht, irgendwie mit einer Situation umzugehen, der Sie nicht gewachsen sein konnten."

Danach fand ein Rollentausch statt, unbewusst. Plötzlich war ich in der Rolle einer Mutter, die sich um ihr Kind zu kümmern hatte. Sie gefiel sich als Kleine, Umsorgte. Und ich versuchte, für sie da zu sein, sie zu umsorgen. Eine Rolle, die zu groß für mich war und vor allem eines: toxisch. Dass sich unsere Rollen umgekehrt hatten für eine lange Zeit – dies zu begreifen sollte für mich Jahre dauern. Und erst heute weiß ich, dass dies in der Psychologie als Parentifizierung[33] bezeichnet wird.

---

33 Dazu heißt es im Stangl Online-Lexikon für Psychologie & Pädagogik: „Parentifizierung beschreibt eine Art Rollenumkehr zwischen

Ich allein zu Haus: Sitze ich bald auf der Straße?

Mein alltägliches Leben änderte sich stark, denn ich stand plötzlich vollkommen allein da, weil meine beiden Brüder weit entfernt lebten. Meine Mutter blieb zunächst ein paar Tage im Krankenhaus und wechselte von dort direkt in eine psychiatrische Klinik. Wenn ich sie besuchte, beschimpfte sie mich, ich konnte ihr nichts recht machen. Eines Tages sagte ich weinend der behandelnden Ärztin, dass ich nicht die Kraft hätte, mir das weiter anzutun, und dass zusätzlich jedes Mal drei Stunden Fahrzeit dazu kämen. Die Ärztin war mir gegenüber sehr freundlich. „Sie brauchen nicht mehr zu kommen. Ihre Mutter ist hier gut versorgt und hat alles, was sie braucht. Es ist in Ordnung, wenn Sie erst mal den Kontakt abbrechen.“ Wie froh ich über diese verständnisvolle Reaktion war. Ich hätte zu dieser Zeit einen weiteren Kontakt mit meiner Mutter nicht ertragen, vielleicht sogar: nicht überleben können. Denn meine eigene innere Verzweiflung war groß.

Bis zu ihrem Auszug aus unserem Haus – der drei Monate später anstand – blieb meine Mutter in der Psychiatrie und betrat unsere Wohnung besuchsweise nur in meiner Abwe-

---

Eltern und Kind, wobei die Eltern dem Kind eine nicht kindgerechte und vor allem überfordernde ‚Eltern-Rolle‘ zuweisen. Kinder verlieren durch Überforderung mit den von den Eltern bewussten oder unbewussten unangemessenen Erwartungen ihre Spontanität, Lebhaftigkeit und Sorglosigkeit und entwickeln möglicherweise massive, nicht realitätsangepasste Anforderungen an sich selbst, Perfektionismus, Isolation, Einsamkeit, emotionale Belastung aufgrund von Spannung zwischen dem Gefühl der Macht und der Angst vor dem Versagen, vermindertes Selbstwertgefühl, Verhaltensauffälligkeiten, intellektuelle Beeinträchtigungen, Depressionen, somatische Beschwerden, Suizidgedanken, Essstörungen, Substanzmissbrauch und andere.“ In: Stangl, W. (2023), Online-Eintrag „Parentifizierung“ – Online Lexikon für Psychologie & Pädagogik. Quelle: https://lexikon.stangl.eu/1172/parentifizierung (Zugriff: 10. Februar 2023).

senheit. Auf diese Weise musste sie weder mir begegnen und irgendwelche Fragen beantworten, noch lief sie Gefahr, per Zufall auf meinen Vater zu treffen.

Ich lebte also ganze drei Monate, von September bis November, allein in diesem großen Zweifamilienhaus, in dem mein Vater Telefon und Heizung abgestellt hatte. Es war ein kalter Winter, draußen hatten wir Schnee und minus zehn Grad. Ohne Heizung wurde es im Haus immer kälter. Mit der großen Heizungsanlage im Keller kannte ich mich nicht aus, außerdem hatte mein Vater die Tür abgeschlossen und den Schlüssel versteckt. Auf die Idee, einen Monteur zu bestellen, kam ich mit meinen knapp 16 Jahren nicht. Stattdessen nahm ich mir einen Fön, hängte ihn mit Abstand zur Wand auf und versuchte, mit Intervallen von maximal zehn Minuten die Luft im Raum zu erwärmen. Natürlich brachte das kaum etwas.

Die Zustände waren unmenschlich. Ich lebte in dieser äußeren Kälte und innerlich erstarrte ich ebenfalls mehr und mehr. Ich hangelte mich von Tag zu Tag. Versuchte, morgens pünktlich zur Schule zu kommen und irgendwie weiterzumachen. Dabei schwebte die ganze Zeit der Auszugstermin Ende November wie ein Damoklesschwert über mir. Ein weiteres Zusammenleben mit einem meiner Elternteile war keine Option. Mein älterer Bruder bot mir an, zu ihm und seiner Familie zu ziehen. Doch dann wäre ich knapp 200 Kilometer von meinem Freundeskreis und sozialen Umfeld entfernt gewesen, das ging nicht. Ich hatte schon meine Eltern und mein Zuhause verloren, da konnte ich nicht alle anderen Verbindungen ebenfalls kappen.

Anfang November und kurz vor meinem 16. Geburtstag wurde mir das Drama in seinem vollen Umfang bewusst. Es gab keinen Ort für mich, keine Zuflucht. Wenn das Haus Ende November ausgeräumt war und an seinen neuen Besitzer übergeben, war ich quasi obdachlos. Ich musste die Sache selbst in die Hand nehmen. Bei einem Gespräch mit dem Jugendamt wurde mir angeboten, dass ich in eine Außenwohngruppe eines Kinderheims in der nahe gelegenen Großstadt ziehen könnte, in eine pädagogisch betreute Vierer-WG. Diese sollte mein neues Zuhause auf Zeit werden.

Der Angriff meines Vaters auf meine Kehle

Bis das WG-Zimmer frei wurde, schlüpfte ich bei der Familie einer Freundin in derselben Straße unter. Mit Hilfe der Eltern meiner Freundin und weiteren Freunden und Freundinnen hatte ich mein Zimmer rechtzeitig leergeräumt. Da erreichte mich ein Anruf meiner Mutter. Sie bat mich, Staubsauger und Mülleimer für sie aus der Wohnung zu holen.

Als ich die Tür meines früheren Zuhauses geöffnet hatte, erblickte ich unten auf der Marmortreppe auf den letzten drei bis vier Stufen sämtliche Gläser aus dem Wohnzimmer meiner Eltern. Ich sah außerdem, dass die Tür zur Wohnung oben geöffnet war und Licht auf die Treppe fiel. Ich war nicht allein im Haus. Das Herz schlug mir bis zum Hals.

Vorsichtig stieg ich an den Gläsern vorbei die Treppe hinauf. Oben sah ich meinen Vater und seine Freundin, die in den wenigen Habseligkeiten, die von meiner Mutter und mir geblieben waren, herumfledderten. „Ich will nur den Staubsauger und den Mülleimer holen", sagte ich und schob mich eilig an den beiden vorbei. Oben am Treppenabsatz stand die Freundin meines Vaters. Ich wollte mich schleunigst mit den Sachen aus dem Staub machen und streifte dabei wohl versehentlich ihren Arm. Jedenfalls gab sie mir einen kräftigen Stoß und schrie im gleichen Moment: „Deine Tochter hat versucht, mich die Treppe runterzuschubsen!" Nach Halt ringend klammerte ich mich ans Geländer. Mülleimer und Staubsauger polterten die Treppe hinunter, die Gläser zersplitterten mit lautem Geklirr. Im gleichen Moment stürzte sich mein Vater auf mich und ich fiel rücklings auf die Fliesen der Küche und schlug mit dem Kopf auf. Ich hatte keine Gelegenheit, etwas zu erklären, denn er warf sich mit seinem ganzen Gewicht auf mich. Mit einer Hand hielt er meine Kehle umklammert und drückte mich zu Boden. Ich rang nach Luft, wurde panisch. Konnte mich seines Körpers auf mir nicht erwehren. Ich stand völlig unter Schock, aber ich begann zu kämpfen, wusste: Hier geht es um mein Leben.

Irgendwann bekam ich meinen rechten Arm frei und kratzte ihm mit meinen Fingernägeln quer durchs Gesicht. Er war sichtlich überrascht. Schnell wand ich mich unter ihm hervor, sprang auf und rannte davon, so schnell ich konnte.

Völlig außer Atem klingelte ich an der Haustür meiner Freundin. Ihre Mutter ließ mich ein und sah sofort, wie verstört ich war. Ich weinte und gleichzeitig rang ich die ganze Zeit über panisch nach Luft. Was ich ihr erzählte, schien sie nicht begreifen zu können, es war zu unglaublich. Schließlich kannte sie meine Eltern jahrelang als die Eltern der besten Freundin ihrer Tochter, die – ebenso wie ich bei ihnen – täglich bei uns aus- und einging und manchmal sogar übernachtet hatte.

Ein paar Tage später sagte sie zu mir: „Dein Vater hat in der Nachbarschaft rumerzählt, du hättest versucht, seine Freundin umzubringen.“ Ich war geschockt. Glaubte er das tatsächlich? Damit war für mich das letzte Band zwischen mir und meinem Vater zerschnitten.

Meine Strategie zum Überleben von Traumata: Disziplin und Selbstkontrolle

Die inneren Spannungen in unserer Familie, bei denen ich den Puffer spielen musste, waren von außen lange Zeit kaum zu erkennen gewesen. Jetzt waren sie unübersehbar.

Ich erlebte es nicht, mich langsam im Rahmen eines natürlichen Prozesses von meinen Eltern abzulösen. Erlebte nicht, wie sich nach und nach eine gleichberechtigte Beziehung auf Augenhöhe zwischen erwachsenem Kind und Eltern entwickelt. Diesen fehlenden positiven Lebenserfahrungen stehen stattdessen Traumata und brutale Beziehungsabbrüche gegenüber, die mich bis heute prägen. Aber damals funktionierte ich. Noch waren keine Anzeichen einer bipolaren Erkrankung zu entdecken.

Mehr und mehr nutzte ich – die ich ursprünglich eine kreativ-chaotische Persönlichkeit bin – Disziplin und Selbstkontrolle, um mein Leben in den Griff zu bekommen. Drückte all meine schmerzlichen Gefühle weg. Verdrängte die Traumata. Wusste ja genau, was ich brauchte, um in der Schule erfolgreich zu sein: Disziplin und Selbstkontrolle.

Wie es meiner Seele ging, fragte ich nicht. Und es gab auch niemanden sonst, der mich das fragte.

Zäsur meines Lebens: Hörigkeit und ihre Folgen

Das Verhängnis nimmt seinen Lauf: Mein Sturz in die Hörigkeit

Heute denke ich, es war ein Verhängnis, das von da an seinen Lauf nahm. In mir drin, tief verankert, die Vorstellung, dass Liebe nur etwas wert ist, wenn ich um sie kämpfen muss. Um meiner selbst willen geliebt zu werden, kannte ich nicht.

Nur wenige Wochen nach dem Suizidversuch meiner Mutter komme ich mit meiner großen Jugendliebe zusammen. Er und die Beziehung zu ihm – genauso wie zu seinen netten Eltern – geben mir Halt. Dann, unmittelbar vor meinem Abitur, trennt er sich von mir, für mich ohne jede Vorwarnung. Nachdem er anderthalb Jahre mit mir zusammen war, ist er jetzt wieder mit seiner Ex-Freundin zusammen. Macht damit aus unserer Liebe ein unbedeutendes Zwischenspiel.

Ich kann es nicht fassen, wandere immer weiter durch ein Tal der Tränen. Hoffe, ihn erneut für mich gewinnen zu können. Es gelingt mir nicht. Und so bin ich einsamer als je zuvor. Verzweifelt auf der Suche nach Liebe. Lieber irgendjemanden an meiner Seite als allein zu sein!

Von nun an flattere ich in den Disco-Nächten am Wochenende und unter der Woche wie ein Schmetterling von Blüte zu Blüte. Immer Augen auf, alle Antennen auf Empfang, stets auf der Suche nach Liebe. Zwar habe ich Dates und wenig Langeweile – doch finde ich keine aufrichtige Liebe, keine tiefe Partnerschaft.

Das ist es, was ich meine mit dem Verhängnis, das seinen Lauf nahm: Meine Suche nach Liebe wurde immer verzweifelter. Meine Bereitschaft, alles zu geben, mich ganz hineinzuwerfen, stieg ins Unermessliche. Und dann kommt der Tag, an dem ich X. treffe. Schon bei der zweiten Begegnung fühlt es sich für mich so an, als stünde ich oben auf dem 3-Meter-Turm im Schwimmbad, bereit für den Kopfsprung, ohne zu wissen, was vor mir liegt oder unter mir. Ich springe. Riskiere alles. Ab da gibt es kein Zurück.

Dieser große Einbruch in meinem Leben, der Moment, in dem ich „springe“, ereignet sich, als ich 21 Jahre alt bin. Erst vor kurzem habe ich mein Studium aufgenommen. Er ist 15 Jahre älter. Ich finde ihn vor allen Dingen interessant, weil er sich als Künstler ausgibt, der nur nebenbei ein wenig für den Broterwerb jobbt. Ein echter Künstler, genau das, was ich so gern gewesen wäre! Ich fühle mich stark von ihm angezogen.

Er gehörte aber auch einer besonderen religiösen Gruppierung an. Ich wusste nichts über diese Menschen und ging vorurteilslos damit um, dass meine neue Liebe in diesen Kreisen unterwegs war. Wenn ich ihn liebte, wollte ich alles, was ihm etwas bedeutete, kennenlernen und respektieren.

Im Netz der Spinne

Fast unglaublich: Bereits nach der ersten Verabredung war ich ihm völlig verfallen und hörig geworden, weil ich mich so nach Liebe und Zugehörigkeit gesehnt hatte. Nur so lässt sich erklären, was dann mit mir geschah: Da war dieser Mann, der den ganzen Tag über seine spirituellen Überzeugungen redete, den ich über alle Maßen liebte und dem ich deswegen in seinem Denken folgen wollte. Mehrfaches Tarot-Kartenlegen zu allen Fragen des Lebens war bei ihm an der Tagesordnung, er interessierte sich für Aura-Fotografie, glaubte an Wiedergeburt. Ein Bild seines Lehrers hing an der Wand, er las regelmäßig in dessen Schriften. Dazu bekam ich immer mehr soziale Verbindungen zu seinen Bezugspersonen, welche sich sämtlich im Kontext der religiösen Gemeinschaft abspielten. Es fühlte sich an wie die Familie, nach der ich mich so lange gesehnt hatte. Alte Freundschaften pflegte ich nicht länger. Ich war im Netz der Spinne gefangen und merkte es selbst nicht einmal. Nur so lässt es sich heute nachvollziehen, warum ich mich seiner Gedankenwelt öffnete und sie in mich eindringen ließ, mehr noch: alle seine Ansichten akzeptierte und diese übernahm. Schritt für Schritt veränderte sich meine Art zu denken. Schließlich meine ganze Persönlichkeit.

Zu Anfang unserer Beziehung war es X. wichtig, dass diese von seiner Ex-Partnerin abgesegnet wurde, mit der er ein gemeinsames Kind hatte. Die Meinung seines Sohnes hatte für ihn ebenfalls eine hohe Bedeutung. Ich lernte den Jungen bei ihm zu Hause kennen. Zu sehen, wie der von mir geliebte Mann mit seinem Sohn fröhlich und geduldig *Lego* auf dem Fußboden spielte, öffnete mir das Herz: Er war so ein toller Vater!

Doch je intensiver ich mich auf eine feste und dauerhafte Bindung einließ, desto mehr begann er sich bereits wieder von mir zu lösen. Ich vermittelte ihm deutlich, dass ich eine monogame Beziehung wollte – genau das schien ihm nicht zu gefallen. War in der ersten Zeit von seiner Seite aus die Rede von Verliebtheit und Liebe, änderte sich sein Sprechen nach rund drei Monaten erheblich. Die nachfolgende Situation hat sich in mein Gedächtnis gebrannt: „Ich liebe nicht einfach irgendjemanden – ich bin im allumfassenden Zustand der Liebe. Das bedeutet, ich liebe den Baum und den Bettler neben dir genauso wie dich. Ich kann dich ihnen nicht vorziehen, ich will es auch nicht. Ich bin mit allem in dieser Welt auf die gleiche Art und Weise in Liebe verbunden."

Ich erinnere mich exakt, wie sich diese Worte angefühlt haben: Mich in der emotionalen Bedeutung für ihn mit einem Baum gleichzustellen, war für mich wie ein Schlag ins Gesicht. Ich war ihm genauso viel wert wie irgendein Baum? War ihm nicht näher als jede andere Frau? Genau das sollte mir später drastisch vor Augen geführt werden.

Wie äußerte sich meine Hörigkeit?

Nach meiner eigenen Erfahrung und Definition ist man einem anderen Menschen hörig, wenn man dessen Bedürfnisse über die eigenen stellt. Dies kann so weit gehen, dass man sich manipulieren lässt und Dinge tut, die dem eigenen Verstand und Wollen widersprechen – einfach, weil der andere Part sie von einem verlangt. Die Sozialtherapeutin Johanna Martina Dorsch liefert folgende Definition: „Unter Hörigkeit versteht man die gefühlsmäßige Bindung an einen anderen Menschen in einem Maße, in dem die persönliche Freiheit und menschliche Würde aufgegeben werden. Der Wille der herrschenden Person kann insofern über die sich unterwerfende Person verfügen, als die Grenzen von Recht und Moral missachtet werden."[34]

34 Dorsch, Johanna Martina: Internet-Artikel „Hörigkeit", online veröffentlicht am 1. März 2021. Quelle: https://www.netdoktor.de/sex-partnerschaft/hoerigkeit-1486.html (Zugriff: 10. Februar 2023).

Im Stangl Online-Lexikon für Psychologie und Pädagogik heißt es: „Typisch für ein Hörigkeitsverhältnis ist, dass es nicht auf Gegenseitigkeit beruht, vielmehr ordnet sich die hörige Person dem Partner fast sklavisch unter, was dieser nicht selten ausnutzt."[35] Ich kann nur sagen: Beide Erklärungen trafen damals auf mich zu. Ich hatte mich tatsächlich freiwillig „sklavisch" diesem Mann untergeordnet und dabei meine persönliche Freiheit verloren.

Den Übergang von einem normalen Fühlen mit Realitätsverbundenheit hin zur Hörigkeit, den spürte ich genau, ohne dabei zu begreifen, was vor sich ging. Wie schon erwähnt, geschah es gleich zu Beginn unseres Kennenlernens: Es gab diesen einen Augenblick, in dem ich entschied, mich emotional komplett auf diesen Mann einzulassen, ohne alle Vorbehalte. Ich war im freien Fall. Flog kopfüber ins Ungewisse, warf all mein Vertrauen voran. Und das, obwohl er arbeitslos und deutlich älter war als ich. Sogar ein paar Zähne fehlten ihm und er rauchte – Umstände, die mich normalerweise vor Ekel hätten schütteln lassen. Und auch seine Zugehörigkeit zu der religiösen Gemeinschaft schreckte mich nicht. Schnell meinte ich verstanden zu haben: Er war auf dem Weg zur Erleuchtung – und mir dabei weit voraus.

Dann kritisierte X. meinen Nebenjob. Ich war bislang stolz darauf gewesen, dass ich mir den Lebensunterhalt zum Großteil selbst verdiente, und zwar durch journalistisches Schreiben. Unbedarft und hörig, wie ich zu diesem Zeitpunkt war, tat ich nach seiner Kritik an meiner Arbeit für die Zeitung nichts anderes, als den Job so schnell es ging zu quittie-

35 Stangl, W. (2023), Online-Eintrag „Hörigkeit". In: Online Lexikon für Psychologie & Pädagogik. Quelle: https://lexikon.stangl.eu/6480/horigkeit/ (Zugriff: 10. Februar 2023).

ren. Dabei hatte ich über anderthalb Jahre lang für das Blatt geschrieben. Woche für Woche hatte ich selbstständig recherchiert, Pressetermine besucht, mit Politikerinnen und Politikern, Kunstschaffenden und Mitmenschen gesprochen, sie nach ihrer Meinung gefragt. Es war ein Job, der mir viel Spaß machte und zudem Praxiserfahrung in der Sparte brachte, die ich beruflich später für mich anstrebte.

Ich gab also meinen gut bezahlten und zuvor von mir geliebten Nebenjob auf, was weder die Kolleginnen und Kollegen noch mein Chef verstanden, die mich umzustimmen versuchten. Doch für ihre Argumente war ich längst nicht mehr erreichbar. Denn was zählten die Argumente anderer, wenn ich selbst mich einem Menschen untergeordnet hatte, für den all das nicht bloß nichts bedeutete, sondern der überheblich darauf herabschaute?

Alles, was er sprach, war für mich wahr. Nichts zweifelte ich an. So groß war da schon seine Macht über mich. Er sagte mir, wir müssten nicht verhüten, da er „die Ankunft eines neuen Wesens" vorher spüren würde. Da war ich mental schon so jenseits von allem, dass ich ihm glaubte.

Ich habe in den vergangenen Jahren kaum an X. gedacht. Erst jetzt, wo ich mich wieder mit dieser Zeit beschäftige und mit Lebens- und Therapie-Erfahrung reflektierend zurückblicke, altert er plötzlich vor meinem inneren Auge. Dies ist für mich ein Zeichen, dass er schon lange keine Macht mehr über mich besitzt. Die Zeit des Grauens ist vorüber.

Ungeplante Schwangerschaft

Dann wurde ich schwanger. Ich wollte das Kind bekommen. Für mich war es nie eine Frage gewesen, ob ich bei einer ungeplanten Schwangerschaft das Kind behalten oder abtreiben würde. Ich hatte immer die Haltung für mich vertreten: Wenn ich reif genug bin, mit jemandem zu schlafen, bin ich auch reif genug, ein Kind großzuziehen.

Doch in dieser Situation war alles anders. Der Mann wollte das Kind nicht, mich wollte er zu diesem Zeitpunkt ebenfalls nicht mehr, doch das verbarg er geschickt. Ich weinte und bettelte. Versprach, ihn nicht als Vater anzugeben und nichts von ihm zu erwarten, weder Geld noch Unterstützung. Er solle mir nur erlauben, dieses Kind zu bekommen. Doch das verweigerte er mir. Er sagte zu mir: „Wenn du das Kind bekommst, zerstörst du mein Leben!"

Er malte und verstand sich als Künstler, was mich wie geschildert von Beginn an beeindruckt hatte. Am Telefon sagte er mir in diesen Tagen, er habe alle seine Bilder schwarz übermalt. Das schockierte mich enorm – was tat ich ihm, den ich so sehr liebte, nur an? Das war der Punkt, an dem ich der Abtreibung zustimmte (und in die Manie kippte). Dabei manipulierte er mich nur. Denn er war genau bis zu dem Tag, an dem die Abtreibung stattfand, nett zu mir. Besuchte gemeinsam mit mir das vorgeschriebene Beratungsgespräch bei *pro Familia*, prägte die Formulierung mit, das Kind „in Liebe gehen zu lassen". Sprach davon, „wir würden die Seele nur zurückschicken und sie würde zu einer anderen Zeit geboren werden".

Ein paar Tage später, der Termin für den Schwangerschaftsabbruch stand unmittelbar bevor, besuchte ich ihn zu Hause. Mit ungläubigem Erstaunen sah ich seine ausgestellten, großformatigen Bilder – so bunt wie zuvor. „Ich dachte, du hättest alle deine Bilder schwarz übermalt? Das hast du mir doch gesagt?!" Aber er wand sich heraus, dieser Satz sei eine Metapher gewesen, damit ich endlich verstünde, wie furchtbar die Situation für ihn sei. Innerlich fühlte ich mich von ihm wegen dieses „Tricks" hintergangen, doch bot sich mir kein Ausweg, schließlich hatte ich ihm die Abtreibung bereits versprochen.

In den letzten Tagen meiner Schwangerschaft wusste ich, dass ich diese für mich unbedingt dokumentieren musste. Worte auf dem Papier reichten dafür einfach nicht aus. Ich bat deswegen einen Freund, der Fotograf war, Nacktfotos von mir zu machen. Die Bilder sind Schwarz-Weiß-Aufnahmen. Sie zeigen eine Frau, ungeschminkt, mit langen Haaren und dunklen Augenringen, die ihre Arme verschränkt über dem Leib, die Hände schützend auf ihren Bauch gelegt. Eine Frau, das Gesicht voller Schmerz. Eine Frau, die sich bewusst ist des Abgrunds, in den sie stürzen wird.

Die Bilder zeigen eine Frau, die ihr Kind schützen will.

Abtreibung, die nicht meine war

Am Tag der Abtreibung, ein warmer Tag im Mai, begleitete mich X. zu der Praxis, wo die Abtreibung ambulant stattfinden sollte. Nach dem Eingriff gingen wir zu ihm nach Hause. Er legte mich in sein Bett, machte mir eine heiße Schokolade. Doch zwei Stunden später komplimentierte er mich hinaus. Er brauche jetzt Zeit für sich. Ich wusste kaum, wie mir geschah. Was sollte das? Ich war völlig verwirrt, psychisch und körperlich am Ende. Kam irgendwie mit der Straßenbahn und zu Fuß nach Hause trotz der Schmerzen in meinem Bauch. Versuchte, ihn anzurufen abends, doch niemand ging ans Telefon. Am nächsten Tag probierte ich erneut, ihn zu erreichen, wieder erfolglos. Ich verstand die Welt nicht mehr. Er war doch der Mann, der mich liebte? Für den ich unser gemeinsames Kind hatte gehen lassen, in Liebe, wie ich mir eingeredet und was er mir bestätigt hatte. Und jetzt war er nicht zu erreichen?

Ich machte mich auf den Weg zu seiner Wohnung. In dem Mehrfamilienhaus fanden gerade Umbaumaßnahmen statt. Die Tür zu seiner Wohnung war nur angelehnt, da von dort der Baustrom mit einem langen Kabel nach oben geführt wurde. Ich trat ein, ging durch den Flur. Schlug einen Vorhang zurück und stand im Schlafzimmer. Er lag eng umschlungen mit einer nackten Frau im Bett. Sie hatten Sex. Ich fing an zu schreien. Er sprang auf, stand mir gegenüber. Ich schrie: „Du bringst mich nicht noch einmal um, du nicht!", und versetzte ihm eine schallende Ohrfeige. Dann stürmte ich aus der Wohnung, die Treppe hinunter auf die Straße. Tränen überfluteten mich, ich konnte kaum sehen. Etwas in mir zerbrach.

Manischer Zusammenbruch nach Abtreibung und Klinikaufenthalt für eine Nacht

In den nächsten Tagen werde ich immer unsteter, beschleunige innerlich, verzweifele mehr und mehr. Renne nachts durch die Stadt, kilometerweit, werde trotzdem nicht müde. Bin hochgradig manisch-verzweifelt, ohne es zu wissen. Habe einen Termin bei einer Heilpraktikerin wegen Bachblüten. Wie grausam es mir jetzt erscheint, dass ich da noch glaubte, bei diesem inneren Tornado, der mich erfasst hatte, mit so einer sanften Medizin irgendetwas ausrichten zu können.

Zunehmend verliere ich den Bezug zur Wirklichkeit. Mittlerweile kann ich gar nicht mehr schlafen, habe panische Angst. Male ein Bild auf hellblauem Grund, in dem sich alle Strukturen auflösen, auseinanderfallen – genauso, wie sich mein Inneres anfühlt. Rufe meinen großen Bruder an. Flehe ihn an, zu mir zu kommen. Als er eintrifft, habe ich mich in meinem Zimmer verschanzt und schreie vor Angst. Mein

Bruder und ein enger Freund, den ich in meiner Verzweiflung ebenfalls dazu gerufen hatte, bringen mich zusammen auf meinen Wunsch hin in ein Krankenhaus, weil ich endlich schlafen muss. Es wird die reinste Odyssee. Erst bei der dritten Klinik werde ich stationär in die Psychiatrie aufgenommen. Ich will nur schlafen, endlich schlafen. Die ganze Zeit rede ich wirres Zeug vor mich hin, denke mir irgendein Märchen aus von einem „König der Geschichtenerzähler". Rede in dem Raum, wo sie uns warten lassen, ohne Unterlass, schneller und schneller.

Irgendwann kommt ein Arzt. Zuerst spricht er mit uns allen zusammen, dann lässt er mich im Untersuchungszimmer unter vier Augen erzählen, was los ist. Ich erinnere mich, wie ich ihn angsterfüllt anstarre und sage: „Aber irgendwann werde ich Kinder bekommen." Er erwidert daraufhin einen Satz, der sich tief einbrannte unter meiner Haut und in meine Seele. Ein Satz, der fast verhindert hätte, dass ich in diesem Leben Mutter geworden wäre. Dieser Satz hätte beinahe meinen Mann und mich auseinandergebracht. Er sagt zu mir: „Jemand wie Sie darf niemals Kinder haben."

Dieser Satz, der als Stigmatisierung kaum zu überbieten ist und aus dem Mund eines Psychiaters stammt, der einer Erkrankten helfen soll, ist absolut missbräuchlich. Doch das begriff ich damals nicht. Das Wort Stigmatisierung gehörte nicht zu meinem Wortschatz. Ich verspürte nur einen enormen inneren Schmerz. Das Stigma zu erkennen, hat mehr als 20 Jahre gedauert. Erst jetzt, als mein Buch fast vollendet ist, begreife ich es.

Der amerikanischen Psychiaterin Dr. Kay Redfield Jamison, welche sich auf die Behandlung der bipolaren Erkrankung spezialisiert hat und ebenfalls unter dieser leidet, widerfuhr bei einem Termin mit einem Psychiater etwas Ähnliches:

„Mit einer eisigen, herrischen Stimme, die ich heute noch im Ohr habe, befand er, ganz so, als wäre es Gottes Wahrheit, für die er seine Feststellung wohl auch hielt: ‚Sie sollten auf Kinder verzichten. Sie sind manisch-depressiv.‘ Mir wurde übel, ganz entsetzlich übel, und ich fühlte mich zutiefst gedemütigt. Ich widerstand dem Bedürfnis, mich provozieren zu lassen, was zweifelsohne als irrationales Verhalten interpretiert worden wäre, und fragte ihn, ob er mir den Rat, auf Kinder zu verzichten, aus der Überzeugung gegeben habe, ich sei aufgrund meiner Krankheit ungeeignet als Mutter, oder ob er einfach sagen wollte, man solle es vermeiden, noch einen manisch-depressiven Menschen in die Welt zu setzen. Ohne meinen Sarkasmus zu beachten, den er vielleicht auch gar nicht bemerkte, antwortete er: ‚Sowohl als auch.‘“[36] Jamison sollte kinderlos bleiben.

Trotz der emotionalen Grausamkeit und Überheblichkeit des Arztes blieb ich über Nacht dort. Ich MUSSTE schlafen. Sie gaben mir eine Spritze, ich weiß nicht, was es war. Ich schlief, war ausgeschaltet für ein paar Stunden. Mein älterer Bruder erinnert sich, dass der Arzt mich in der Aufnahmesituation ihm gegenüber als „akut manisch“ bezeichnete. Am nächsten Tag lief ich nach dem Aufwachen durch den Krankenhausflur und sah einen Raum, dessen Tür nur angelehnt war. Dort lag ein Mensch, ich glaube, es war ein Mann, und er war an seinem Bett festgebunden. In dem Moment war mir klar: „Hier bleibe ich nicht. Nicht da, wo man Menschen fesselt.“

Ich ging zurück in ein Leben, von dem ich innerlich völlig abgekoppelt war. Ich kannte kein Schlafen mehr, nur Wachsein und einen inneren, unstillbaren Schmerz. Alles, was vorher einen sicheren Stand hatte, verrückte und verrutschte.

36 Jamison, S. 176

Plötzlich war es unheimlich wichtig, meinen Computer, der sonst immer auf dem Schreibtisch stand, unter ihm aufzubauen als Zeichen dafür, dass ich mich von ihm nicht beherrschen ließ. Außerdem hatte ich ein großes, ungefähr einen Meter hohes rotes Nudelglas, in dem ich Pfennige gesammelt hatte und das schon recht voll war. Ich kippte es aus, verteilte das Geld im ganzen Zimmer auf dem Fußboden und sagte mir, die ich jahrelang von Existenzängsten gequält worden war, dass ich in Wirklichkeit doch schon längst reich wäre. Immer mehr verlor ich den Bezug zur Realität. Ich bemalte den Rahmen meiner WG-Zimmer-Tür mit lila Wachsmalern. Auf dem Weiß sprossen plötzlich Blumen, Wörter, verschlungene Kringel. Schließlich, als nichts mehr ging, lief ich eines Morgens bei Tagesanbruch draußen auf der Wiese gegenüber meiner Wohnung barfuß durch das taunasse Gras. Ich hatte mir eine Wolldecke über den Schlafanzug geschlungen und versuchte, mir bei jedem Schritt vorzustellen, wie meine nackten Füße Wurzeln bildeten und mich so in den Boden verankerten, mein völliges Abdriften würden verhindern können. Ich war jenseits von allem.

Chronologie der Ereignisse nach dem Schwangerschaftsabbruch: Meine Perspektive

Es fällt mir schwer, all diese schmerzvollen Ereignisse in eine zeitliche Ordnung zu bringen. Ich krame in meinen Notizen aus dieser Zeit und finde einen Zettel, auf dem ich mit Bleistift die Chronologie der Ereignisse beginnend mit dem Tag der Abtreibung wie folgt notiert habe:

20. Mai: Schwangerschaftsabbruch (7./8. Woche), ein Gedicht.

22. Mai: Blaues Bild gemalt. Körperliches Befinden: Bauchschmerzen. Seelisch: totale Leere, Auflösen der Strukturen.

23. Mai: Starke Schmerzen im Bauch. Gynäkologe untersucht mich und meint, dass „körperlich alles in Ordnung" sei, sich vermutlich aber eine Posttraumatische Belastungsstörung (PTBS) entwickelt habe. Meine ängstliche Frage, ob ich denn in Zukunft Kinder bekommen kann, bejaht er. Bin erleichtert.

25. Mai: Herzkrampf, heftigste Schmerzen. Nahtoderfahrung „Fallen".

27. Mai: Beginn der akuten Psychose. (Anmerkung aus der Gegenwart: Damals wurde zuerst eine Psychose diagnostiziert. Meine spätere Psychiaterin erkannte darin den Zusammenhang mit meiner bipolaren Störung, ich erlitt ihr zufolge meinen ersten manischen Schub. Danach folgt in meinen Notizen ein Pfeil nach unten, beschriftet mit den Worten „Steigerung der Psychose", der sich hinunterzieht bis zum 31. Mai.)

Samstag, 31. Mai: KRISIS, eine Nacht in der Psychiatrie geschlafen, auf dem Weg dahin geweint vor Herzschmerzen.

2. Juni: Angstzustände, Panikattacken.

9. Juni: Besuch beim Hausarzt. Todesangst. Körperlich gesund.

10. bis 17. Juni: Freiwillig eine Woche Psychiatrie. (Anmerkung aus der Gegenwart: Daran habe ich keine Erinnerungen. Aber ich finde einen Entlassungsbrief der Klinik.)

Wie ein Freund diese Zeit erlebte

In meinen alten Unterlagen finde ich die ausgedruckte E-Mail eines Freundes, datiert auf den 4. Juni. Interessanterweise hat er ebenfalls eine Chronologie dieser Zeit notiert. In seinen Aufzeichnungen spiegelt sich stärker als in meinen eigenen Worten wider, wie wechselhaft meine Stimmung damals war, wie sehr mein seelischer Zusammenbruch für Freundeskreis und Angehörige belastend und irritierend zugleich gewesen sein muss.

Auszug aus der E-Mail:

> „Ich dachte, das, was ich früher bei dir als Wechselhaftigkeit verharmlost habe, wäre überwunden. Aber dein Sterben kam zurück. Im Februar[37] (oder unbemerkt früher). Du hast fast alles, was ich als Laie als schizophren beurteilen würde, nur dass du immer unter demselben Namen agierst. Allein die letzte Woche war die Hölle:
> Ein Telefongespräch mitten in der Nacht. Stimme klingt verzweifelt, redet aber von Hoffnung, Zukunftsplänen. Nacktaufnahmen. Bevor ich die Chance auf eine Antwort habe, kommt die Verteidigung auf die mir unterstellte Anklage. Ich dachte, du wolltest keine Nacktfotos machen, weil andere dich deswegen verurteilen könnten, nicht weil dir der Mut fehlte oder sie zu anzüglich, zu wenig künstle-

---

37 Zu der Zeit kam ich mit X. zusammen.

risch wären. Und die ganze Zeit die Überheblichkeit eines Menschen, der alle Empfindsamkeit für sich beansprucht. Aber in Worte gehüllt, die so künstlich klingen, dass man Angst bekommt. Geld. ‚Ich brauche kein Geld.' Ja, genau. Das braucht man nur in der Realität.
Telefongespräch mit Kind im Hintergrund. Glück in der Stimme. Keine Unstimmigkeiten.
Telefongespräch mit einer ruhigen Frau. Sie sagt, sie wäre krank. Glaubhaft. Gespräch kippt ins Belanglose, wird dann abgewürgt.
Eine Stunde später deine Stimme auf dem Anrufbeantworter, ich solle mich ‚mal' melden. Eine entsprechende E-Mail folgt. Keine Spur, dass das Gespräch vorher stattgefunden hat.
Wieder AB-Text, während ich draußen mit dem Rad fahre. Lustiger Text. […]"

Vom Auflösen aller Strukturen: „Fallen" als Nahtod-Erlebnis

Ich liege im Bett, draußen ist es dunkel, ich versuche zu schlafen. Mein Geist rennt, springt. Ich schließe die Augen. Dann geschieht etwas Gewaltiges: In mir wird es komplett schwarz. Mein Bewusstsein wird immer kleiner, schrumpft, zieht sich zu einem winzigen leuchtenden Punkt zusammen, mit diesem letzten Funken zusammen falle ich nach hinten, in ein Meer aus Schwärze, in ein Meer aus Schmerz. Von mir ist nichts mehr übrig als dieser winzig kleine, sich immer weiter zusammenziehende leuchtende Punkt, der im Fallen begriffen ist. Der weiter fällt und fällt – es fühlt sich an wie ein Fallen dem Tod entgegen. In meinen Notizen aus jener Zeit habe ich einen Text gefunden, den ich kurz nach diesem Erlebnis verfasst haben muss:

Fallen.

Sie schloss die Augen. Und fiel, fiel, fiel. Ihr Geist, ihre Seele, alles, was sie ausmachte, zog sich rasend schnell zu einem kleinen leuchtenden Punkt zusammen und fiel. Fiel in die Unendlichkeit eines sich immer schneller ausdehnenden Körpers. Dieses innere schwarze Ausdehnen geschah in einem unglaublichen Tempo und ihr Bewusstsein – dieser schrumpfende leuchtende Punkt – stürzte nach hinten. Fiel, stürzte, raste. Haltlos.

Erschrocken riss sie die Augen auf. Ihr Körper hatte wieder Grenzen, ihr Bewusstsein war wieder an der rechten Stelle. Herzklopfen. Durchatmen. Um sie herum die beruhigenden Wände ihres Zimmers, die beruhigende Begrenztheit dieser 16 Quadratmeter. Alles in Ordnung, alles an seinem Platz. Kein Grund zur Besorgnis. Wieder schloss sie die Augen. Und wieder geriet ihr Bewusstsein in diesen Sog, es wurde kleiner, schrumpfte, fiel, stürzte hinab als ein leuchtender Funke. Schneller und schneller. Um sie her nur Finsternis, Schwärze. Ihre Körpergrenzen dehnten sich erneut mit rasender Geschwindigkeit nach außen. Sie fiel und fiel in dem Maße, wie der Innenraum ihres Körpers sich in seiner Schwärze ins Unendliche weitete. Kein Halt. Nichts. Sie stürzte, fiel, raste. War gefangen in diesem leuchtenden Punkt, der sie mit sich fortriss. Es fühlte sich an wie der Tod.

Sie rang nach Atem, riss die Augen auf. Ihr Herz raste.

Einmal beschreibe ich meinem Therapeuten Herrn N. unter Tränen diese beängstigende Szene. Ich empfand sie als Nahtod-Erlebnis, spürte unendliches Grauen. Herr N. erwidert darauf: „Dieser Punkt beinhaltet alles von Ihnen – wie Ihre

Gene. Es ist nichts verloren gegangen, alles kann wieder seinen Ausgang finden." Das machte mir Mut.

Mein Vater in meinem Leben

Ich rief meinen Vater an, nur wenige Tage nach der Abtreibung, total verzweifelt, psychisch am Ende. Ich sagte ihm am Telefon: „Ich brauche dich."

Er erwiderte: „Geh zu deinem Arzt."

Wieder formulierte ich mein Anliegen: „Aber ich brauche dich!"

„Dann geh zu deinem Arzt!"

Ich meine, dass sich dieser herzlose Zweisatz-Dialog insgesamt genau dreimal wiederholte und ich dann weinend den Hörer auflegte.

Als ich kürzlich in meinen Unterlagen kramte, fand ich einen Brief, den er mir geschrieben hatte, als ich nach der Abtreibung in psychiatrischer Behandlung war. Vielleicht eine Reaktion auf den beschriebenen Anruf, vermutlich aber bin ich mit Fragen zu Vorerkrankungen in der Familie postalisch auf ihn zugegangen (so liest sich der Brief). Handgeschrieben, drei Seiten lang, er hatte sich Zeit genommen. Ich war völlig perplex, da mir die Existenz dieses Briefes nicht mehr bewusst war. Las ihn, als wäre er neu.

Im Brief fand sich kein einziges Wort der Liebe, Zuneigung oder Unterstützung. Es ging nur darum, dass ich mir meine Krankheit nicht „schönreden" oder nach weiteren Krankheiten in der Familie fragen solle, schließlich würde ich für alles selbst die Verantwortung tragen. Wenn ich jetzt wegen meiner „Krise" nicht engagiert weiter studierte, dann wäre das wie „Perlen vor die Säue werfen". Also wieder das vertraute Leistungsdenken meines Vaters. Außerdem ging es ihm darum, wie viel Geld ich ihn schon gekostet hätte. Alles in allem war es emotional gesehen ein sehr kalter Brief, in dem er nur an meine Begabung und Leistungsfähigkeit appellierte.

Von meinem jüngeren Bruder hörte ich kürzlich, bis zuletzt habe bei meinem Vater ein Porträtfoto von mir im Wohnzimmer gehangen. In dem Haus, in dem ich kein einziges Mal zu Gast war, kein Mal eingeladen, ebenso wie ich zu seiner Beerdigung nicht eingeladen war.

Ich erinnere mich an die Szene, in der mein Vater mir in der Trennungsphase meiner Eltern sagte: „Ich habe dich von allen Kindern immer am meisten geliebt.", an den Druck, den diese Worte auslösten, mir ein Mich-ihm-Zuwenden unmöglich machten. Ich denke an diesen Moment, als er sich auf mich stürzte mit all seinem Gewicht und meine Kehle niederdrückte mit seiner Hand. Als ich um mein Leben kämpfte.

Zugleich ist mir bewusst, dass ich in jüngeren Jahren ein Papa-Kind war. Er war der Held meiner Kindertage, hatte ein eigenes Gute-Nacht-Lied namens „Heiter-ti-hei" für mich gedichtet, das er abends beim Zu-Bett-Bringen jahrelang für mich sang: „Heiter-ti-hei mein Mäusekind, schlafe ein jetzt ganz geschwind. Morgen wirst du wieder wach, morgen ist ein neuer Tag." Ich liebte diese Momente. Nach der Arbeit und am Wochenende beschäftigte sich mein Vater oft, geduldig und gerne mit mir. Als ich laufen konnte, spielte ich „Baby" mit ihm. Es gibt ein Foto, auf dem er auf dem Sofa liegt und ich ihm meinen Schnuller in den Mund gesteckt habe. Immer wieder von klein auf war es meine Mutter, die Eifersucht auf unsere Nähe zeigte. „Wenn dein Vater von der Arbeit kommt, bin ich abgemeldet.", war einer ihrer Kernsätze.

Bis zum Alter von etwa zehn Jahren war er ein Vater, von dem ich mich geliebt und angenommen fühlte. So habe ich mit ihm zusammen Nistkästen gebaut und durfte ihm beim

Errichten eines Zauns handlangern. Ich habe deswegen viele schöne Erinnerungen an die Beziehung zu meinem Vater – die mir letztlich geholfen haben, mich nach seinem Tod und trotz der körperlichen Übergriffe mit ihm auszusöhnen.

Kurz vor Ende meines Studiums nahm ich ein Freisemester, um ein berufsvorbereitendes Praktikum zu absolvieren und dadurch meine Chancen auf dem Arbeitsmarkt zu verbessern. Ich informierte meinen Vater darüber. Postwendend strich er mir den Unterhalt und behielt zusätzlich das Kindergeld ein. Er lehnte mein Praktikum in der Öffentlichkeitsarbeit eines Radiosenders ab, wollte mich quasi „aushungern", um mir seine Vorstellungen aufzuzwingen. Ich nahm mir eine Anwältin, denn ohne das Kindergeld hätte ich das halbjährige Praktikum nicht durchstehen können. Sie meinte, dass wir meinen Vater bei seinem Einkommen sogar auf einen höheren Unterhalt verklagen könnten, den er dann zusätzlich zum Kindergeld auch während des Praktikums zahlen müsste. Doch darum ging es mir nicht.

Ich erinnere mich, wie ich vor Gericht weinte. Eine Freundin hatte mich begleitet, die meinen Vater ebenfalls von klein auf kannte und von seinem Verhalten mir gegenüber entsetzt war. Ich weiß noch, wie meine Anwältin sagte: „Auf so eine Tochter sollten Sie doch stolz sein!" Der Richter hätte mir in allen Punkten Recht gegeben, mein Vater sollte mir den Unterhalt und das Kindergeld während des Praktikums weiterhin zahlen. Aber ich war stolz. Erklärte, für diesen Zeitraum nur das Kindergeld haben zu wollen. Mittlerweile war ich nämlich mit meinem heutigen Mann zusammengezogen, und er übernahm während der sechs Monate die Wohnungsmiete komplett. Dadurch wurde vor Gericht ein sogenannter Vergleich geschlossen, den beide Seiten unterzeichneten. Ein Urteil war nicht mehr nötig.

Das war mein Vater, einen anderen habe ich nicht. Er ist schon vor ein paar Jahren gestorben und hat sich ausgerechnet meinen Geburtstag als Termin dafür ausgesucht – ich fragte mich damals: „Er hätte an 364 anderen Tagen des Jahres sterben können, warum an meinem Geburtstag?" Ich hatte das Gefühl, dass in irgendeiner Form eine Absicht seinerseits darin lag. Bis heute empfinde ich eine gewisse Verwunderung über sein Todesdatum.

Als mein Vater gestorben war, sprach ich mit meinem Therapeuten Herrn N. darüber. Ich entschied mich, mit einer symbolischen Handlung von ihm Abschied nehmen zu wollen. Dafür kaufte ich mir einen hellblauen mit Gas gefüllten Luftballon an einem Tag, als der Himmel ebenfalls hellblau war und sonnenbeschienen. Ich ließ den Ballon auf einer großen Wiese aufsteigen und folgte ihm mit den Augen, bis er mit dem Blau des Himmels verschmolz und nicht mehr zu sehen war.

Ich hatte mit meinem Vater auf einer tieferen Ebene Frieden geschlossen. Es war, wie es war. Er war zu mir, wie er war. Es gibt nichts zu beschönigen. Mit dem Ballon, der in den Himmel aufgestiegen und dann verschwunden ist, hatte ich es zu Ende gebracht.

Depressionen, Zeitdehnung, Tagesklinik

Irgendwann kippt meine verzweifelte Manie nach der Abtreibung in die Depression: In den nächsten Tagen und Wochen kann ich mich selbst nicht mehr ertragen. Die Zeit erlebt eine ungeahnte Ausdehnung, die Minuten verstreichen kaum. Ich sitze wie gelähmt in der Küche meiner Studenten-WG und starre abwechselnd aus dem Fenster und auf die Uhr. In mir brennt nur dieser glühende Schmerz, der meinen ganzen Körper ausfüllt und meine Seele zerfrisst.

Ich sollte jetzt dringend für meine Zwischenprüfung an der Uni lernen. Es geht nicht. Ich kann mich nicht konzentrieren. Keinen einzigen Gedankenfetzen festhalten. Einer der schwärzesten Tage ist der, als ich zur Universität gehe und mich von der Prüfung abmelde. Ich glaube in diesem Moment, dass ich niemals in meinem Leben in der Lage sein werde, die Zwischenprüfung abzulegen. Dass ich überhaupt niemals mehr irgendetwas kann. Der Dozent ist sehr freundlich und meint, ich könne bestimmt im nächsten Semester einen neuen Anlauf wagen. Ich erkenne seinen Versuch, mich zu trösten. Aber ihm glauben? Das gelingt mir nicht.

Mittlerweile hatte ich mich in psychiatrische Behandlung begeben. Ich bekam Antidepressiva verschrieben. Mein älterer Bruder war bei einem der Termine dabei. Er erinnert sich, wie mein Psychiater darüber sprach, wie lange es dauert, bis Antidepressiva wirken und dass ich manisch-depressiv sei – eine Diagnose, die ich damals nicht begreifen und an mich heranlassen wollte. Ich selbst erinnere mich, es gab zu irgendeinem Zeitpunkt davor oder danach ein Medikament namens *Haldol*[38], welches ich einnahm. Davon fühlte ich mich wie erstarrt, es war unglaublich anstrengend, überhaupt nur einen Fuß vor den anderen zu setzen. Ich kam mir vor wie ferngesteuert.

---

38 *Haldol* enthält den Wirkstoff Haloperidol. Dazu heißt es auf der Pharmakologie-Internetseite „Gelbe Liste": „Haloperidol gehört zur Wirkstoffgruppe der Neuroleptika. Haloperidol wird bei psychischen Störungen, insbesondere zur Behandlung von Schizophrenien eingesetzt. Haloperidol blockiert die Wirkung verschiedener Botenstoffe, insbesondere von Dopamin, im Gehirn. Dadurch werden Nervosität und innere Unruhe gemindert sowie andere Symptome, beispielsweise Halluzinationen und Wahnvorstellungen, abgeschwächt." Quelle: https://www.gelbe-liste.de/wirkstoffe/Haloperidol_902 (Zugriff: 10. Februar 2023).

Daraufhin überwies mich mein behandelnder Arzt in eine psychiatrische Tagesklinik, die ich vier oder fünf Wochen lang besuchte – oder war es länger? Irgendwann ging es mir dort so katastrophal schlecht, dass ich nur weinte und am Ablauf nicht mehr teilnehmen konnte. Gemeinsam mit den Ärztinnen und Ärzten der Tagesklinik wurde vereinbart, dass ich eine Woche bei meiner Mutter wohnen sollte. Ich schlief bei ihr auf der Wohnzimmer-Couch, bewegte mich durch die Medikamente wie eine Marionette, sprach nicht mehr. War vollkommen kraftlos.

Mittlerweile war Sommer, es war glühend heiß. Meine Mutter hatte einen kleinen Hund und wir gingen im Wald spazieren. Ich hatte kaum genug Kraft, mit ihr Schritt zu halten. Da sagte meine Mutter zu mir: „So lieb habe ich dich mein ganzes Leben nicht erlebt." Dieser Satz war für mich wie ein Stich mit dem Messer. Lieb? Ich war nicht lieb, ich war tot! Zumindest mehr tot als lebendig. Was von mir geblieben war, war nicht mehr als eine Hülle, die atmete, die so viele Bücher las, wie sie nur konnte, um das Grübeln abzuschalten, ohne irgendwelche Sätze darin verstehen zu können.

Bruchstückhaft erinnere ich mich an die Zeit bei meiner Mutter. Ein Bild, das heute in mein Bewusstsein kam, zeigt mich in ihrem Lieblingssessel aus beigem, abgewetztem Leder, die Beine auf dem Hocker, die Lehne zurückgestellt. Ich sage ihr ein kurzes Gedicht auf, das von meinem Sehnen nach X. spricht. Zu diesem Zeitpunkt bin ich ihm immer noch hörig und hoffe um alles in der Welt, er möge mich zurücknehmen. Ich erinnere mich dunkel, wie meine Mutter Unverständnis äußert, dass ich zurück will zu einem, der mir so Schlimmes angetan hat. Ich erinnere mich jetzt an zwei Zeilen des Gedichtes, das ich damals laut aussprach:

Und wüchsen meiner Sehnsucht Flügel,
Zug um Zug trügen sie mich zu dir.

Irgendwo steht dieses Gedicht auf Papier geschrieben wie so viele andere, die ich in dieser dunklen Zeit verfasste, als meine Seele in einer lichtlosen Finsternis gefangen war. Damals, als das Leid meins war und der Schmerz mir eingeschrieben, hatte ich eine Sprache, fern meiner heutigen, die poetisch war, voller Pathos, und die mir dazu diente, alles, was geschah, zu dokumentieren. Dabei wusste ich immer: Es war ein Dokumentieren für einen späteren Zeitpunkt.

Schmerz, abgrundtief (Tagebuchnotizen)

Niemals im Leben habe ich das Alleinsein so unerträglich empfunden, niemals habe ich mich so nach einer Menschenseele gesehnt. Die Trauer um dieses ungeborene Kind erscheint mir zu groß, als dass ich sie je ertragen könnte. Es bricht mir das Herz, es zerreißt mir die Seele. Wie soll ich damit weiterleben?

Dich gehen zu lassen
bringt mich fast
um den Verstand.

Es würgt mich
in der Kehle
und zerreißt mir
das Herz.

Wo bist du?

Warum
habe ich das getan?
Und wo
soll ich jetzt hin
mit meinem Schmerz?

Was kann ich tun? Nichts. Nur aushalten, warten, ertragen. Ich wäre am liebsten tot. Ich suche nach Hoffnung und kann keine finden.

Du bist tot,
mein Kind,
und es gibt keine Stätte der Trauer
dich zu beweinen.

Ich habe mein Kind abgetrieben. Mein erstes Kind. Jetzt bin ich allein und der Schmerz trifft mich bis ins Mark.

Was geschehen ist, hat mich komplett aus der Bahn geworfen: Die Schwangerschaft, der Abbruch, X.'s Nicht-Dasein, die andere Frau, das Aus unserer Beziehung, die für ihn nie eine war, meine Hörigkeit. Ich weiß jetzt genau, sollte ich mich jemals wieder auf einen Mann einlassen, dass dieser ohne Zweifel an Partnerschaft in guten und schlechten Zeiten glauben, dass er absolut monogam und treu sein müsste.

[...] Sich selbst vertrauen zu können, ist ein Geschenk, das ich erst jetzt und wo ich es so sehr vermisse, wertzuschätzen vermag. Aber in mir war immer der Wille zum Leben, und den habe ich sogar jetzt noch nicht komplett verloren, denn sonst würde ich nicht durchhalten können. Diesen Schmerz nicht ertragen können.

[...] Das Leben ist für mich zum Drahtseilakt geworden, jede Sekunde habe ich Angst zu fallen. Wer fängt mich auf?

Wer beschützt mich? Wer ist da? Niemand. Ich halte das nicht aus! HILFE!

Lautlos
mein Schrei
in der Dämmerung
Kein Licht
Kein Halt
Keine Hand
Allein
sich selbst ausgesetzt
verloren
im Einbruch
der Dunkelheit

Ich möchte klein sein, irgendwo hineinkriechen, nicht mehr denken oder fühlen müssen. Fünf Monate sind vergangen. Immer noch sehne ich mich nach X., habe es nicht geschafft, mich aus meiner Hörigkeit zu lösen. Bin heute zu ihm gefahren. Das spielte sich ab:

Du sagtest zu mir
ich hätte wählen können
zwischen Himmel oder Hölle
und verpasst meiner Psychose
das Etikett „selbst kreiert".
Ich hätte mich
für die Hölle entschieden
– als ob ich noch hätte wählen können –
und diesen Weg
könne man nur allein gehen.

Oh ja, ich gehe ihn allein.
Seit fünf Monaten.
Depressionen, Selbstzweifel,
Ohnmacht, Schmerz, Trauer.
DU hast damit nichts zu tun.

Schließlich wurde das Kind
aus meinem Bauch herausgerissen
und nicht aus deinem.

Gut, ich habe verstanden. Nur mein Kind. Nur mein Schmerz. Nur meine Trauer. Nur meine verlorene Hoffnung. Ich bin allein und muss allein damit klarkommen.

Zweite Manie, München

Die Zeit der Depression und inneren Finsternis war lang und intensiv, sie dauerte ein Jahr mit voller Wucht. Unterbrochen wurde sie von einer zweiten Manie, als ich eine Freundin in München besuchte. Über zehn Jahre hatten wir uns nicht gesehen. Wir verbrachten zwei oder drei glückliche Tage zusammen, übernachteten eng zusammengerückt im gleichen Bett. Stürzten uns ins Nachtleben. Dann stand ihre Geburtstagsparty an und ich sollte ihren Freund kennenlernen.

Ich erinnere mich nicht mehr an vieles von dieser Party. Es war ein dunkler Raum, um die 30 Gäste anwesend. Sie stellte mir ihren Freund vor. Ich hatte ein Glas Wasser in der Hand, meine Bewegungen waren fahrig, sie entsprachen meinem beschleunigten Zustand. Jedenfalls ergoss sich mein Wasser über seine Hose. Anstatt mich zu entschuldigen, versuchte ich, einen Scherz daraus zu machen. Es könnte sogar möglich sein, aber das weiß ich nicht mehr, dass ich – gefangen in meiner Manie – das Wasser absichtlich über ihn schüttete. Meine Freundin war zu Recht sauer über mein befremdliches Verhalten. Danach war klar: Ich hatte sofort bei ihr auszuziehen. Genau erinnere ich mich nicht, aber ich meine, dass ich mich nicht bei ihr oder ihm entschuldigte, weil ich schon jenseits von allem war und die Gefühle und Normen dieser Welt verlassen hatte. Ich zog in die Jugendherberge. Ich fand ein Lieblingscafé, in dem ich mich täglich aufhielt, neben mir mein Riesen-Handy der ersten Generation, dazu noch Stift und Papier. Den ganzen Tag über war ich beschäftigt, meine Gedanken zu notieren oder dort Gespräche zu führen. Abends trieb ich mich auf Partys herum.

In der Jugendherberge musste ich trotz allem Sympathien geweckt haben. Einem Mitarbeiter, der seinen Zivildienst dort leistete, berichtete ich, dass mir langsam das Geld ausginge. Er hatte dafür sofort eine Lösung: Unter dem Dach, bei den Zimmern für die Mitarbeitenden, gab es eine kleine fensterlose Kammer. Sie war gerade so groß, dass man eine Matratze hineinlegen konnte und ans Fußende meinen Koffer. Ich bezog die Kammer und durfte ab da mietfrei und quasi inkognito in der Jugendherberge bleiben.

Im Café verhielt ich mich, als hätte ich Wichtiges zu tun, denn ich hatte jede Menge Ideen und machte mir Gedanken über eine mögliche Selbstständigkeit und den Aufbau einer Firma. Was bei dieser Firma genau gearbeitet werden sollte, daran kann ich mich nicht mehr erinnern, wohl aber, dass ich mit meinem Lieblings-Kellner, den ich dort jeden Tag traf, begeistert darüber sprach. Ich bot ihm an, ihn vom Fleck weg für den Job als Geschäftsführer zu engagieren. Dabei hatte ich anscheinend noch das gewisse Charisma und diese Überzeugungskraft, über welche Maniker am Anfang verfügen können. Er schien mein Job-Angebot inklusive Wechsel der

Stadt ernsthaft in Erwägung gezogen zu haben, denn wir verabredeten uns privat, um alles genauer zu besprechen. Dabei zeigte ich ihm meine Unterkunft in der Jugendherberge, wo ich weitere Unterlagen holen wollte.

In meiner Erinnerung sehe ich seine zurückhaltende Reaktion und seine Irritation über mein Zimmer. Jetzt, in der Gegenwart, verstehe ich: Dies war der Moment, in dem mein Lieblings-Kellner sich emotional von mir zurückzog und den Wahnwitz meines Projektes erkannte. Er sah die kleine, ärmliche Kammer und erkannte daran, wie klein und ärmlich auch mein Inneres aussehen musste, das nach außen ins Große und Unermessliche aufgeblasen war.

Er machte auf nette Art einen Rückzieher. Dem freundlichen Smalltalk, wenn ich das Café besuchte, tat dieses Erlebnis keinen Abbruch. Wohl aber wird er gesehen haben, dass ich ein Mensch war, der den Bezug zur Realität komplett verloren hatte. Ob er darin eine psychische Krankheit erkannte, mich für eine Hochstaplerin hielt, für eine charmant-verdrehte Person oder einfach nur für durchgeknallt und irre – keine Ahnung. Aber ich weiß, seine Sympathie blieb mir erhalten. Das merkte ich an seinem Verhalten, wenn er mir wie in den Tagen zuvor einen Gratis-Kaffee ausgab und zwischendurch mit mir plauderte, wenn im Café nicht so viel zu tun war. Und dafür bin ich ihm im Nachhinein sehr dankbar.

Es dauerte bestimmt zwei Wochen oder länger, bevor ich mich von meinem jüngeren Bruder telefonisch überzeugen ließ, nach Hause zurückzukehren und erneut in Behandlung zu gehen. Nach diesem „Ausreißer“ wurde ich umso heftiger in die Depression zurückkatapultiert.

Verdrängen und weiterleben

Die Depressionen waren immer noch da, aber die intensive Finsternis in meiner Seele wurde langsam, ganz langsam heller. Trotzdem waren meine Gefühle oft grau bis hinein in die dunkelsten Schattierungen. Nach rund einem Jahr nahm ich keine Medikamente mehr ein, die psychiatrische Begleitung verlief im Sande. Ich wollte nicht mehr krank sein, mich nicht mehr erinnern müssen. Drückte den Schmerz weg, so gut ich es vermochte. Besuchte wieder die Uni. Wusste, dass „Leistung bringen" die einzige Methode war, durch die ich überleben konnte. Aber ich war nicht mehr derselbe Mensch wie zuvor. Hatte mir zu Beginn meines Studiums die Welt offen gestanden, hatte ich unbeschwert mit meinen Kommilitoninnen und Kommilitonen gefeiert, so zählte jetzt nur noch der Erwerb der nötigen Punkte. Ich lernte, schrieb Referate und Hausarbeiten. Ging regelmäßig zur Uni, feierte kaum, absolvierte die Zwischenprüfung.

Es war so leicht, auf die mir schon bekannte Strategie „Selbstdisziplin und Leistung" zu setzen, denn dann waren Erfolge garantiert und das Leben ging weiter, obwohl ich mich innerlich so taub und tot fühlte. Dazu arbeitete ich in diversen Nebenjobs. Zeit zum Nachdenken gab es kaum – wie praktisch. Denn Nachdenken wollte ich nicht. Für mich ging es nur darum zu überleben, irgendwie, und Zeit zwischen diese schrecklichen Erlebnisse und meine Gegenwart zu legen. Mit Verdrängung, Selbstdisziplin und Leistung hielt ich die Zügel fest in der Hand.

Dem Verdrängen und der damit verbundenen Abwehrhaltung blieb ich über ein Jahrzehnt lang treu.

Scham IV: Mir selbst vergeben lernen

Mit der Wucht der Erinnerung kamen die Szenen aus München zurück, mein Verhalten während der unbehandelten zweiten Manie, in die ich gegen Ende des Jahres kippte. Oh, ich verspüre solche Scham! Ich sollte das nicht fühlen müssen, ich war schließlich krank, habe niemandem schaden wollen. Aber ich weiß, dass die Menschen, die mir damals dort begegneten, die Freundin, die ich besuchte, nicht verstehen konnten, was mit mir geschehen war. Warum ich mich so merkwürdig, so unangemessen verhielt. Mein Verhalten so jenseits der Norm war nicht gegen sie gerichtet, sondern ein einziger Schmerzensschrei meiner Seele.

Ich hatte weder in den Tagen, Wochen und Monaten nach dieser manischen Zeit in München die Kraft, mich bei meiner Freundin zu melden und mich zu entschuldigen, noch zu einem späteren Zeitpunkt. Je mehr Zeit verging, desto größer wurde meine Scham. Unüberwindliche Mauer. Ich begann zu verdrängen. Schenkte mir ein Vergessen, das trügerisch, aber zunächst hilfreich war. Hatte genug im Jetzt zu kämpfen. Mir blieb keine Kraft, irgendetwas aufzuklären, für das mir selbst die Worte fehlten.

Heute liegt all das über 20 Jahre zurück. Immer noch fühle ich ein Bedauern, das Missverständnis nicht aufgelöst zu haben. Zuerst war sie riesig, die Scham, die mich durchspülte, zeitgleich mit der Wucht der Erinnerungen. Aber je mehr ich mich erinnere, schreibe, den Bildern standhalte, desto kleiner und beherrschbarer wird sie, meine Scham. Meldet sich nur noch leise. Denn ich stelle ihr etwas gegenüber, der Scham: mein Mir-selbst-Verzeihen.

Schließlich wollte ich damals in München weder meiner Freundin schaden noch sie verletzen. Mittlerweile sind wir alle mehrfach umgezogen. Ich habe mit meiner Heirat vor 15

Jahren auch meinen Nachnamen geändert. Sie ist vielleicht ebenfalls verheiratet. Das Leben ist weitergegangen. Auf eine gewisse Weise hat es heute keine Relevanz mehr, noch etwas zu klären. Dafür ist der Zeitabstand zu groß und ich habe – durchaus mit Überwindung – gelernt, mir meine Krankheit und die damals dadurch bedingten Verhaltensweisen zu verzeihen, ohne länger jemand anderen um Verzeihung bitten zu müssen. Und so gehe ich genau jetzt, während ich dies schreibe, einen wichtigen Schritt: Ich schließe Frieden mit der Vergangenheit. Mit mir selbst. Mache der Selbststigmatisierung ein Ende.

Die, die ich heute bin, wäre ich nie geworden ohne diese Ereignisse, ohne das ganze Leid. Ohne die Aufarbeitung meines Schmerzes in der Therapie, wo ich so viel über Psychologie und Gefühle gelernt habe, was mir heute ein bewusstes und besseres Leben ermöglicht. Einen bewussten und liebevollen Umgang mit meinen Kindern, mit meinem Mann. Und mit meiner eigenen Seele.

Zurück in die Gegenwart

Lebe lieber unperfekt!

Irgendwann, als unser Sohn vielleicht zwei oder drei Jahre alt war, meinte einmal eine Freundin zu mir: „Du willst doch auch die perfekte Mutter sein." Ich dachte einen Moment darüber nach. Dann erwiderte ich: „Nein, das will ich nicht. Ich will, dass wir alle zusammen eine möglichst gute Zeit haben."

Perfekt sein zu wollen – worin auch immer – produziert eine Menge Druck, den man sich selbst macht. Ich weiß, ich bin keine perfekte Mutter, auch wenn das Muttersein für mich ein großes Glück bedeutet.

Das Motto „Lebe lieber unperfekt" habe ich für mich entdeckt, als wir in unsere Doppelhaushälfte mit Garten eingezogen waren, unser Sohn war drei Jahre alt. Auf der Terrasse und den gepflasterten Wegen spross überall das Unkraut, in den wenigen Beeten sowieso. Im ersten Frühling und Sommer versuchte ich noch, durch fleißiges Unkrautzupfen Herrin der Lage zu werden. Doch Spaß machte mir das nicht und vor allem kostete es mich Kraft, körperlich und psychisch, die ich nicht übrig hatte. Wie froh und glücklich war ich da, als ich auf die Idee kam, künftig in friedlicher Koexistenz mit unserem Unkraut zu leben!

Mittlerweile ist es so, dass sich manchmal mein Mann, wenn er Urlaub hat, an ein oder zwei Tagen im Jahr unseres

Unkrauts erbarmt. Damit ist unser Garten ein Ort, in dem sich jede Menge Insekten tummeln, in dem man spielen und bei gutem Wetter schön gemeinsam draußen sitzen kann, der jedoch vermutlich nie einen Preis bei einem Wettbewerb gewinnen würde.

Aber nicht nur in unserem Garten gibt es fröhlichen Wildwuchs: Drinnen in der Wohnung existiert ebenfalls eine Tendenz zur Häufchen-Bildung, die vorrangig daraus resultiert, dass ich es nicht schaffe, im Alltag alles gleich wieder an seinen Platz zu legen, und mich einiges überfordert, wie beispielsweise Entscheidungen bezüglich offizieller postalischer Anschreiben. Wenn mein Mann Zeit hat, bekommt er manchmal Anfälle des Spontan-Aufräumens und nimmt sich unserer „Häufchen" an.

Im Kinderzimmer und Spielbereich unserer Tochter, die das kreative Chaos liebt, geht es ebenfalls ziemlich kunterbunt zu, da es mir schwerfällt, sie regelmäßig beim Aufräumen zu unterstützen. Unser Sohn dagegen ist super im Aufräumen und hilft seiner Schwester hin und wieder dabei, ihre Sachen zu ordnen. Im Haushalt bin ich ebenfalls klar überfordert. Die einzigen Aufgaben, die ich regelmäßig selbst erledige, sind das Waschen, Auf- und Abhängen unserer Wäsche auf dem Wäscheständer und das Zusammenlegen, kleinere Einkäufe und abends nach dem Essen das Aufräumen der Küche. Und unter unseren Esstisch sollte man lieber keinen Blick werfen, denn da befinden sich manchmal die Brötchen- und Brotkrümel mehrerer Tage. Zum Glück werde ich seit Erwerb des Pflegegrades 2 regelmäßig von einer Haushaltshilfe unterstützt, die das Saugen und Wischen der kompletten Böden übernimmt und das Badezimmer reinigt. In der Zwischenzeit passiert meist nicht viel. Es sei denn, die Krümelei ist extrem und Besuch ist im Anmarsch: Dann schnappe ich mir unseren kleinen Handstaubsauger. Aber mehr als das geht oft nicht und ich finde das mittlerweile sogar völlig okay.

Vor ein paar Jahren habe ich das Wort Hausarbeit in „Familienarbeit“ umbenannt, was bedeutet: Jeder aus der Familie soll sich beteiligen, denn die zu erledigenden Aufgaben dienen dem Wohl der ganzen Familie. Im Rahmen der Familienarbeit ist unser Sohn für das Ausräumen des Geschirrspülers zuständig, seit er neun Jahre alt wurde. Denn die dabei entstehende Geräuschkulisse ist für mich wegen meiner Hyperakusis kaum zu ertragen und wird von mir wie ein körperlicher Schmerz empfunden. Auch sonst packt er mit an, wenn es nötig ist. Unsere Tochter bitten wir hin und wieder, den Esstisch abzuwischen, beim Wäscheaufhängen oder Tischdecken zu helfen oder einen Teil des Geschirrspülers auszuräumen. Je nach Tagesform ist sie mehr oder weniger bereitwillig dabei.

Anstatt in den Haushalt investiere ich lieber meine Kraft – wenn sie denn gerade vorhanden ist – ins Schreiben oder Malen und um meinen Kindern Verabredungen bei uns zu Hause zu ermöglichen. So hat unsere Tochter mehrmals pro Woche Besuch von ihren Freundinnen. Für unseren Sohn arrangierte ich zu Grundschulzeiten alle paar Monate „Detektiv-Club-Treffen“ mit seinen fünf besten Freundinnen und Freunden. Hin und wieder erlaubten wir ihm (vor Corona) eine Übernachtungsparty mit seinem Detektiv-Club. Ich bin sehr froh und glücklich darüber, dass es mir und meinem Mann gelingt, unseren Kindern solche Möglichkeiten mit ihrem Freundeskreis zu eröffnen. Denn das werden später mit Sicherheit besonders schöne Erinnerungen an ihre Kindheit sein.

Natürlich gibt es Menschen, die ihre Wäsche bügeln und bei denen der Boden krümelfrei ist. Dafür kann ich ihnen Anerkennung zollen, dass sie all diese Tätigkeiten des Alltags so gut im Griff haben. Und auf der anderen Seite gibt es Messis, deren Wohnungen vermüllt sind, was häufig ein Symptom einer psychischen Beeinträchtigung oder Erkrankung ist. Aber machen Verhaltensweisen im Haushalt einen Menschen besser als einen anderen, wertvoller? Ich denke nein, denn egal, wie wir unseren Haushalt führen, penibel oder eher chaotisch, als Menschen sind wir immer gleich viel wert – und ebenso als Kranke wie als Gesunde.

Ich glaube, meine Unzulänglichkeit in Haushaltsdingen ist recht ausgeprägt. Doch wichtig ist für mich und meinen Mann etwas anderes: Wir vier leben ein kunterbuntes, meist fröhliches und turbulentes Familienleben jenseits der Perfektion, orientiert an einem liebevollen alltäglichen Miteinander.

Wie ich meine bipolare Erkrankung heute erlebe

Mittlerweile bin ich tatsächlich Expertin in eigener Sache geworden – und damit Managerin meiner Erkrankung. Beobachte mich laufend selbst aus einer Art Vogelperspektive, um mir zu vergegenwärtigen, wo ich gesundheitlich stehe. Kann ich meine emotionalen Schwankungen ausbalancieren? Schlafstörungen oder einen beginnenden Schub mit der Bedarfsmedikation wieder einfangen? Brauche ich Rückzug? Ärztliche oder therapeutische Unterstützung?

Mir helfen meine Krankheitseinsicht und die große Verantwortung, die ich gegenüber unseren Kindern empfinde. Auch nehme ich sehr konsequent meine Medikamente ein und habe Therapie intensiv für mich genutzt. All das hat dazu geführt, dass ich trotz hypomanischer Beschleunigung oder tiefster Depression seit der heftigen psychischen Entgleisung nach der Geburt unseres Sohnes vor über zwölf Jahren nicht mehr in wahnhaftes beziehungsweise psychotisches Erleben hineingerutscht bin.

Ich bleibe in dieser Welt, auch wenn ich manchmal unendlich leide. Es gelingt mir, teils durch räumlichen Rückzug von meiner Familie, ohne stationäre Aufenthalte auszukommen (von einer zweiwöchigen Ausnahme nach unserem anstrengenden Umzug abgesehen, unser Sohn war da drei Jahre alt) – die für uns als Familie mit zwei Kindern und ohne Verwandte vor Ort ein Super-GAU wären.

Durch meine Therapien habe ich gelernt, mich selbst wertzuschätzen und zu lieben. Und das trotz der Grenzen und Einschränkungen, die meine Erkrankung bedeutet. Mich selbst anzunehmen mitsamt meiner bipolaren Erkrankung, die in unserer Gesellschaft immer noch stigmatisiert und tabuisiert ist.

Geholfen hat mir dabei neben meiner Therapieerfahrung in den letzten drei Jahren die Kreativität, die nach und nach mit dem Schreiben und Malen in mein Leben zurückgekommen ist. Hobbys beziehungsweise Beschäftigungen, die ich mittlerweile auf dieselbe Stufe stelle wie die Schule meiner Kinder und den Job meines Mannes. Beides sind Tätigkeiten, die so viel Licht und Freude in mein Leben bringen. Auch wenn das, was ich kreativ bewege, zunächst vorrangig im Privaten angesiedelt war, hat es mir doch zu einer neuen Identität verholfen, wie ich jetzt während des Schreibens realisiere: Ich bin für mich selbst nicht mehr bloß eine Mutter, Ehefrau und eine Krankheit. Ich bin außerdem eine Schreibende und eine Malende. Durch diesen Zugewinn an neuer, positiver Identität bleibt meiner bipolaren Erkrankung nichts anderes übrig, als in ihrer Bedeutung für mein Leben zu schrumpfen. Ja, sie bleibt da, jeden Tag an meiner Seite, aber ich habe ihr die Priorität genommen.

Ein gutes Leben

Nach gut einem halben Jahr Schreibzeit wird mir klar, dass der erste Arbeitstitel („So wie es ist, ist es mein Leben“), den ich meinem Buch zunächst gegeben hatte, überhaupt nicht passt. Ein anderer, treffenderer Titel musste her. Ein Titel, der etwas Positives verheißt. Der zeigt: Ein Leben kann gelingen – selbst mit einer schwerwiegenden, deutlich ausgeprägten psychischen Störung wie zum Beispiel meiner bipolaren Erkrankung. Ich denke an das Wort „Licht“, „Licht in mir“ und Ähnliches. Licht ist schön. Es kann die Finsternis der Seele erhellen.

Ich notiere meine Ideen, überprüfe online, ob es bereits gleichlautende Buchtitel gibt. Dann, einen Tag später, finde ich einen neuen Arbeitstitel für mein Buch. Einen Titel, der die Hoffnung zeigt, die ich mit meiner Lebensbeschreibung anderen Menschen schenken möchte. Der als Überschrift für mein Leben und für den erlernten Umgang mit der bipolaren Erkrankung passend sein könnte: EIN GUTES LEBEN.[39]

Denn mein Leben ist gut. Es war nicht immer gut, vor allem nicht in der ersten Hälfte bis zum Alter von Anfang 20, wo ich den Suizidversuch meiner Mutter, Gewalt, Hörigkeit und Abtreibung erlebte, erste manische und depressive Schübe. Seit ich meinen Mann kennengelernt habe, wuchsen nach und nach immer mehr Inseln der Zuversicht in meinem Meer der Depression. Ab der Geburt unseres Sohnes und der Diagnose „Bipolar“, die ich dann mit Anfang 30 für mich wahr- und annehmen konnte, ging es mir – trotz der nun stärker zutage tretenden abnehmenden Belastbarkeit – emotional

39 Der finale Titel des Buches wurde am Ende „Wenn Licht die Finsternis besiegt“, aber als Arbeitstitel hat mir „Ein gutes Leben“ dennoch sehr weitergeholfen.

langsam besser. Endlich verstand ich, was mit mir los war. Lernte, stabilisiert durch Medikamente, meiner bipolaren Erkrankung durch Therapie und Selbstbeobachtung zu begegnen. Die Erschütterung über die Diagnose und die Furcht vor neuen Schüben traten mit der Zeit in den Hintergrund. Irgendwann fühlte ich mich frei davon und einem zweiten Kind gewachsen. Dadurch leben mein Mann und ich heute unser turbulentes und meist fröhliches Familienleben mit unseren beiden Kindern, die mich brauchen, mich in der Welt verankern und die ich von ganzem Herzen liebe.

Und obwohl ich mehrmals im Jahr Schübe im Rahmen der Erkrankung habe und gefühlt 70–80 Prozent der Zeit hypomanisch bin, kann ich es spüren bis in die Fingerspitzen, bis in jede Faser meines Seins: Mein Leben ist gut. Mit bipolarer Erkrankung. Weil ich durch ärztliche und therapeutische Unterstützung gelernt habe, mit ihr umzugehen. Weil ich lernen durfte, emotional für mich selbst und meine Bedürfnisse zu sorgen. Weil ich es im Rahmen meiner Möglichkeiten selbst gestalten kann, mein Leben.

Ein gutes Leben. Welche Worte könnten einen größeren Frieden mit mir selbst und meinem heutigen Leben ausdrücken, als eben diese drei Worte? Ja, es hat gedauert, zu ihnen zu finden. Es war harte Arbeit. Es gab Zeiten tiefster Depression, größter Verzweiflung und Not. Umso schöner, dass ich jetzt, im Alter von 45 Jahren, als Ehefrau und Mutter von zwei Kindern, schwerbehindert, erwerbsunfähig verrentet und mit Pflegegrad 2 versehen, genau das von mir und meinem Leben sagen kann: Es ist ein gutes Leben. Ich konnte es zu einem guten Leben wenden. Zu einem intensiven Leben, von mir selbst positiv gestaltet. Ein lohnenswertes Leben – trotz aller Einschränkungen.

Ein Leben, in dem Licht die Finsternis besiegt.

Mutterschaft:
„Mutter haben“ und „Mutter sein“

Unsere vierköpfige Familie:
Meine Kinder verankern mich in der Welt

Mein Mann und ich haben es nach der Geburt unseres Sohnes durch unsere Liebe, viele Gespräche und zusätzlich durch die Unterstützung meiner behandelnden Psychiaterin Frau Dr. K. geschafft, beieinanderzubleiben. Dass wir eine glückliche Familie werden konnten, grenzt in Anbetracht unseres Starts als junge Eltern und mit dem heftigen Ausbruch meiner bipolaren Erkrankung nach der Geburt fast an ein Wunder.

Doch wir haben es geschafft. Und wir vertrauten auf uns. Wir spürten, dass ich zwar diese psychische Erkrankung habe, aber trotzdem – in enger Unterstützung und Zusammenarbeit mit meinem Mann – in der Lage war, eine liebevolle Mutter und Partnerin zu sein. So kam es, dass wir uns Jahre später bewusst und trotz meiner Erkrankung für ein zweites Kind entschieden, das uns nach einer langen Zeit des Wartens mit unserer Tochter geschenkt wurde. Wir wussten, wir würden das Familienleben zu viert und als eingespieltes Elternteam bewältigen können.

Unsere Kinder haben einen Altersabstand von viereinhalb Jahren, eine Tatsache, die sich für mich mit meiner beschränkten Belastbarkeit aufgrund der bipolaren Erkrankung in vielerlei Hinsicht als vorteilhaft erwiesen hat: nicht zeitgleich zwei Wickelkinder. Nicht zeitgleich mit zwei Kindern extrem viel lernen müssen, weil sie in kurzem Zeitabstand auf die weiterführende Schule kommen. Zwei unterschiedliche Altersstufen, Persönlichkeiten und Geschlechter erleben und beim Großwerden unterstützen dürfen. Mein Mann und ich empfinden den Alltag mit unseren Kindern als eine beglückende Zeit, zwar mit Verpflichtungen, aber auch mit viel Liebe und Wärme, die wir vier uns gegenseitig schenken.

Ich habe für dieses Kapitel ganz bewusst die Überschrift gewählt „Meine Kinder verankern mich in der Welt." Verankern, ein Festhalten im positiven Sinne, ein mich in Verbindung setzen zu dieser Welt. Durch meine Aufgabe und Rolle als Mutter, durch die Einbindung und das Erleben der Kindergarten- und Schulzeit, den zwangsläufigen alltäglichen Kontakt zu anderen Eltern. Ein Verankern in der Welt durch die Liebe, die ich meinen Kindern tagtäglich schenke und von ihnen empfange. Ein bedingungsloses Annehmen ihrer Kinderseelen um ihrer selbst willen, das ich ihnen vermittle, weil ich durch meine eigenen Kindheitserlebnisse und Defizite weiß, wie wichtig das ist. Wie wichtig es ist, sich immer geliebt und angenommen zu fühlen und zu wissen, gewollt zu sein.

Unsere Kinder: Geliebt und gewollt

Unabhängig von meinem jeweiligen aktuellen psychischen Befinden bleibt eins: Fast täglich sage ich unseren Kindern, wie lieb ich sie habe oder dass ich sie liebe. Nehme sie in den Arm, knuddele und küsse sie. Es ist mir sehr wichtig, unsere Kinder in dem Bewusstsein groß werden zu lassen, geliebte und gewollte Kinder zu sein. Ich spüre, ich kann ihnen dieses Gefühl vermitteln – und zwar unabhängig von meinen Unzulänglichkeiten als Mutter und von meinen Eigenheiten, die sich durch meine bipolare Erkrankung ergeben.

Gerade erst vor ein paar Tagen hatte ich ein Gespräch mit meinem Sohn, bei dem er fragte, ob meine Erkrankung in den letzten Jahren zugenommen habe. „Du hast das richtig beobachtet.", antwortete ich ihm. „Meine Belastbarkeit nimmt tatsächlich nach und nach ab. Deswegen bin ich ja so froh über den Pflegegrad 2 und dass ich mir nun, wenn Papa sich verabredet, Unterstützung über die Verhinderungspflege holen kann. Aber eins verspreche ich dir: Ich werde immer genug Kraft und Liebe für dich und für deine Schwester haben. Nicht bloß jetzt, wo ihr Kinder seid, sondern ebenso, wenn ihr erwachsen seid."

Wohl das Wichtigste, trotz meiner Vergangenheit: Ich bin Mutter. Durfte Mutter werden, trotz all der schrecklichen Erlebnisse zuvor. Ich liebe meinen Mann. Liebe meine Kinder. Ich bin sehr glücklich darüber, dass sie zu zweit sind.

Es existiert ein Brief, den ich vor ein paar Jahren für unsere Kinder geschrieben habe und den sie lesen können, wenn sie erwachsen sind. Er endet mit diesen Worten:

> Irgendwann werdet ihr erwachsen sein, später vielleicht sogar eigene Kinder haben. Ihr werdet zurückschauen, euch erinnern und euch zu den verschiedenen Ereignissen in unserem Familienleben eine Meinung gebildet haben. Ihr werdet spüren, ob ihr als Kinder und Heranwachsende ausreichend Liebe und Rückhalt von uns erfahren habt oder ob euch womöglich wesentliche Dinge gefehlt haben. Wir, eure Eltern, konnten es nur so gut machen, wie wir es gemacht haben. Wir können euch versichern: Wir haben euch zu jeder Zeit geliebt, von ganzem Herzen. Wir hoffen, dass ihr Zeit eures Lebens spüren werdet:

Ein gewolltes Kind zu sein.
Ein geliebtes Kind zu sein.

Von uns.
Und von Gott.

Meine Kraftquellen

Es gibt mehrere Faktoren und Kraftquellen, die mir ein eigenständiges Leben ermöglichen mit und trotz meiner Erkrankung:

- medizinische Betreuung in einer Uniklinik mit permanenter Erreichbarkeit
- Medikamente (regelmäßige und bei Bedarf)
- therapeutische Begleitung (Ich habe Erfahrungen mit analytischer Psychotherapie und nutze aktuell Verhaltens- und Kunsttherapie.)
- die stabile und harmonische Beziehung mit meinem Mann
- meine Kinder, die ich liebe, die mich brauchen und meine Liebe erwidern
- der Rückzugsort, den meine Familie mir bietet
- Unterstützung durch Verhinderungspflege
- soziale Kontakte und ein paar wenige, tiefe Freundschaften
- meine wiedergefundene Kreativität
- die Natur
- mein Glaube an Gott

Als es mir zwei Jahre lang wegen Jobausstieg und Verrentung phasenweise immer wieder extrem schlecht ging, habe ich mehrfach zu meiner behandelnden Psychiaterin gesagt, dass es für mich vermutlich nicht so leicht möglich wäre, mit meiner bipolaren Erkrankung als Single eigenständig zu leben. Ohne die Einbindung in mein eigenes Familiensystem, ohne meinen Mann an meiner Seite, vor allem aber ohne die Mutterrolle und die damit verbundenen festen Aufgaben wäre ich als Single im Falle häufiger stark depressiver Phasen womöglich darauf angewiesen, in einer Einrichtung für Menschen mit seelischer Behinderung zu leben, um mehr Unterstützung im Alltag zu haben. Das wäre für mich persönlich sicher nochmal eine ganz andere Herausforderung. Davon abgesehen glaube ich aber fest, dass es für Betroffene immer eine ganz individuelle Situation ist, das Leben mit einer psychischen Erkrankung wie zum Beispiel der bipolaren zu meistern. Und dies kann genauso gut gelingen, wenn man Single ist, in einer Partnerschaft ohne Kinder oder in einem anderen Lebensmodell lebt.

Eine Ambivalenz namens Mutter

Wenn ich aus der Gegenwart heraus versuche, über die Beziehung zwischen meiner Mutter und mir zu schreiben, so ist es wichtig, eine Erkenntnis voranzustellen, welche mir kurz nach Beginn meiner Verhaltenstherapie gekommen ist: Sie war die beste Mutter, die sie sein konnte – aufgrund ihrer eigenen Kindheit als Kriegskind und ihrer Lebensgeschichte. Dieser Gedanke ist versöhnlich. Aber ebenso groß steht diesem Gedanken ein anderer gegenüber: Mir hat meine Mutter oft nicht gutgetan. Und trotz dieser Einsicht, dass meine Mutter die beste war, die sie im Rahmen ihrer Möglichkeiten sein konnte, habe ich es bis heute nicht geschafft, die Ambivalenzen in unserer Beziehung aufzulösen.

Die Beziehung zu meiner Mutter war für mich nie leicht und wurde durch ihren Suizidversuch weiter belastet. Deswegen meine ich mit der Überschrift „Eine Ambivalenz namens Mutter" unser ambivalentes Verhältnis zueinander ebenso wie meine eigene innere Zerrissenheit, die bis heute andauert.

Meine Mutter kennt mich heute nicht, ich lasse sie an meinem Inneren nicht teilhaben. Wenn ich in einem seltenen Telefonat doch mal fehlende Kräfte oder Aspekte meiner bipolaren Erkrankung mit wenigen Worten angedeutet habe, so ging sie nie darauf ein, sondern wischte nur darüber hinweg mit den Worten: „Bei dir ist doch alles prima, was willst du denn?" So bleibt von meiner Seite nur das Berichten über ihre Enkel. Als Kind übertrug sich ihre oft depressive Stimmungslage auf mich. Wirklich geliebt, getragen oder beschützt fühlte ich mich von meiner Mutter nie. „Sei so, wie ich dich will, damit ich dich liebe." Diese unausgesprochene Forderung prägte mich in der Beziehung zu beiden Eltern stark.

Seit ich denken kann, operierte meine Mutter mir gegenüber mit Schuldgefühlen. Versuchte so, sich meine Zuneigung zu erpressen. „Seit deiner Geburt habe ich all meine Krankheiten bekommen." Und so handelte der Soundtrack meiner Kindheit von Aufopferung und Opfersein (=sie) sowie Schuld beziehungsweise Schuldige (=ich). Doch ich hatte nicht darum gebeten, geboren zu werden – und eben das entbindet der Philosophin, Autorin und Journalistin Barbara Bleisch zufolge aus philosophischer Sicht von einer möglichen Schuld, wie sie in ihrem Buch „Warum wir unseren Eltern nichts schulden" darlegt.[40]

---

40 Vgl. Bleisch, Barbara: Warum wir unseren Eltern nichts schulden, München, 2018. Bleisch versteht ihr kontrovers diskutiertes Buch ausdrücklich als philosophische These, nicht als psychologische. Siehe hierzu auch die Rezension der F.A.Z.: „Auf knapp zweihundert Seiten

Als ich etwa acht oder neun Jahre alt war, begann meine Mutter in Ermangelung echter eigener Freundinnen, sich meiner als Ansprechpartnerin zu bedienen. Mehr noch, sie missbrauchte mich als „Freundin". Ich schreibe bewusst „missbrauchte": Bevor ich eine eigene Sexualität hatte, erzählte sie mir über die ihre – und das in negativer Form. Denn mein Vater hatte schon lange, quasi seit meiner Geburt, die körperliche Beziehung zu ihr abgebrochen, wodurch sie sich zurückgewiesen fühlte.

Was machte es mit mir als Kind, solche Dinge über die Beziehung meiner Eltern zu wissen? Ich erfuhr Sachen, die mich überforderten. Wen ging die Sexualität meiner Eltern etwas an? Doch nur sie beide oder enge erwachsene Vertraute!

Großen Einfluss auf unsere Beziehung hatte der erwähnte Umstand, dass mir meine Mutter bei meinem Eintritt in die Pubertät mitteilte, die frühe Schwangerschaft mit mir habe sich für sie wie ein Krebsgeschwür angefühlt und dass sie mich habe abtreiben wollen. Mein Vater habe sie zu der Schwangerschaft überredet. „Hätte ich dich nicht bekommen, wäre mein Leben ganz anders verlaufen und besser." Als Resultat fühlte ich mich von ihr massiv abgelehnt: Ich war nur auf dieser Welt, weil mein Vater es so wollte.

---

argumentiert sie [Barbara Bleisch], dass weder Verwandtschaft noch die geleistete Fürsorge und Erziehung Kinder zu etwas verpflichten. Das Kind habe weder um seine Existenz noch um das gemeinsame Leben gebeten und ebenso wenig in einen Vertrag eingewilligt, der wechselseitig verpflichtet. Kinder schuldeten ihren Eltern deshalb nur, was sie allen Menschen schulden, nämlich ‚Respekt' […]". Zitiert wurde hier Tömmel, Tatjana Noemi: Rezension „Sachbuch: Kindern schulden ihren Eltern nichts." Veröffentlicht unter faz.net, letzte Aktualisierung: 11. April 2018. Quelle: https://www.faz.net/aktuell/feuilleton/buecher/rezensionen/kinder-schulden-ihren-eltern-nichts-glaubt-barbara-bleisch-15533954-p2.html (Zugriff: 10. Februar 2023).

Ich habe kürzlich das Buch „In aller Liebe. Wie Mütter ihre Kinder unglücklich machen“ gelesen. Darin unterscheidet der Autor Louis Schützenhöfer vier Mutter-Typen: die Machtmutter, die Opfermutter, die narzisstische Mutter und die lieblose Mutter.[41] Ich habe mich und die Beziehung zu meiner Mutter an vielen Stellen im Text wiedergefunden, nicht alle ihre Verhaltensweisen sind eindeutig nur einem Mutter-Typ zuzuordnen, aber die Rolle „Opfermutter“ füllte meine Mutter auf jeden Fall aus. Unterkapitel hierzu heißen unter anderem „Kränkeln und Leiden“, „Aufopfern“ und „Stütze der Mutter“ – gleißend helle Schlaglichter in Bezug auf unsere Beziehung.

Von meinem älteren Bruder weiß ich, dass meine Mutter mich häufiger vor ihm und seiner Frau als die „Geisteskranke in der Familie“ bezeichnet hat. Neben der darin liegenden Stigmatisierung ist das für sie eine recht komfortable Etikettierung ihrer Tochter. Denn es bedeutet: Alles, was ich an kritischen Worten oder Widerspruch von mir gebe, muss sie nicht ernst nehmen.

Mehrmals habe ich den Kontakt zu meiner Mutter abgebrochen: nach ihrem Selbstmordversuch, als sie sich in der Klinik befand, während meiner Hörigkeit und in der Schwangerschaft mit unserem Sohn. Denn ich hatte das Gefühl, mich und mein ungeborenes Kind vor ihr und der emotionalen Belastung durch sie schützen zu müssen. Für mich war das lebensnotwendig. Auch aktuell ist der Kontakt sehr reduziert.

Vor wenigen Jahren sagte meine Mutter fast schon versöhnlich zu mir: „Es war doch gut, dass du damals den Krankenwagen gerufen hast. Es sollten ja noch ein paar schöne

41 Schützenhöfer, Louis: In aller Liebe. Wie Mütter ihre Kinder unglücklich machen. Wien, 2004. Darin Kapitel „Die Opfermutter“, S. 41–72.

Jahre kommen.“ Darauf erwiderte ich: „Damit habe ich dir damals das Leben gerettet.“ Dies war das einzige Mal, dass wir über ihren Suizidversuch geredet haben (ohne ihn beim Namen zu nennen). Zum Positiven verändert hat sich dadurch in unserer Beziehung nichts.

„2:30“: Die Abnabelung von meiner Mutter

Erst in der Therapie bei Herrn N. im Alter von Anfang 30 schaffte ich einen wichtigen Schritt, mich aus der ungesunden Bindung zu meiner Mutter zu lösen. Hier, in dem geschützten Rahmen der Therapie, erlaubte ich es mir, das erste Mal Wut und Hass gegenüber meiner Mutter zu empfinden.

Mein Therapeut Herr N. formulierte es als eines der Therapieziele, dass ich einen Text von der Dauer von zweieinhalb Minuten verfassen sollte. Darin galt es, meiner Mutter in Ich-Botschaften meine Wahrnehmung meiner Kindheit und Jugend darzulegen. Diesen Text sollte ich ihr dann persönlich vortragen. Für mich erschien diese Herausforderung anfangs als eine kaum überwindbare Hürde. Mich widersetzen? Ehrlich meine Meinung sagen? Meine Gefühle benennen, die ich doch seit meiner Kindheit immer unterdrückt und „verbogen“ hatte, damit meine Eltern mit mir einverstanden waren, damit es ihnen gut ging?

Schließlich ist es so weit. Der kurze Text, mit dem ich mich meiner Mutter stellen soll, ist nach mehrmaligem Überarbeiten und Durchsprechen mit meinem Therapeuten fertig. Ich fahre also eines Tages unangekündigt zu meiner Mutter nach Hause. Treffe sie dort an. Sie ist sichtlich überrascht, weil ich mich nicht angemeldet habe. Ich verliere nur wenige Worte. Erkläre, ich müsse ihr etwas sagen. Halte das Blatt Papier in meinen zitternden Händen. Beginne mit leiser Stimme zu lesen, spreche dann immer klarer. Mein Herz schlägt schnell, Adrenalin rast durch meinen Körper.

Ich habe dir etwas zu sagen. Ich hatte Zeit, nachzudenken, Zeit, meine Gefühle zu erkennen. Gefühle, die ich in meiner Kindheit entwickelt habe. Die mich unfrei und unglücklich gemacht haben und die ich dir jetzt mitteile, weil ich sie nicht länger haben will in meinem Leben.

Ich wurde von dir als Krebsgeschwür bezeichnet, als Ursache für deine Allergien und Krankheiten. Ich wurde von dir beschuldigt, dass du dich wegen der Schwangerschaft mit mir nicht von deinem Mann hättest früher trennen können. Ohne mich hättest du ein anderes, besseres Leben haben können. Diese Lebensentscheidungen hast du alle selbst getroffen und bist für sie allein verantwortlich. Ich war das Kind.

Schon als Kind von drei, vier Jahren habe ich unter deinen Depressionen gelitten, bis hinein in meinen Schlaf, bis hinein in meine Träume, wo sie meine Seele niederdrückten.

Ich empfand von dir weder Wärme noch Schutz. Ich hatte das Gefühl, von dir kein Lachen lernen zu können und keine Freude, wohl aber das Erfüllen von Erwartungen und das Aufrechterhalten von Fassade. Nie habe ich Herzlichkeit von dir gegenüber irgendjemandem in der Familie wahrgenommen. Ich selbst habe keine Herzlichkeit von dir gespürt.

Schon als Kind hatte ich das Gefühl, von dir als Vertraute missbraucht zu werden, konnte es aber nicht in Worte fassen. Zeit meines Lebens habe ich dich niemals als Stütze empfunden. Stattdessen empfand ich es von klein auf als deine Erwartung, dir Stütze sein zu müssen.

Ich empfinde es so, dass ich von dir Angst, Leiden und Schmerz als natürliches Grundgefühl übernommen habe. Schon als Kind spürte ich in mir Ohnmacht und Wehrlosigkeit, sah die Welt als Bedrohung an. Mit elf, zwölf Jahren war ich so verzweifelt, dass ich an Selbsttötung dachte, aber nach außen hin weiter versuchte, perfekt zu sein.

Durch deinen Selbstmordversuch habe ich mich von dir im Stich gelassen gefühlt und ganz dem gewalttätigen Vater ausgeliefert. Drei Monate war ich in einem Haus ohne Telefon und ohne Heizung im Winter. Mein Gefühl war, dass es dir egal sein müsse, was aus mir wird, wenn du mich allein lässt.

Danach empfand ich noch mehr Schuldgefühl. Unsere Beziehung veränderte sich und wurde nach meinem Empfinden noch unnatürlicher, denn meines Erachtens vertauschten sich die Rollen. Meine Aussage damals, dich möglichst schnell zu mir in ein Haus nehmen zu wollen, war allein aus meinem Schuldgefühl wegen deines Selbstmordversuches geboren. Mein Eindruck war, dass du es genossen hast, diesen Stellenwert für mich zu haben.

Interesse von dir an meinem Leben habe ich nicht wahrgenommen. Ich kenne es nicht, dass du mich fragst, wie es mir geht.

Dann war ich schwanger und ich hatte nicht das Gefühl, mit meinen Sorgen zu dir kommen zu können. Als ich das Kind noch in mir trug, botest du mir keine Hilfe an. Stattdessen bezeichnetest du die Abtreibung als „beste Lösung“. Als ich danach seelisch daran erkrankte, mein Kind verloren zu haben, hast du mich eine Woche bei dir aufgenommen. Ich empfand es damals so, dass für mein Leid kein Platz war, sondern dass ich dir zur Last falle, sobald ich nicht funktioniere. Oft in all den Jahren hörte ich, zum

Beispiel wenn ich mir wehgetan hatte, von dir den Spruch „Wenn's hier ist, ist's schlimmer." [Damit meinte meine Mutter, ihre eigenen Schmerzen seien stets bedeutsamer oder größer als meine.]

Ich habe mich oft von dir verletzt gefühlt, auch in den letzten Jahren, aber nie etwas gesagt. Immer wieder fühlte ich mich von dir emotional erpresst. Mein Eindruck war, dass ich dir selten etwas recht machen konnte. In meinem ganzen Leben habe ich mich von dir nicht geliebt gefühlt. Stattdessen fühlte ich mich wertlos, falsch, nicht existenzberechtigt und richtete all diese negativen Gefühle gegen mich selbst.

Es gibt wohl noch einen Rest Liebe, weil du meine Mutter bist. Aber für all das, was du mir angetan hast, hasse ich dich.

[Atempause]

In Zukunft werde ich nie wieder Schuldgefühle von dir annehmen oder Verletzungen. Ich bin dir zu nichts verpflichtet.

Ich werde bestimmt irgendwann bereit sein, mich mit dir auseinanderzusetzen, wenn du darüber sprechen willst, aber nicht heute.

Für einen Moment herrscht atemlose Stille, als ich mein Papier sinken lasse. Dann erwidert meine Mutter mit tonloser Stimme: „Lüge, alles Lüge." Wortlos verlasse ich ihre Wohnung. Wir haben nie wieder über diese Szene gesprochen. Was schade ist, denn es hätte womöglich die Chance für einen Neubeginn sein können.

Wenn ich mir jetzt, mit über zehn Jahren Abstand, diesen Text ansehe, dann denke ich mir schon: Dicker Klops, den sie da schlucken sollte beziehungsweise musste. Wir haben nie wieder zu einem wahrhaftigen, echten Dialog miteinander gefunden – den hatten wir niemals, zu verquer war und ist unsere Beziehung.

Die Weitergabe von Beziehungsmustern in Familien

Ich selbst habe in der Beziehung zu meiner Mutter keine nachhaltig positiven Erfahrungen gesammelt und bin daher lange Zeit von Ängsten bestimmt gewesen, ich könnte die unsichtbare Ablehnung, welche ich von meiner Mutter erfahren habe, an meine Tochter weitergeben: die emotionale Kälte, wenig körperliche Nähe, ein Sich-selbst-Ablehnen als Frau. Auch konnte ich die Beziehung beobachten, welche meine Mutter mit ihrer eigenen Mutter verband, denn meine Oma zog zu uns in die obere Etage, als ich vier Jahre alt war.

Die Miete meiner Oma und der wöchentliche Hundertmarkschein an meine Mutter fürs Wäschewaschen und das Sonntagsessen wurden gerne genommen, waren sie doch ein wichtiger Zuschuss zum Haushaltsgeld. Aber meine Mutter redete mir gegenüber häufig schlecht über meine Oma: Die wäscht sich nicht, die ist eine faule Sau, außer Beten kann die nichts.

Zu mir war meine Oma lieb und geduldig, ich ging häufig nach oben, sie besuchen, und ja, ich hatte meine Oma lieb. Doch als sie ins Altenheim umzog, war ich nur bei einem einzigen Besuch dabei. Die Wohnsituation mit zwei Personen in einem winzigen Zimmer erschreckte mich. Meine Mutter redete weiterhin schlecht über meine Oma. Ihr Gift träufelte langsam in meine Ohren, sodass ich nicht mehr ins Altenheim mitging und das Abschiedsgeschenk meiner Oma an mich, eine goldene Uhr, nicht annehmen konnte, sondern an meine Mutter weiterschenkte. Meine Oma muss sich sehr verlassen gefühlt haben, denke ich jetzt. Wohl auch von mir.

Was ich bezüglich der Weitergabe von schädlichen Mustern wegen der negativen Beziehungserfahrungen mit meiner Mutter für die Beziehung zu meiner Tochter befürchtete, ist sozialwissenschaftlich nachgewiesen. So schreibt Signe Hammer zu diesem Thema: „Die Mutter gibt an die Tochter nicht nur die Anforderungen der Umwelt weiter, sondern auch ihre eigene Reaktion auf Anforderungen, die von ihrer Mutter an sie gestellt wurden. Jeder Austausch zwischen Mutter und Tochter ist insofern eigentlich ein Austausch zwischen drei Generationen.“[42]

Die beiden Mutter-Tochter-Beziehungen, welche ich in unserer Familie erlebte, waren einmal negativ vorgelebt (Oma-Mutter) und einmal selbst erlitten (Mutter-ich). Beide prägten mich immens, was bei der Geburt unseres Sohnes glücklicherweise irrelevant war. Er war ein Junge, für mich war die Beziehung zu einem Sohn wie ein unbeschriebenes Blatt. So konnten wir uns entspannt und liebevoll kennenlernen.

Als ich in meiner zweiten Schwangerschaft erfuhr, dass wir ein Mädchen erwarteten, freute ich mich, war aber zugleich ängstlich und verunsichert. Würde ich es schaffen, sie und mich von den ungesunden Mustern abzukoppeln, die ich von klein auf erlebt hatte? Als unsere Tochter geboren wurde, waren mein Mann und ich über ihre Ankunft sehr glücklich und ebenfalls über die Tatsache, nun ein „gemischtes Doppel“ zu haben. Doch meine innere Verunsicherung blieb, schwang

42 Hammer, Signe: Töchter und Mütter. Über die Schwierigkeiten einer Beziehung. Frankfurt am Main, 1982, S. 13. Signe Hammer hat für ihr Buch Interviews mit mehr als 75 Töchtern, Frauen, Müttern und Großmüttern geführt und deren Erfahrungen mit Ärzten, Psychologen und Feministinnen diskutiert.

wie eine leise, unsichtbare Bedrohung im Alltag mit. Und das nicht ohne Grund. Hammer schreibt hierzu: „In ihr Verhältnis zu dem Baby wird sie [die Mutter] nun ihre eigenen Erfahrungen als Tochter einbringen, unter anderem alles das, was in ihrer Beziehung zur eigenen Mutter ungelöst geblieben sein mag.“[43] Schützenhöfer, der mittels Tiefeninterviews gestörte Mutter-Kind-Beziehungen untersuchte, betont ebenfalls, dass bei der Weitergabe von Beziehungsmustern häufig emotionale Störungen reproduziert werden: „Wir bekommen von unseren Müttern einen Stempel aufgedrückt, und wenn die Mutter unter Störungen im Gefühlsbereich litt, krank oder depressiv war, nimmt die Tochter dies in ihrer Kindheit auf und wird es später, wenn sie selbst Mutter ist, weitergeben.“[44]

Wie gut tat es mir da, als ich 2017 (meine Tochter war noch nicht ganz vier Jahre alt) mit meinem Verhaltenstherapeuten über diese schädlichen Muster speziell bezüglich Mutter-Tochter-Beziehung sprechen und mich weitgehend davon befreien konnte!

Versöhnung mit der eigenen Herkunft

Dass meine Mutter es vermutlich bereut, mich bekommen zu haben, ist nicht mehr oder weniger als eine Erkenntnis und damit zugleich eine Befreiung. Es lag und liegt nicht an mir, dass unsere Beziehung so verquer war und ist. Ich war als Kind nicht „verkehrt“ und bin es heute ebenfalls nicht. Ich mache weder meine Mutter noch meinen Vater für mein Leben verantwortlich, nicht für die Probleme, die ich hatte, nicht

---

43 Ebd., S. 17f.

44 Jackson, Rosie: Mütter, die ihre Kinder verlassen – alles Rabenmütter? Wien/München, 1995, S. 297, zit. n. Schützenhöfer, ebd, S. 120.

für meine bipolare Erkrankung. Sie sind meine Eltern und damit die Menschen, die mich zutiefst geprägt haben. Aber selbst das ist nicht statisch. Da, wo ihre Prägung schädlich für mich war, habe ich ab Anfang 30 mit Hilfe von Therapien die Möglichkeit genutzt, mich aus diesen schädigenden Mustern und Beschränkungen nach und nach zu befreien.

Die schreibende Rückschau auf mein Leben hat mir außerdem geholfen, Ereignisse einzuordnen, zu reflektieren und zum Teil neu zu bewerten. Das Erinnern hat Erkenntnisprozesse ausgelöst und mir so Persönlichkeitsentwicklung ermöglicht. Hier passt ein Zitat der Biografin Michaela Fröhlich, die zum Stichwort „ressourcenorientierte Biografiearbeit" erklärt: „Ein wertschätzender Blick auf die Vergangenheit hilft, sich mit dem Leben auszusöhnen und die Erfahrungen für das Gelingen der Gegenwart zu nutzen."[45] Damit wird Erlebtes – unabhängig davon, ob man es als leidvoll oder positiv empfindet – zu einem Schatz.

Ich bin froh und dankbar für mein Leben. So, wie ich es heute gestalten kann, aber auch für meine bloße Existenz. Eine Existenz, in der ich mich als von Gott gewollt empfinde, die aber ohne meine Eltern nicht möglich gewesen wäre. Nicht möglich gewesen wäre ohne die Frau, die meine Mutter ist, und die mich neun Monate in ihrem Bauch getragen hat. Dieser Gedanke hat für mich etwas Versöhnliches.

---

45 Interview: „Niemand hat nur Glück oder erlebt nur Leid." Wie man das Gute im Leben findet oder eine Lebenskurve zeichnet, weiß die Biografin Michaela Fröhlich. In: Chrismon. Das evangelische Magazin. Ausgabe 12/2021, S. 18–20, S. 18.

Pubertät: „Mama, du bist peinlich!“

Heute war ein harter Tag für mich. Ich hatte es mir mit Beginn der Schulzeit meines Sohnes zur Aufgabe gemacht, ehrenamtlich pro Schuljahr einen Ausflug in der Freizeit für die Klasse zu organisieren. Jetzt in der sechsten Klasse plante ich gerade eine neue Aktion. Bislang war unser Sohn immer ein Fan dieser Unternehmungen gewesen.

Wir gingen im Tierpark spazieren. Beobachteten die friedlichen Rehe. Dabei nutzte ich die Gelegenheit für ein Update mit meinem Mann, der von dem geplanten nächsten Schulausflug noch gar nichts wusste. Da schaltete sich unser Sohn in das Gespräch ein: „Mama, bitte bloß nicht, kein Ausflug, du bist mir peinlich.“

Ich reagierte verletzt und verbittert. Ganz klar war ich – wie mein Therapeut es nennen würde – im „Kindmodus“: „Dann brauche ich ja künftig gar nichts mehr für dich zu organisieren, das ist künftig alles deine Sache. Und das Lernen für die Schule kannst du ebenfalls gerne allein machen.“ Ich weiß, in dem Moment war das fies von mir, ich war unserem Sohn gegenüber ungerecht, aber ich konnte nicht aus meiner Haut. Ich verhielt mich genauso, wie ich es von meinen Eltern kannte: Liebesentzug. Und zwar auf der ganzen Linie. Sein „Mama, du bist peinlich.“ hatte mich tief verletzt.

Im Tierpark selbst bekamen wir zwei nicht mehr die Kurve. Ich weinte sogar, als wir zum Abschluss mit den Kindern auf dem Spielplatz waren. Ich hatte mir doch immer extra Mühe gegeben, in Zeiten, in denen ich Kraft hatte, etwas für die Kinder auf die Beine zu stellen, organisierte bei uns Übernachtungsparties für unseren Sohn. Für seine Schwester Laternegehen und Martinssingen, eine Weihnachtsfeier für ihre Ballettgruppe. Das Ganze machte ich doch, damit meine Kinder glücklich waren. Weil ich ihnen eine andere Kindheit wünschte als meine. Eine Kindheit voller zauberhaft bunter Erinnerungen. Aber jetzt empfand ich Zurückweisung. Was für einen Sinn machte es, etwas für die Kinder beziehungsweise für den Sohn auf die Beine zu stellen, wenn es nicht wertgeschätzt wurde, sondern ich als peinlich galt?

Zu Hause schafften wir es, uns mit Hilfe meines Mannes wieder zu berappeln. Er fand die passenden Worte, sprach zuerst mit unserem Sohn: „Du bist jetzt kein Kind mehr, sondern wirst immer selbstständiger. Da ist es normal, dass man nicht mehr alles von seiner Mutter oder seinen Eltern gemacht bekommen möchte. Trotzdem ist das eine Veränderung, an die sich die Eltern erst mal gewöhnen müssen. Es ist normal, dass Kinder in deinem Alter zum Beispiel nicht mehr von ihren Eltern zur Schule gebracht oder in der Öffentlichkeit geknuddelt werden möchten. Das gehört zur Pubertät dazu. Trotzdem kann ich auch Mama verstehen, wenn sie sich verletzt fühlt. Und man kann sich immer dafür entschuldigen, wenn man die Gefühle von jemanden verletzt hat.“ Durch die Hilfe meines Mannes konnten wir uns aussprechen und wieder versöhnen.

Meine Lektion daraus habe ich gelernt: Die Verabredungen meines Sohnes organisiere ich nicht mehr. Er ist alt genug, das selbst zu tun. Und ich lasse ihn so selbstständig wie nur möglich sein. Gegenseitig liebevoll miteinander umgehen können wir zum Glück weiterhin.

Familienleben und Alltag mit bipolarer Erkrankung

Schwere Depression mit Suizidgedanken

Meine Tochter ist anderthalb Jahre alt, als unser Sohn kurz vor der Einschulung steht. Seit ihrer Geburt bin ich so stark und psychisch stabil gewesen, aber jetzt packt mich eine tiefe Depression, gepaart mit manischer Verzweiflung. Warum? Es passiert einfach so. Ich erinnere mich, es ist ein extrem heißer Sommer. Das Licht der Sonne ist gleißend hell, trotzdem dringt es nicht in mein Inneres. Ich vegetiere in einem Liegestuhl auf unserer Dachterrasse, habe ein Glas mit Wasser neben mir auf dem Boden und kaum die Kraft, davon zu trinken. Ich bin so schwach, die Depression raubt mir alle Energie. In meinem Kopf drehen sich die ganze Zeit Suizidgedanken. Vom Aufwachen bis zum Einschlafen höre ich den Imperativ „Pulsadern aufschneiden" und sehe es als Bild: wie ich ein Messer ansetze für einen geraden Schnitt. Blut quillt hervor.

Ich spüre, wie meine Widerstandskraft schwindet. Ich habe ihn ja, diesen Pakt mit mir selbst. Will mir nichts antun, nicht so sein wie meine Mutter, die mich mit ihrem Suizidversuch damals komplett im Stich gelassen hat. Aber oh, es geht mir so schlecht, so schrecklich schlecht. Im Spiegel erkenne ich mich selbst kaum wieder. Von außen betrachtet ist mein

Gesicht starr und ausdruckslos wie eine Maske, die Augenlider sind nur halb geöffnet, die Mundwinkel hängen energielos nach unten. Wie sie sich zu einem Lächeln verziehen könnten, das wissen sie schon lange nicht mehr. An einem dieser unzähligen heißen Sommertage bin ich wieder gefangen in Selbstmord-Spiral-Gedanken. Doch irgendwo ganz leise, im Hintergrund meines Bewusstseins, im Pochen meines Herzens, weiß ich immer noch von meinem Versprechen, dass ich unsere Kinder auf dieser Welt nicht allein lassen will.

Also setze ich Atemzug für Atemzug mein Leben fort. Hoffe, dass es irgendwann, bald, schnell, ein Ende hat mit dieser Qual, die sich Depression nennt.

Von meiner Familie und anderen sozialen Kontakten habe ich mich weitestgehend zurückgezogen. Ein großer Vorteil von unserem Zuhause ist, dass dies räumlich möglich ist. Die Vormittage mit unserer Tochter muss ich irgendwie herumbekommen. Nachmittags holen wir ihren Bruder vom Kindergarten ab. Ich erinnere mich dunkel, wie ich in diesen Tagen die Kinder nachmittags immer vor dem Fernseher parke, sie einen Märchen-Film anschauen lasse. Ich weiß, mein Verhalten ist okay (meine Ärztin versichert es mir mehrfach), weil ich zu dieser Zeit nicht mehr leisten kann. So überbrücken wir anderthalb Stunden, bis mein Mann von der Arbeit zurückkommt und übernimmt.

Diese Spirale mit den permanenten Selbsttötungsgedanken den ganzen Tag über ist für mich psychisch kaum zu ertragen. Meine Psychiaterin, Frau Dr. Sch., ist informiert. Gemeinsam drehen wir an den Tabletten und sie verspricht mir, dass es besser werden wird. Abends nehme ich hoch dosiert *Promethazin* und *Tavor*, um zumindest ausreichend zu schlafen. Damit ist die Nacht, wenn ich ausgeschaltet bin, für mich der beste Teil des Tages. Tagsüber läuft die Spirale in meinem

Kopf weiter. Doch ich tue es nicht. Widerstehe. Weil ich durch den Selbsttötungsversuch meiner Mutter weiß, dies ist das Schlimmste, was man seinen Kindern, seinen Angehörigen und nahestehenden Menschen antun kann. Weil ich mir selbst gegenüber die Verpflichtung eingegangen bin, diesen Weg niemals zu wählen. Für mich war immer klar: Egal, wie tief ich falle, das tue ich meinen Kindern nicht an. Und hätte ich die Kraft nicht mehr, zu widerstehen, und die Medikamente wirkten nicht schnell genug, so müsste ich tatsächlich in die Klinik gehen. Denn der Tod darf keine Alternative sein. Dazu habe ich mich verpflichtet. Aber es gibt Zeiten, da ist diese Verpflichtung eine große Bürde, denn dann erscheint der Tod mit seiner Ruhe verlockender als dieser innere Schmerz, dieses kaum zu ertragende Loch, dieses ewige Fallen und Fallen und Fallen.

Diese Depression war eine schwere, tiefe, wochenlang anhaltende. Ich wusste, irgendwann würde es ein „Danach" geben, geben müssen, da es immer ein „Danach" gegeben hatte. Denn auf der Ebene der Ratio war mir klar: Meine Erkrankung verläuft in Phasen und dieser schreckliche Zustand würde früher oder später ein Ende haben, selbst wenn diese Zukunftsperspektive in meinem Unbewussten nicht vorhanden war. Und nicht zuletzt versprach mir meine Ärztin, es würde besser werden. Ich glaubte ihr. Glaubte ihr verzweifelt, weil ich daran glauben musste.

Nach etwa vier Wochen wurde es besser, millimeterweise. Ich kämpfte mich zurück ins Leben, zurück ins Licht. Der Spätsommer kam, mein Herz wurde allmählich wieder leichter. Schrittweise nahm ich stärker am Familienalltag teil. Nach gut zwei Monaten hatte ich mich wieder stabilisiert.

Als unser Sohn im August eingeschult wurde, konnten wir der neuen Herausforderung als Familie mit Freude und weit geöffneten Herzen begegnen.

Einschulung unseres Sohnes und Spielkreis unserer Tochter

Unser Sohn hatte einen gelungenen Start an der Grundschule. Sein Vorteil war, dass der integrierte Hort eine Woche früher öffnete und er sich gleich mit zwei Kindern aus seiner Klasse anfreundete. Als die Einschulung stattfand, war er bereits ein alter Hase: Er kannte sich bestens im Schulgebäude aus, stürmte mit seinen Freunden durch die Gänge. Es machte meinen Mann und mich glücklich, wie gut unser Sohn den Wechsel an die Schule verdaut hatte.

Bei unserer Tochter tat sich ebenfalls einiges: Nachdem ich im ersten Lebensjahr mit ihr eine Baby-Gruppe besucht hatte, fanden wir jetzt, als sie anderthalb Jahre alt war, bei uns in der Gegend einen „Spielkreis ohne Eltern“. An diesem nahm sie dreimal in der Woche vormittags teil. Sie schloss erste Freundschaften und lernte dort all das, was später im Kindergarten ebenfalls eine Rolle spielen sollte: gemeinsames Ankommen mit einem Liederkreis, anschließend Frühstück, dann entweder Basteln oder zusammen hinaus an die frische Luft.

Besonders schön war es auch, die sich entwickelnde Beziehung der Kinder zu unseren Wunschgroßeltern zu beobachten. Diese hatten wir bereits in der Schwangerschaft mit unserer Tochter kennengelernt, vermittelt durch das *Diakonische Werk*. Eine wunderbare Ergänzung vor Ort zu den weit entfernt wohnenden, von unseren Kindern gleichermaßen heiß geliebten beiden leiblichen Omas.

Noch war ich in Elternzeit, sodass ich genug Kraft hatte, mich um beide Kinder und den Haushalt zu kümmern. Meine bipolare Erkrankung zeigte sich wochenlang von ihrer besten Seite – nämlich gar nicht. Mein Mann und ich waren glücklich, zusammen mit unseren Kindern einen normalen und in dieser Zeit sorgenfreien Familienalltag leben zu dürfen.

Diabetes insipidus (Wassersucht) und die Suche nach einer neuen Phasenprophylaxe

Trotzdem war es für mich auf Dauer nicht leicht, beiden Kindern und meinem Mann gerecht zu werden. Denn immer mal wieder, also mehr als zwei- oder dreimal im Jahr, hatte ich leichtere bis mittlere Schübe, war depressiv oder hatte eine gemischte Episode. Hypomanisch war (und bin) ich sogar deutlich häufiger, bekomme es aber recht gut hin, mich mit den Bedarfsmedikamenten ausreichend abzubremsen, sodass ich nicht in die ungebremste Manie kippe. Damit blieb meine bipolare Erkrankung zunächst noch im händelbaren Rahmen. Schwierig wurde es aber, als unsere Tochter im Alter von zweieinhalb Jahren in den Kindergarten kam und ich mir sechs Monate später einen neuen Job suchte.

Denn parallel zum Kindergarteneintritt unserer Tochter vertrug ich plötzlich das Lithium nicht mehr, welches ich jahrelang als Phasenprophylaxe genommen hatte. Ich reagierte mit einer sogenannten Diabetes Insipidus[46], umgangssprachlich „Wassersucht" genannt. Ich musste immer mehr trinken, bis zu 10 Liter am Tag, und dementsprechend die ganze Zeit auf Toilette laufen, nachts alle 20 bis 30 Minuten. Ich wurde endokrinologisch untersucht. Ergebnis: Ich brauchte eine neue Phasenprophylaxe. Deswegen begann meine Psychiaterin, das Lithium langsam auszudosieren und

46 „Unter Lithium entwickeln 10 bis 20 Prozent der Behandelten eine überwiegend leichte, nach Absetzen des Medikamentes fast immer reversible Polyurie." (Polyurie = krankhafte Vermehrung der Harnmenge). Zitiert wird Flückiger, Alex: „Diabetes insipidus". In: pharma-kritik-Jahrgang 21, Nummer 03, 1999. Quelle: https://www.infomed.ch/pk_template.php?pkid=299 (Zugriff: 10. Februar 2023).

stattdessen *Risperidon*[47] als neue Phasenprophylaxe ebenso langsam einzudosieren.

Wiedereinstieg ins Arbeitsleben: Krankheitsschub, Suizidgedanken und Scheitern

Mit der Zeit wurde ich, wie es für meine Erkrankung typisch sein kann, immer weniger belastbar. Wie wenig, wurde aber erst deutlich, als ich wieder zu arbeiten begann.

Parallel zu meiner Jobsuche hatte ich erkannt, dass ich künftig wegen meiner verminderten Belastbarkeit durch die bipolare Erkrankung nicht mehr in der Lage sein würde, Vollzeit zu arbeiten. Deshalb wollte ich eine Erwerbsminderungsrente in Teilzeit beantragen. Dafür musste ich zunächst eine aufwendige Rentenklärung mit der Rentenkasse durchführen. Später sollte es sich als Glück im Unglück erweisen, dass ich den Antrag auf Erwerbsminderungsrente zeitgleich zum Wiedereinstieg in den Job angestoßen hatte.

Nach etwa einem halben Jahr Jobsuche hatte ich eine Teilzeitstelle gefunden. Was beim Einstellungsgespräch vielversprechend geklungen hatte und beim Job-Start mit den tatsächlichen inhaltlichen Anforderungen leicht zu bewältigen war, stürzte mich durch die höhere Gesamtbelastung als nun berufstätige Mutter in eine heftige gesundheitliche Krise.

Doch ich wollte nicht scheitern, auf keinen Fall aufgeben. Jeden Abend schüttete ich meinem Mann mein Herz aus.

---

47 „Der Wirkstoff *Risperidon* ist ein sogenanntes atypisches Antipsychotikum (atypisches Neuroleptikum) und wird vor allem in der Behandlung von Schizophrenie und Bipolaren Störungen eingesetzt." Zitiert wird Clanner-Engelshofen, Benjamin, Online-Artikel „Risperidon". In: Netdoktor, 2017. Quelle: https://www.netdoktor.de/medikamente/risperidon/ (Zugriff: 10. Februar 2023).

Quälte mich damit, Job und Mutterrolle parallel unbedingt bewältigen zu wollen. Dabei ging es mir von Tag zu Tag immer elender. Es gab keine Pause mehr. Ich eilte nur von A nach B nach C, zur Arbeit und direkt danach zum Kindergarten und zur Schule, um meine Kinder einzusammeln. Der Wecker klingelte zu einer so frühen Stunde, dass ich nachts nicht mehr einschlafen konnte und nicht mehr genug Schlaf fand. Ich sprang morgens wie von der Tarantel gestochen aus dem Bett, beeilte mich, um eine möglichst frühe Bahn zu bekommen, hetzte dann nach Hause, das Auto holen, nur schnell weiter zum Kindergarten. Stress, den bis hierhin viele berufstätige Mütter kennen. Zuhause erwartete mich die Betreuung der Kinder, der Haushalt und sich ständig wiederholende Zwangsgedanken in Form eines immer größer werdenden „ICH. KANN. NICHT. MEHR." Es gab keine Zeit mehr für Verschnaufpausen. Keine Zeit, diese innere Aufregung hinunterzufahren, die bipolare Menschen in einen Krankheitsschub hineintorpedieren kann. Ich war nicht bloß überarbeitet oder gestresst. Nein, das, was sich in mir abspielte, war mehr. Viel mehr. Die fatale Beschleunigung meiner Gedanken hatte eingesetzt, verbunden mit tiefster Verzweiflung und Depression. Ich stürzte ab in eine heftige gemischte Episode, aus der es kein Entrinnen gab. Immer tiefer fiel ich hinein in diese unbeschreibliche Finsternis.

Kaum hatte ich die ersten zwei Wochen im neuen Job überstanden, wurde klar, dass ich weit über der Belastungsgrenze unterwegs war. Für mich und meinen Mann wurde deutlich, wie massiv ich mit der Gesamtsituation überfordert war. Trotzdem: Aufgeben wollte ich nicht. Dabei ging es mir psychisch immer schlechter, ich kämpfte täglich mit Suizidgedanken, weinte jeden Abend. Unter Tränen sagte ich zu meiner Psychiaterin: „Es kann sein, dass Sie mich per Krankschreibung von jetzt auf gleich aus diesem Job rausholen müssen."

Obwohl ich versuchte, den Menschen in meinem Umfeld sowohl im Job als auch beim Abholen der Kinder und in anderen öffentlichen Momenten etwas vorzuspielen, bekam ich doch jeden Tag und sogar von völlig fremden Personen zu hören: „Was ist denn mit Ihnen los?" und „Sie sehen so schlimm aus." Ich sah so aus, wie ich mich fühlte. Kämpfte mit meinen allerletzten Reserven. Die Depressionen vermischten sich mehr und mehr mit dysphorischer Manie, also extrem beschleunigter Verzweiflung: Meine Gedanken rasten, ich grübelte und grübelte, die Verzweiflung wurde übermächtig. Und trotzdem war ich noch nicht bereit, den Job aufzugeben. Mir mein Scheitern einzugestehen. Mein altes Muster „Leistung bringen, egal, um welchen Preis" wirkte fort.

Mittlerweile war ich knapp drei Monate in dem Job und es stand wirklich schlimm um mich. Jedes Mal, wenn ich meine Ärztin sah, war ich nur am Weinen und zu Hause kaum mehr ansprechbar, denn meine Seele schrie in mir die ganze Zeit. Und doch empfand ich mich als gefesselt an die Situation. Dann kam ein Tag, an dem ich in unserer Abteilung in der vierten Etage allein war. Ich arbeitete in einem altehrwürdigen, eindrucksvoll restaurierten Haus mit einer großen Freitreppe, die sich vom Erdgeschoss bis ganz nach oben zog. Suizidgedanken kannte ich zeit meines Lebens, in den stark depressiven Phasen hatte ich sie schon häufig als Nonstop-Spirale während des gesamten Tages durchlitten. Jetzt warf ich jedes Mal, wenn ich über den Flur zum Drucker lief, einen Blick auf die große Freitreppe. Es ging ein Sog von ihr aus. Ich wusste, ich könnte mich dort hinunterstürzen. Sah mich fallen. Wusste, dass ich weg musste, mich krank melden. Sofort. Durchfall, Kopfschmerzen, was immer, ich musste weg von hier. Diese Treppe war zu gefährlich für mich mit ihrer magnetischen Anziehungskraft.

Plötzlich war mir klar: Ich hatte den entscheidenden Punkt weit überschritten. Es gab kein Zurück mehr. Ich war dieser Sache nicht gewachsen. Ich hatte psychisch nicht die Kraft, für zwei Kinder zu sorgen und einen Job zu bewältigen, das wurde mir schmerzlich bewusst. So kam es, dass ich mich noch länger an diesem Tag allein bei der Arbeit aufhielt, um „klar Schiff" zu machen, während die Treppe beständig nach mir rief, ich stets mein eigenes Fallen vor Augen hatte.

Ich dokumentierte sämtliche Arbeitsstände auf dem gemeinsamen Computer-Laufwerk auf eine möglichst transparente Weise, damit, wer immer darauf später Zugriff nähme, sich orientieren könnte. Ich prüfte meinen Terminkalender und notierte wichtige Deadlines und Wiedervorlagen im Kalender der Vorgesetzten. Das dauerte bestimmt zwei Stunden. Dabei schwebte ich in großer Gefahr, denn die Treppe hörte nicht auf, nach mir zu rufen.

Zum Schluss räumte ich Taschentücher, Kaugummis und Teebeutel aus meinen Schreibtischschubladen, holte die private Kaffeetasse aus der Küche. Von mir würde hier nichts zurückbleiben. Als ich alles erledigt hatte, wankte ich zum Fahrstuhl. Es wäre nicht sicher gewesen, die Treppe hinunterzugehen. Es hätte ihn immer noch geben können, den finalen Treppensturz. Ich fuhr ins Erdgeschoss, stempelte mich aus und wusste, ich würde nicht zurückkehren. Bestieg die Straßenbahn. In mir ein Wimmern, ein lautloses Schluchzen. Meine Seele weinte. Weinte so sehr.

Am nächsten Montag meldete ich mich krank und suchte meine Psychiaterin auf. Ich weinte nur noch. Es war klar, dass ich sofort das Attest bekam. Sie schrieb mich krank, zunächst für zwei Wochen. Diese Krankschreibung reichte ich beim Arbeitgeber und bei der Rentenversicherung ein. Dort lief ja parallel mein Antrag auf Erwerbsunfähigkeitsrente, den ich vor Beginn des neuen Jobs gestellt hatte. Später folgte ein Arztbrief, der darlegte, dass eine Job-Rückkehr bei meinem Krankheitsbild nicht möglich sei.

Sommerurlaub mit Depressionen und Dyskinesien

Auf diese Weise war ich von jetzt auf gleich raus aus dem Job. Doch das bedeutete kein Ende meiner tiefen Depression, im Gegenteil. Und schlimmer noch: Ich begriff mich als eine am Leben gescheiterte Person. Ein paar Wochen später fuhren wir mit unseren Kindern in den schon geplanten Urlaub auf die Insel Föhr. Aber meine Depressionen wurden nicht besser, im Gegenteil, ich rutschte tiefer hinab in die Finsternis. Und es sollte noch schlimmer kommen: Meine Psychiaterin hatte, da ich das Lithium als Phasenprophylaxe seit Beginn des Jahres nicht mehr vertrug, vor ein paar Monaten ein neues Medikament namens *Risperidon* verschrieben, die Dosis wurde langsam hochgefahren. Und nun, in unserem Urlaub mit den Kindern, trat on top zu meinen schweren Depressionen eine Nebenwirkung auf, die ich kaum ertragen konnte. Ich bekam Dyskinesien[48] im Gesicht in Form von permanenten Kaubewegungen, die den ganzen langen Tag anhielten und die ich nicht kontrollieren oder unterdrücken konnte. Ich

48 „Eine Dyskinesie ist eine Störung des physiologischen Bewegungsablaufs einer Körperregion, eines Körperteils, eines Organs oder einer Zellstruktur. Der Begriff wird primär in der Neurologie, aber auch in anderen medizinischen Disziplinen verwendet." Zitiert werden Antwerpes, Frank und Wintterlin, Heinz, Online-Artikel „Dyskinesie", zuletzt bearbeitet 12/2019. Quelle: https://flexikon.doccheck.com/de/Dyskinesie (Zugriff: 10. Februar 2023).

begann vollkommen zu verzweifeln. Ich war mir sicher, dass ich diesen Zustand auf Dauer nicht aushalten würde. Hielte beides permanent an, wäre tatsächlich irgendwann Suizid die Antwort, so mein Gefühl damals.

In meiner großen Verzweiflung rief ich meine Psychiaterin an, die mir versprach, dass mit der langsamen Reduzierung und dem Ausschleichen des Medikamentes die Dyskinesien nachließen und irgendwann komplett verschwänden. Ich musste versuchen, ihr zu glauben. Klammerte mich an ihrem Versprechen fest. Musste Tag für Tag jede Minute kämpfend überstehen. Hangelte mich von Atemzug zu Atemzug. Verstummte beinahe ganz. Ich weiß nicht, was ich ohne das Versprechen meiner Ärztin getan hätte. Wir vereinbarten zudem, dass ich das *Risperidon* direkt reduzieren durfte und dass nach dem Urlaub eine neue Phasenprophylaxe eingesetzt werden sollte.

Für mich war dieser Urlaub sehr schwer zu überstehen, da ich versuchte, meinen inneren Zustand vor den Kindern zu verbergen, um sie nicht damit zu belasten. Irgendwann sagte mein damals siebenjähriger Sohn: „Mama, du redest ja fast gar nicht mehr.“ Ja, so war es. Um zu überleben, hatte ich mich tief in mich selbst zurückgezogen.

Als ich nach dem Urlaub bei meiner Ärztin war, verschrieb sie mir ein Antidepressivum, weil sie mich in den vier Jahren, in denen wir uns kannten, nie in einem so desolaten und tief depressiven Zustand gesehen hatte. Für mich war es die Rettung. Ich weiß nicht, wie lange ich Depression und Dyskinesien hätte ertragen können. Es sollte noch eine Zeitlang dauern, bis das *Risperidon* komplett ausdosiert war. Die permanenten Kaubewegungen wurden langsam weniger, verschwanden schließlich komplett. Was war ich erleichtert!

Befristete Erwerbsminderungsrente und Erhöhung des Behinderungsgrades

Nach etwa zehn Tagen begann das Antidepressivum zu wirken und ich bekam Teile meiner Menschlichkeit langsam wieder zurück. Parallel erhielt ich einen Termin beim medizinischen Dienst zur Begutachtung wegen meines Antrags auf Erwerbsminderungsrente. Während des gesamten Gesprächs weinte ich.

Als ich ein paar Tage später über das Gutachten informiert wurde, konnte ich endlich aufatmen: Unsere finanziellen Unsicherheiten waren zu Ende, zumindest für eine Zeit. Mir war eine befristete volle Erwerbsminderungsrente gewährt worden für anderthalb Jahre. Langsam wandten sich die Dinge wieder zum Guten: Wie es mir der Gutachter empfohlen hatte, kümmerte ich mich um den Verschlimmerungsantrag[49] meines Behinderungsgrades und wurde auf 50 hochgestuft. Die Einnahme des Antidepressivums half mir, mich weiter zu stabilisieren. Aber eine unangenehme Nebenwirkung gab es doch: Vor einer Weile hatte ich in einem halben Jahr durch eine Ernährungsumstellung 10 Kilogramm abgenommen und das tolle, neue und leichtere Gewicht anderthalb Jahre lang gehalten. Jetzt, mit dem Antidepressivum, nahm ich langsam, aber kontinuierlich wieder zu und landete fast bei meinem alten Gewicht. Und ich sollte bis jetzt, während ich diese Zeilen schreibe, nicht mehr davon runterkommen.

Doch eine Alternative zu diesem Antidepressivum gab es damals nicht für mich. Es war meine Rettung. Schließ-

49 Der Begriff „Verschlimmerungsantrag“ bezogen auf den Grad der Behinderung (GdB) ist weit verbreitet, aber Umgangssprache. Die korrekte Bezeichnung lautet „Änderungsantrag“.

lich wollte ich leben und nicht mein Leben nur erleiden oder gar den Suizidgedanken nachgeben. Und meine Kinder und mein Mann brauchten mich.

Dauerhafte Erwerbsminderungsrente

Kurz bevor die befristete Erwerbsminderungsrente endete, stellte ich einen Antrag auf Entfristung der Rente. Da meine bipolare Erkrankung bisher so verlief, dass sich mit jedem Schub meine Belastbarkeit verringerte, war keine Besserung in Sicht, was auch in den Arztbriefen nachzulesen stand. Trotzdem war ich vor dem Gespräch mit dem Sachbearbeiter der Rentenversicherung extrem aufgeregt. Es wurde aber ein erstaunlich persönliches Gespräch, bei dem er mir berichtete, er selbst sei nach Burnout und Depressionen per Wiedereingliederung in Teilzeit in seinen Job gestartet und wie wichtig ihm dies sei. Würde er mich und meine gesundheitliche Situation verstehen können? Dass ich es aufgrund des Schweregrades meiner bipolaren Erkrankung nicht mehr schaffte, ins Arbeitsleben zurückzukehren?

Es war erstaunlich für mich, dass bei diesem Termin, den ich doch wie eine „Fleischbeschau" gefürchtet hatte, plötzlich ein so zwischenmenschliches, aufrichtiges Gespräch entstand. Trotzdem wusste ich nicht, wie die Sache für mich ausgehen würde. Denn meine schmerzliche Selbsterkenntnis, in dieser Leistungsgesellschaft nach jahrelanger erfolgreicher Tätigkeit nicht mehr als Arbeitnehmerin mitwirken zu können, musste ja erst noch systemseitig geprüft und im besten Fall bestätigt werden. Ein paar Wochen später bekam ich Post: Meine Erwerbsminderungsrente war entfristet worden und in eine dauerhafte Erwerbsminderungsrente bis zum Eintritt in die Altersrente umgewandelt worden. Damit war zugleich die finanzielle Situation für unsere Familie dauerhaft geklärt, was mir und meinem Mann einige Sorgen nahm.

Selbstwert neu verorten innerhalb der Leistungsgesellschaft trotz Schwerbehinderung, Erwerbsminderungsrente und Pflegegrad

Natürlich brauchte ich nach der Erhöhung des Grades der Behinderung auf 50 und vor allem nach der Genehmigung meiner dauerhaften Erwerbsminderungsrente sowie zuletzt nach Erhalt des Pflegegrades jeweils eine ganze Weile, um mich damit auseinanderzusetzen, jetzt ein „Weniger" zu sein. In den Augen der Leistungsgesellschaft vielleicht sogar ein „Wenigerwert". Woher sollte ich nun mein Selbstwertgefühl beziehen?

Aber ich schaffte es, diese Situation für mich zu akzeptieren. Ich tröstete mich damit, meine berufliche Karriere bereits erlebt zu haben: Schließlich hatte ich mein Studium erfolgreich abgeschlossen und zwölf Jahre in einem internationalen Konzern gearbeitet.

Ganz klar ist es ein Vorteil für mich, dass ich gern Zeit mit meinen Kindern und der Familie verbringe, darin für mich eine sinnvolle Aufgabe finde. Die Mutterrolle, in der ich meine Kinder vorbehaltlos liebe und zurückgeliebt werde, tut mir gut. Mit dem Malen und Schreiben habe ich mittlerweile Aufgaben gefunden, die mir Spaß machen und die ich je nach Kraft zeitlich ganz individuell ausüben kann. Dass ich jetzt offiziell schwerbehindert und erwerbsunfähig mit Pflegegrad bin, macht mich nicht besser oder schlechter als ich es zuvor gewesen bin. Es bildet schlicht in unserem Gesundheitssystem der Bundesrepublik Deutschland das ab, was ich in meinem Alltag an Einschränkungen durch meine bipolare Erkrankung erlebe, es findet seine Entsprechung.

In bester Gesellschaft: Berühmte Bipolare

Von meiner Psychiaterin Frau Dr. K., die nach der Geburt unseres Sohnes die bipolare Erkrankung diagnostizierte und mich vier Jahre ambulant betreute, stammt das nachfolgende Zitat, das ich hier sinngemäß wiedergebe: „Würde Ihre bipolare Erkrankung der Menschheit nicht auch nutzen, so wäre sie durch die Evolution schnell wieder ausgerottet worden, da sich nur erfolgreiche Mutationen durchsetzen. Ohne Menschen wie Sie säßen wir heute wohl immer noch wie in der Steinzeit in unseren Höhlen."

Ich liebe dieses Bild, denn es zeigt den Mut, die Stärke und den Erfindungsgeist, über die wir Bipolaren in unseren besten Zeiten verfügen. Vielleicht gerade dann, wenn wir hypomanisch sind, die Kreativität fließt und die Kraft groß ist. Ein Bild, welches zeigt, dass sich das Durchstehen der schweren Zeiten lohnt.

Es gibt einige bekannte Persönlichkeiten und Künstler, denen im Nachhinein von Psycholog*innen und Psychiater*innen mit hoher Wahrscheinlichkeit eine Bipolare Störung attestiert wurde. Manche Prominente der Gegenwart offenbaren sich selbst als manisch-depressiv. Damit leisten sie einen wichtigen Beitrag zur Entstigmatisierung psychisch kranker Menschen. Einer Untersuchung aus dem Jahr 1994 zufolge, durchgeführt von der amerikanischen Psychiaterin Dr. Kay Redfield Jamison, sind kreative Persönlichkeiten zehn Mal häufiger bipolar erkrankt als dies in der Allgemeinbevölkerung der Fall ist.[50] Auf der Homepage der *Deutschen Gesellschaft für Bipolare Störungen e.V.* werden als Bipolare mit

---

50 Besemer, Petra: Berühmt und bipolar: Michael Douglas ist stolz auf Catherine Zeta-Jones. Quelle: https://meine-diagnose-bipolar.jimdofree.com/ber%C3%BChmt-und-bipolar/ (Zugriff: 10. Februar 2023).

gesicherter Diagnose Robert Schumann, Vincent van Gogh, Virginia Woolf, Sylvia Plath, Ernest Hemingway und Hermann Hesse aufgezählt.[51] Frank Sinatra bezeichnete sich selbst als „18-karätigen Manisch-Depressiven".[52] Vielleicht konnte er „My Way" deswegen auf so unvergleichliche Weise singen. Auch die Politiker Abraham Lincoln und Winston Churchill sowie Feldherr Napoleon Bonaparte gelten als bipolar.[53]

Aktuelle Prominente, die sich öffentlich zur manisch-depressiven Erkrankung bekennen, sind der Musiker Sting, der Schauspieler Jean-Claude Van Damme, der Komiker und Filmschauspieler Jim Carrey und der englische Sänger Robbie Williams.[54] US-Sängerin Selena Gomez, ebenfalls bipolar, hat sich sechs Jahre lang von Dokumentarfilmer Alek Keshishian begleiten lassen. Ihr heftiger Kampf um mentale und physische Gesundheit (sie leidet außerdem an der Autoimmunerkrankung Lupus erythematodes) ist Ende 2022 als TV-Dokumentation unter dem Titel „My Mind & Me" erschienen.[55]

---

51 Quelle: https://dgbs.de/bipolare-stoerung/kreativitaet (Zugriff: 10. Februar 2023).

52 Van Versendaal, Dirk: Guck mal, wer da spricht. Als Rapper ist Kanye West ein Gigant. Er hält sich aber auch für Jesus und will US-Präsident werden. Grund für den Größenwahn: eine bipolare Störung – und er ist nicht der Einzige. In: Stern Nr. 33 vom 6. August 2020, S. 84–88, S. 87.

53 Quelle: www.famousbipolarpeople.com (Zugriff: 10. Februar 2023).

54 „In a 2006 documentary about bipolar disorder, English singer Robbie Williams revealed his struggle with depression." Quelle: https://www.rxwiki.com/slideshow/celebrities-bipolar-disorder (Zugriff: 10. Februar 2023).

55 Online-Artikel „My Mind & Me" - Seelenstriptease: Selena Gomez über ihre bipolare Störung, Psychosen und Probleme, Kinder zu bekommen, online veröffentlich am 4. November 2022. Quelle: https://www.stern.de/lifestyle/leute/selena-gomez-ueber-ihre-bipolare-stoerung-und-psychosen---schonungslose-doku-32878724.html (Zugriff: 10. Februar 2023).

Auf *Bild online* wurde ein Artikel veröffentlicht mit dem Titel „Um anderen zu helfen: 15 Promis sprechen über ihre psychischen Erkrankungen".[56] Darin finden sich die folgenden vier Stars, welche die meisten von uns kennen und die dort erklären, wie sie mit ihrer bipolaren Erkrankung umgehen:

Die US-amerikanische Schauspielerin und Sängerin Demi Lovato sagt: „Ich wusste: Es gab zwei Möglichkeiten. Entweder rede ich nicht über meinen Klinikaufenthalt und hoffe, dass keiner davon erfährt. Oder ich spreche offen darüber und mache Menschen Mut, sich bei Problemen Hilfe zu suchen. Und das habe ich dann getan."

Carrie Fisher, die 2016 verstorbene US-amerikanische Schauspielerin („Star Wars", „Harry und Sally") litt ebenfalls an einer Bipolaren Störung und äußerte sich dazu: „Ich habe Menschen acht Stunden lang am Telefon festgehalten. Wenn die manische Episode stark ist, dann scheint alles klar zu sein. Man fliegt dann eben hoch auf den Berg – aber plötzlich geht alles zu schnell. Was ich rede, ergibt keinen Sinn mehr. Ich weiß nicht mehr, was ich tue, kann nicht schlafen, bin unzuverlässig."

Die britische Film-Schauspielerin und Oscar-Preisträgerin Catherine Zeta-Jones berichtet im selben Artikel: „Ich hatte nie vor, damit so offen umzugehen. [...] Als es dann doch herauskam, wusste ich, dass ich nicht die Einzige bin, die damit Tag für Tag klarkommen muss. Wenn ich also jemandem

---

56 Online-Artikel „UM ANDEREN ZU HELFEN: 15 Promis sprechen über ihre psychischen Erkrankungen", veröffentlicht am 12. November 2015. Quelle: https://www.bild.de/unterhaltung/leute/psychische-erkrankung/prominente-sprechen-ueber-psychischen-erkrankungen-43369272.bild.html (Zugriff: 10. Februar 2023).

damit geholfen habe, über Depression oder Bipolare Störung zu sprechen – dann ist das toll."

Pete Wentz, US-amerikanischer Musiker und Bassist der Alternative-Rock-Band „Fall Out Boy", schildert seinen Umgang mit der Erkrankung wie folgt: „Wenn es mir gut geht, dann geht es mir irre gut, und wenn es mir schlecht geht, unheimlich schlecht. Ich kann das nicht ausgleichen. Durch richtige Therapie und weil ich Vater wurde, habe ich es heute viel besser im Griff. Ich merke, wenn ich wieder in der Achterbahn sitze, und kann es besser steuern."

Ich bin von Gott gewollt

Trotzdem hat es gedauert, bis ich wieder Frieden mit mir selbst und der neuen Situation sowie zuletzt mit der Etikettierung „Pflegegrad 2" schließen konnte. Mich wieder selbst zu mögen und mein Selbstwertgefühl erneut aufzubauen, dabei half mir auch der Glaube an Gott. Obwohl ich mich nicht als streng gläubig ansehe, existiert doch seit den schweren Wochen nach der Geburt unseres Sohnes mein Glaube wie ein kleines, warmes Leuchten in meinem Inneren. Denn wo ich mich in meiner Kindheit und Jugend von meinen Eltern unerwünscht oder ungeliebt gefühlt hatte, steht diesem traurigen alten Gefühl ein neues, lebendiges und überirdisches „DU BIST GEWOLLT." gegenüber.

Gott hat mich auf dieser Welt gewollt. Wenn er es mir zutraut, mit oder trotz dieser Erkrankung mein Leben zu gestalten und zu meistern, darf ich dies erst recht selbst für mich in Anspruch nehmen. Es gibt einen Satz, der mich am meisten stärkt, den ich in mir trage wie eine Verheißung: „Ich bin ein gesegneter Mensch." Das bedeutet für mich, dass Gott mir besondere Gaben geschenkt hat und mich im Leben beschützt. Ich bin nicht allein.

Natürlich habe ich meine Familie. Aber in den tiefsten Depressionen gab es Zeiten, in denen mich ihre Liebe nicht mehr erreichen konnte, ich davon abgeschnitten war. Und trotzdem hat mich etwas immer weiterleben lassen, immer wieder durchhalten lassen. Seit ich Gott an meiner Seite habe, überstehe ich diese Phasen besser als zu jener Zeit, in der ich als junge Frau nach der Abtreibung akut und später jahrelang mit Depressionen zu kämpfen hatte. Damals schrie alles in mir und oft schrie es auch nach einem Gott. Doch all mein Rufen blieb zu dieser Zeit unbeantwortet.

Deswegen bin ich froh und erleichtert, dass mein Leben heute ein anderes ist und ich mich als „gewollt“ ansehen kann. Mein Glaube hilft mir, meine bipolare Erkrankung zu akzeptieren und mich und mein Leben anzunehmen. Dazu kommen die stärkenden Erfahrungen aus der Therapie: Unterstützt durch analytische Psychotherapie, Verhaltens- und Kunsttherapie habe ich gelernt, mich ganz neu selbst wertzuschätzen und zu lieben.

Einschulung unserer Tochter

Gern möchte ich eine weitere schöne Episode aus unserem Familienleben teilen, da dies die Momente sind, die mich langfristig stärken und die zeigen, dass ein normaler Alltag mit einem harmonischen Miteinander in der Familie trotz meiner bipolaren Erkrankung möglich ist.

Nach dem Ende der Kindergartenzeit unserer Tochter im Juli 2019 ging es gleich am nächsten Tag in den Urlaub. Ab nach Fehmarn auf einen Familienbauernhof. Unsere Tochter konnte Ablenkung wirklich gebrauchen. Was für ein seltsames Gefühl, nicht mehr Kindergartenkind, aber eben auch noch nicht Schulkind zu sein! Zusammen mit Mama, Papa und Bruder kam sie im Urlaub schnell auf andere Gedanken und freute sich über ihre neuen Ferienfreundinnen, mit denen sie gerne in der Spielscheune im Heu herumtobte. Und bei unserem Sohn stand wie immer Fußball auf dem Rasenplatz hoch im Kurs.

Als wir erholt von Fehmarn zurückkamen, hatten wir anschließend noch eine gemeinsame Woche zu viert Urlaub zu Hause. Dann war der große Tag da: Schon morgens war unsere Tochter total aufgeregt. Bei der Einschulung wurde jedes Kind von der Schulleiterin einzeln aufgerufen. Anschließend gingen die Lehrerinnen mit ihren Schülerinnen und Schülern gemeinsam in die Klassenräume, während den Erwachsenen auf dem Schulhof Kaffee und Kuchen angeboten wurden. Eine Dreiviertelstunde später kam unsere Tochter strahlend Hand in Hand mit einem anderen Mädel aus der Tür gerannt. Das schien gut gelaufen zu sein!

Am Abend wollte sie unbedingt ein paar Minuten früher schlafen gehen, damit der nächste Schultag schneller begänne. Der beste Spruch kam aber, als sie nach ihrem zweiten Schultag abends im Bett lag: „Mama, Schule ist fast noch schöner als Geburtstag, nur dass es keine Geschenke gibt.“ So begann ihr erstes Schuljahr vielversprechend.

Corona-Zeiten

Homeschooling und Depressionen ...

In den Nachrichten wird über den Ausbruch einer neuen, hochansteckenden Krankheit namens Covid-19, ausgelöst durch das Coronavirus SARS-COV-2, berichtet. Noch ist das Virus in Wuhan, China, und damit weit weg. Doch es kommt näher. Unaufhaltsam. Eine weltweite Pandemie hat begonnen.

März 2020: Hier in unserem Bundesland liegt die erste Woche der Corona-bedingten Schulschließung hinter uns. Mit den darauffolgenden Osterferien werden sämtliche Kindergärten und Schulen fünf Wochen am Stück geschlossen sein. Was danach wird, kann niemand sagen. Für mich bedeutet das ganztägige Zusammensein mit unseren Kindern, vor allen Dingen mit meiner Tochter, für die soziale Interaktion so wichtig ist, eine erhebliche Belastung. Mein letztes großes Tief hatte ich vor einem Jahr, als mir vor ihrer Einschulung klar wurde, dass meine Kräfte für zwei Schulkinder und die regelmäßige Betreuung unserer Tochter ab mittags nicht ausreichten. Und jetzt sollte ich beide ganztags betreuen? Mein Mann kam als Entlastung hierbei nicht in Frage, er wurde bei seinem Vollzeit-Job nach wie vor im Büro gebraucht. Wie sollte ich das bloß längere Zeit schaffen?

Nachts erlebe ich massive Panikattacken. Ob meine Medikamente wegen der eingeschränkten Lieferketten wohl auf Dauer verfügbar bleiben? Während ich im Bett liege, werde ich mit weiteren überdimensionalen Corona-Ängsten konfrontiert. Immer wieder schreit das Wort „Tod!“ in mein Hirn hinein. Ich fürchte um das Leben meiner Kinder, um das meines Mannes, um mein eigenes. Welche Katastrophe wäre es für meine Kinder, wenn ich sie zurückließe? Welche Katastrophe wäre es, meinen Mann oder ein Kind zu verlieren? STOPP. Ich muss den Stopp des Gedanken-Karussells erzwingen. Es gelingt, zum Glück.

Jetzt also Corona und die Schließung der Schulen; eine komplette Zäsur für alle Familien, die in unserer folgendermaßen ausfällt: Plötzlich bin ich täglich rund zehn Stunden mit meinen Kindern zusammen und überwiegend allein für ihre Betreuung und das Homeschooling zuständig. Mein zwölfjähriger Sohn hält die soziale Isolation durch Corona zunächst noch einigermaßen gut aus, da er im „normalen Leben“ neben seinem Fußballtraining meist nur alle zwei Wochen oder seltener eine Verabredung hat. Meine siebenjährige Tochter aber, die zu Schulzeiten am liebsten jeden Tag auf eine Verabredung bestand, fällt emotional in ein Loch, aus dem ich sie nicht herausholen kann. Mehrmals am Tag weint sie für eine halbe Stunde herzzerreißend. Natürlich versuche ich, sie zu trösten. Für sie da zu sein und nur liebe Worte zu ihr zu sprechen. Dabei zeige ich – wie es meiner Persönlichkeit mit der Leistungsorientierung entspricht – meine eigene Schwäche nicht vor den Kindern. Doch innerlich blute ich mehr und mehr aus. Ich reibe mich auf und meine Kraft schwindet. Längst bin ich in der zweiten Homeschooling-Woche im negativen Bereich unterwegs und schleppe mich der einen Osterferienwoche entgegen, in der mein Mann Urlaub genommen hat.

Während dieser Ferienwoche haben wir herrlichen Sonnenschein. Ich bin einerseits erleichtert, dass mein Mann jetzt da ist und übernimmt, andererseits graut es mir vor dem Ende seiner Urlaubstage. Immer tiefer gleite ich in Verzweiflung, Depression und Finsternis hinab. Im Handumdrehen ist die Woche vorbei und mein Mann geht wieder zur Arbeit. Schon am zweiten Tag ohne ihn bin ich so fertig und verzweifelt, am Ende meiner Kräfte, dass ich nicht weiß, wie ich unsere Familie noch länger am Laufen halten soll. Dann werden die neuen Regelungen der Regierung zum Thema erneuter Schulbeginn kommuniziert: Meine Kinder, Schülerin und Schüler der ersten und sechsten Klassenstufe, werden als Letzte an die Reihe kommen! Ende Mai, vermutlich aber erst Mitte Juni, dürfen sie wieder zur Schule gehen. Dies bedeutet weitere sechs bis acht Wochen Homeschooling und Heimbetreuung für mich. Ich bin völlig verzweifelt. Wie soll das bloß weitergehen? Ich brauche unbedingt Hilfe. Spüre, wie nah ich einem emotionalen Super-GAU bin. Wenn wir nicht Hilfe bekommen, wird mir schon bald alles um die Ohren fliegen, unser System wird auf irgendeine Weise crashen.

Abends entdecke ich eine Pressemitteilung des Kultusministeriums im Internet, dass wegen der Verlängerung des Corona-bedingten Homeschoolings die Härtefallregelungen für die Kinderbetreuung ausgeweitet werden: Nun dürfen ebenfalls Kinder mit psychosozialen Härtefällen innerhalb der Familie an der Notfallbetreuung der Schule teilnehmen. Sofort setze ich mich mit der Klassenlehrerin meiner Tochter in Verbindung und schildere ihr unsere Situation mit Hinweis auf die neue Regelung. Ich kontaktiere meine aktuelle Psychiaterin Frau Dr. W. und bitte sie um einen Arztbrief, der die Notwendigkeit der Betreuung unserer Tochter wegen meiner bipolaren Erkrankung belegt. Schreibe der Direktorin der Grundschule eine E-Mail, schildere unsere Situation und den Schweregrad meiner Erkrankung, unbeschönigt. Einen Tag später ist es entschieden: Unsere Tochter darf zur Notbetreuung.

Jetzt an diesem Wochenende versuche ich, mein zersplittertes Inneres zu sortieren und die Scherben zusammenzukehren. Die letzten Wochen haben mich so enorm viel Kraft gekostet, ebenfalls das Stellen des Härtefallantrags und das damit verbundene „Outing" gegenüber der Schule, bei dem ich mich mit all meinen Defiziten und Schwächen zeigen musste – was ich ja durchaus wollte, damit der Ernst der Lage klar wird, und was trotzdem mein Gefühl des „So wenig" überdeutlich zeigt. Trotz der Erleichterung, die ich spüre, weil für unsere Tochter nun gesorgt ist, stürze ich immer tiefer in die Depression.

> Wusch! Hinab. Tiefer. Und noch tiefer.
> Hinein in den Schmerz. In diese Finsternis.
> Meine Seele weint. Weint so sehr.

Ich weiß, ich bin nicht die Einzige, die durch die Begleitumstände von Corona, durch die anhaltende soziale Isolation, Leid erfährt.[57] Es gibt so viele Menschen mit psychischer Erkrankung da draußen, so viele mit Depressionen. Einsame, kranke und alte Menschen. Alleinerziehende. Aber auch ganz normale Familien mit gesunden Eltern, die doch durch gleich-

---

57 „Es gibt auch die, die verloren gehen. Ein Leben ohne Struktur und Anleitung ist nicht für jeden die Offenbarung." Ich erkenne im Nachhinein, dass es gerade der Zusammenbruch meiner Alltagsstrukturen war, der mich psychisch in die Knie gezwungen hatte. Zitiert wurde Bax, Claudia, per *Facebook* zum Thema „Vielen geht es in der Pandemie besser". In: Leserforum der Hannoverschen Allgemeinen Zeitung, 4. Juni 2020, S. 27.

zeitiges Homeoffice, Kinderbetreuung und Homeschooling täglich an ihre Grenzen kommen.

Meine Nächte sind eine Qual. Sind Unruhe, Licht und Lesen. Dazwischen laufe ich ins Bad, gehe zur Toilette, wieder ins Bett. Stoße leise Schmerzensschreie aus. Ein Milligramm *Tavor* unter die Zunge. Nichts passiert. WACH, ich bin so schrecklich wach. Dann also treppab für eine heiße Milch mit Honig. Parallel noch eine *Tavor.* Wieder zur Toilette und alles beginnt ERNEUT. Bis er dann irgendwann kommt, der Schlaf, nachts um drei oder vier Uhr, auf den ich so sehr gewartet habe. Und der Wecker klingelt doch zur selben Zeit. So geht es nun schon seit Wochen. Ich frage mich, wie ich es schaffen soll, wieder irgendeine Form von Balance zu finden?

Von der Familie habe ich mich weitestgehend zurückgezogen, hinein in mein versiegeltes Inneres. Ich empfinde mich aktuell als schlechte Mutter – denn echte „Mama-Zeit" kann ich unseren Kindern jetzt nicht schenken. Dafür stecke ich zu tief in der Depression fest. Kraft für etwas anderes als mein eigenes Überleben existiert nicht mehr.

Mittlerweile bin ich seit einem Monat zusätzlich zu den Depressionen hypoman, schlafe jede Nacht zu wenig, meist zwischen vier bis fünf Stunden. Dabei brauche ich eigentlich achteinhalb, besser sogar neuneinhalb Stunden Schlaf, um psychisch stabil zu laufen. Ich weiß nur eins: ICH. MUSS. SCHLAFEN. DRINGEND!

Nacht, drei Uhr. Ich habe zwei Milligramm *Tavor* und eine heiße Milch mit Honig intus. Trotzdem bin ich knallwach. Lesen hilft nicht. Zur Toilette gehen ebenfalls nicht. So kann es nicht weitergehen! Ich erschöpfe immer mehr, werde zunehmend dünnhäutiger. Mir wird klar, diese depressiv-hypomane Phase muss mit einem Erhöhen der Medikamente eingefangen werden. Noch in der Nacht schreibe ich eine

E-Mail an meine Psychiaterin Frau Dr. W. mit dem Betreff „S.O.S. Medikamente hochsetzen, Bitte um Rückruf". Darin schildere ich Schlafverhalten und den *Tavor*-Verbrauch der letzten Wochen (den ich protokolliert hatte) und dass ich den aktuellen Zustand nicht länger ertrage.

Gleich am nächsten Morgen ruft sie mich zurück. Wir besprechen verschiedene Alternativen für die Medikamenten-Erhöhung, treffen gemeinsam eine Entscheidung. Abends schlucke ich zur üblichen Zeit meine Tabletten inklusive des nun erhöhten *Promethazins*. Eine halbe Stunde später merke ich, wie ich völlig erschöpft auf dem weichen Sofa vor dem Fernseher eindusele. Zuerst kippt mein Kopf, dann mein Körper zur Seite. Ich schlafe. Endlich.

Nach etwa einer Dreiviertelstunde kommt meine Tochter nach oben, um mir gute Nacht zu wünschen. Ich bin ganz benommen. „Oh Mama, das tut mir leid, dass ich dich geweckt habe." „Nicht schlimm, Mäuschen, ich muss sowieso ins Bett gehen." Und so liege ich um 21 Uhr im Bett, schlafe schnell wieder ein. Zwischendurch werde ich wach, gehe zur Toilette. Das nächste Mal höre ich die Stimmen meiner Familie am Frühstückstisch. Ich schaue auf den Wecker: 6.20 Uhr. Ich habe zehn Stunden geschlafen, fühle mich so wohl und erholt wie lange nicht. Für die nächste Nacht bin ich hoffnungsfroh.

… aber auch neue Chancen

Zunächst bedeutete Corona für unsere Familie eine monatelange Isolation. Wir verzichteten im Privatleben darauf, Familie, Freundinnen und Freunde zu treffen. Und die Kinder mussten ebenfalls darauf bis auf wenige Ausnahmen verzichten.

Doch wider Erwarten boten sich mir durch Corona neue Chancen: Wegen meiner bipolaren Erkrankung war mir schon so viele Jahre kein regelmäßiges Hobby mehr möglich. Abendliche Verabredungen waren bis auf wenige Ausnahmen nicht drin, denn sie forderten direkt danach mit schlaflosen Nächten ihren Tribut. Im Sommer 2020 aber wurde ich auf einen Online-Zeichenkurs aufmerksam. Video-Tutorials, die man im eigenen Tempo absolvieren und jederzeit wiederholen konnte. Ich wagte den Schritt und meldete mich an. Nicht bloß zum Kurs, sondern auch zur begleitenden *Facebook*-Gruppe. Ein halbes Jahr später traute ich mich erneut: Ich nahm an einem Online-Schreibworkshop teil. Im realen Leben für mich undenkbar. Zu auf- und anregend die fremden Menschen, neuen Orte. Reizüberflutung garantiert. Aber zuhause in der vertrauten Umgebung per Webcam und PC gelingt das Experiment. Und so komme ich in diesen Zeiten der sozialen Isolation auf einmal in Kontakt mit neuen Menschen, die durch gemeinsame kreative Interessen verbunden sind. Die sich gegenseitig motivieren, einander wertschätzend behandeln. Social Media ermöglicht mir eine zeitversetzte Kommunikation. Ich kann mich beteiligen, wenn ich Kraft und Ruhe habe. Oder schweigen, wenn ich Rückzug brauche. Es entstehen sogar neue Freundschaften.

Leichter leben

Gut zu sich selbst sein: All die kleinen Dinge

Es gibt so viele, kleine Dinge, mit denen man gut zu sich selbst sein kann:

- eine warme Dusche
- frische Kleidung
- eine leckere Mahlzeit
- ein Spaziergang
- eine Pause machen und dabei tief durchatmen
- sich im Spiegel anlächeln
- ein gutes Buch lesen
- Sport
- Meditation
- Achtsamkeitsübungen
- einen Blick in den Himmel werfen, das Sonnenlicht und den Wind spüren
- ein Telefonat oder Gespräch mit einem Menschen, den man gern mag
- Musik hören
- einen Kaffee oder Tee trinken und bewusst genießen
- einem anderen Menschen etwas Nettes sagen, zum Beispiel der Verkäuferin im Supermarkt
- sich auf dem Sofa in eine warme Decke kuscheln, gerne noch mit Wärmflasche dazu

- Blumen betrachten und an ihnen riechen
- einen Brief oder Tagebuch schreiben

Manchmal aber ist es nicht leicht, gut zu sich selbst zu sein. Vor allem, wenn die Depression einen fest im Griff hat, man tief hinabgestürzt ist in diese Finsternis. Dann sind so elementare Handlungen wie sich duschen, die Haare frisieren oder saubere Kleidung anziehen plötzlich ein enormer Kraftakt. Werden zu Hürden, für deren Überwinden Energie und Antrieb fehlen. In solchen Zeiten laufe ich manchmal zu Hause den ganzen Tag über mit meinem leicht verwuschelten, am Vorabend geflochtenen „Schlaf-Zopf" durch die Gegend. Habe keinen Spaß daran, in meinem Kleiderschrank nach bunter Abwechslung zu suchen. Schaffe es gerade ein- oder zweimal pro Woche, das große Duschprogramm samt Haarewaschen durchzuführen, an den anderen Tagen muss eine Katzenwäsche reichen. Spreche, weil ich dies hier aufschreiben will, eine Freundin, die selbst phasenweise mit Depressionen zu tun hat, darauf an, wie schwer es mir bei ausgeprägten Depressionen fällt, auf Körperpflege und frische Kleidung zu achten. Sie erwidert: „Das ist bei Depressionen ganz normal. Es redet bloß niemand darüber, aus Scham."

Wenn man es in diesen finsteren Zeiten schafft, die sonst alltäglichen Handlungsabläufe der Körperpflege, der Ernährung oder des Griffs zur frischen Wäsche durchzuführen, sind dies alles kleine Schritte, auf die wir als Menschen mit einer psychischen Erkrankung stolz sein sollten. Denn mit jeder dieser kurzen Verrichtungen schaffen wir es, für uns zu sorgen, uns Gutes zu tun. Bringen uns damit millimeterweise der Besserung unseres Befindens näher. Waschen uns, kleiden uns frisch an, essen eine gesunde Mahlzeit – übernehmen damit Verantwortung für unser Leben.

Selbstfürsorge ist erlernbar I: Verhaltenstherapie

Einmal schlug mir meine Psychiaterin vor, eine Verhaltenstherapie zu beginnen, um meine Lebensqualität mit – und trotz – der bipolaren Erkrankung zu verbessern. Wie überall sind Therapieplätze auch in unserer Stadt ein rares Gut, der Zugang läuft per Wartelisten. Über die Empfehlung eines anderen Arztes hatte ich den Namen eines Therapeuten bekommen, der zu mir passen könnte. Ein paar Tage später erreichte ich den von ihm genannten Herrn Sch. telefonisch. Dieser erklärte mir, seine Warteliste sei so lang, dass es voraussichtlich rund ein Jahr dauern würde, bis er mir einen Therapieplatz anbieten könne. „Bitte setzen Sie mich auf die Liste. Mein Leidensdruck ist nicht so hoch, als dass ich es nicht bis dahin aushalten könnte. Und die Probleme, die ich jetzt habe, werde ich in einem Jahr vermutlich immer noch haben."

So kam es, dass ich ziemlich genau ein Jahr später mit meiner Verhaltenstherapie bei Herrn Sch. anfing. Unsere Tochter war zu diesem Zeitpunkt dreieinhalb und unser Sohn acht Jahre alt. Zwei ganze Jahre lang traf ich mich mit Herrn Sch. im 14-täglichen Rhythmus. Zum Start der Therapie bat er mich, einen Bogen mit Fragen zu meiner Lebensgeschichte auszufüllen und das Buch „Im Gefühlsdschungel"[58] des Psychologen Harlich H. Stavemann zu lesen.

58 Stavemann, Harlich H.: Im Gefühlsdschungel. Emotionale Krisen verstehen und bewältigen. Weinheim, 2001. Auszug aus dem Text auf der Buchrückseite: „Sie erfahren, wie man sich mit krank machenden Denkmustern und damit einhergehenden Gefühlen den gesamten Alltag ‚versaut', [...] und wie man dies ändern kann. Sie erleben [...] wie unser Denken das Gefühlsleben und Verhalten bestimmt, Sie erkennen, zu welchen typischen Denkmustern Sie selbst neigen und wie Sie besser damit umgehen können."

Von Beginn an hatte ich den Eindruck: Uns verband eine sachliche, hoch konzentrierte Arbeitsatmosphäre. So ist nachzuvollziehen, dass ich bei Herrn Sch. im ersten Jahr nahezu nie in Tränen ausbrach, selbst zu den Zeiten, in denen es mir extrem schlecht ging. Trotzdem lernten wir uns, die wir in ganz unterschiedlicher Weise über Gefühle sprachen, mit der Zeit immer besser kennen und schätzen.

Mein Verhaltenstherapeut erläuterte mir einmal seine Sicht auf Psychotherapie: Es gibt einen bunten Blumenstrauß an verschiedenen Methoden. Therapeut*in und Patient*in überlegen gemeinsam, welche davon für die aktuelle Situation passend ist. Dieses Bild mit dem Blumenstrauß gefiel mir.

Durch Herrn Sch. lernte ich, die Methoden der Verhaltenstherapie für mich zu nutzen. Er erklärte mir, dass Situationen, in denen ich im Alltag in Stress geriet, zugleich alter, wieder aktivierter Stress sind und alte ungesunde Muster reaktiviert werden. Mit maßgeschneiderten Übungen, die aus dem regelmäßigen Mir-selbst-Aufsagen neuer, positiver Glaubenssätze bestanden, sei es möglich, diese alten Muster zu überschreiben. Und tatsächlich, diese Methode war wie für mich gemacht. Mit ihr begann ich erneut, an mir selbst zu arbeiten und für ein besseres Leben zu kämpfen.

Konkrete Arbeit mit positiven Glaubenssätzen

In der Verhaltenstherapie nutzte ich von nun an positive Glaubenssätze, um mich „umzuprogrammieren“ und die alten schädlichen Muster durch gesunde neue zu ersetzen. Für diese Methode, mit positiven Glaubenssätzen zu arbeiten, gibt es verschiedene Bezeichnungen, hinter denen verwandte Konzepte stehen:

- Autosuggestion[59]
- Affirmationen[60]
- Selbsthypnose[61]

Die psychischen Vorgänge, die Autosuggestion, Affirmationen und Selbsthypnose bewirken können, sind ähnlich. Definitionen dieser drei Konzepte werden in den Fußnoten erklärt.

Eines der ersten Themen, welches ich in Angriff nahm, war die Tatsache, dass ich meine beiden Kinder nie auf den Mund küsste, obwohl ich sonst liebevoll und körperlich zärtlich mit ihnen umging: Als mein Sohn geboren worden war, kuschelte ich viel mit ihm. Ich streichelte ihn von Anfang an

---

59 Definition Autosuggestion: „Autosuggestion, typische Grundform aller Suggestion: sich selbst suggerieren, Selbsteinredung. Eine Beeinflussung des Urteils und der Vorstellungen, die vom Individuum selbst bewusst oder unbewusst hervorgerufen wird.“ Quelle: https://www.spektrum.de/lexikon/psychologie/autosuggestion/1832 (Zugriff: 10. Februar 2023).

60 Definition Affirmationen: „Eine Affirmation ist ein selbstbejahender Satz, den Menschen sich selber wieder und wieder sagen, um ihre Gedanken umzuprogrammieren. Affirmationen zu nutzen, ist eine der einfachsten und bekanntesten Methoden, wenn es darum geht, sich selbst zu ändern. (...) wenn man seine Gedanken durch Affirmationen dauerhaft ändert, dann ändert sich nach einer Weile möglicherweise auch das Verhalten und auch die Gefühle ziehen irgendwann nach.“ Am wirksamsten sind Affirmationen, wenn man sie vor dem Zubettgehen einsetzt. Zitiert wird: Stangl, W. (2020), Online-Eintrag: „Affirmation“. Online Lexikon für Psychologie & Pädagogik. Quelle: https://lexikon.stangl.eu/2229/affirmation/ (Zugriff: 10. Februar 2023).

61 Definition Selbsthypnose: „Wird ein Trancezustand ohne Fremdhilfe erreicht, wird von Selbsthypnose (auch Autohypnose) gesprochen. Dabei ist ein tiefer und stabiler Trancezustand oft erst nach einiger Übung möglich. Autogenes Training ist eine bekannte Selbsthypnose-Methode, andere Techniken weisen Ähnlichkeiten zur Meditation auf.“ Quelle: https://de.wikipedia.org/wiki/Hypnose#Selbsthypnose (Zugriff: 10. Februar 2023).

gern und häufig, bei jedem Windelwechsel und zwischendurch. Ich küsste seine Wangen, seine Nase, die Stirn, seinen süßen kleinen Bauch, die Füße, die zarten Händchen. Seinen Mund küsste ich nie. Und ohne dass mein Mann und ich darüber sprachen, schien mein Verhalten auf ihn abgefärbt zu haben: Er küsste unseren Sohn ebenfalls nicht auf den Mund – obwohl dies zwischen ihm und seiner Mutter von klein auf üblich war und heute noch ist.

Hier wirkte das für mich einschneidende Erlebnis im Alter von circa sieben Jahren nach, als meine Mutter zu mir sagte: „Man küsst seine Eltern nicht auf den Mund." Diese Zurückweisung hatte sich in meinem Inneren zu einem Verbot in umgekehrter Richtung verfestigt: „Man küsst als Eltern seine Kinder nicht auf den Mund." Dieser negative Glaubenssatz war mir in Fleisch und Blut übergegangen.

Als mein Sohn ein oder zwei Jahre alt war und ich mit ihm in den Spielkreis ging, beobachtete ich neidisch, wie die anderen Kinder auf ihre Mütter zukamen und diese von sich aus auf den Mund küssten. Ich sah es mit halb erstaunten und halb eifersüchtigen Augen. Ich fragte mich, wann mein Sohn mich wohl auf den Mund küssen würde? Dass er selbst nur ein Spiegel meiner Zärtlichkeiten sein konnte, daran dachte ich nicht.

Dann war er viereinhalb Jahre alt und seine Schwester wurde geboren. Sie bekam von uns die gleiche liebevolle Zuwendung wie unser Sohn, doch sie küssten wir ebenfalls nicht auf den Mund. Das Verbot meiner Eltern wirkte fort.

In diesem Zusammenhang schilderte ich Herrn Sch., dass ich fürchtete, meine schwierige ambivalente Beziehung zu meiner Mutter könne die Beziehung zwischen mir und meiner Tochter negativ beeinflussen. Zwar konnte ich nichts Konkretes benennen, aber ich war mir stets eines „flauen Gefühls“ im Bauch bewusst. Dieses Gefühl bezog sich darauf, dass meine Tochter und ich eine „Mutter-Tochter-Beziehung“ hatten und ich mir zu diesem Zeitpunkt nicht sicher war, unsere Beziehung weitestgehend frei und unabhängig gestalten zu können von der mit vielen negativen Gefühlen und Verletzungen angereicherten Beziehung zu meiner eigenen Mutter.

Über meiner Tochter und mir schwebte eine diffuse Art von Bedrohung, weil wir beide weiblich waren und sie mein Kind. Ich wollte nichts von den negativen Erfahrungen und Mustern aus der Beziehung zu meiner Mutter an meine Tochter weitergeben, hatte aber Angst und Bedenken, dies könnte automatisch geschehen. Es war ein wesentlicher Punkt der therapeutischen Arbeit, hier mein Selbstbewusstsein wachsen zu lassen.

Gemeinsam formulierten mein Therapeut und ich positive neue Glaubenssätze zu diesem Thema. Sie lauteten: „Ich bin eine liebevolle Mutter. Ich genieße es, einen Jungen und ein Mädchen zu haben. Ich liebe meine Kinder unabhängig von Alter, Geschlecht und Persönlichkeit.“ Diese Worte, mehrfach wiederholt, waren für mich von nun an abends die letzten vor dem Einschlafen und morgens die ersten nach dem Aufwachen. Ich sprach sie mir innerlich mehrere Wochen lang täglich vor. Und plötzlich brach mein Panzer auf.

Ich meine, es dauerte etwa drei Monate. Dann konnte ich meine Tochter emotional ganz annehmen, konnte unserer beider Weiblichkeit sehen und zulassen. Doch vor allem konnte ich die Beziehung zwischen meiner Tochter und mir komplett von der zu meiner Mutter abkoppeln. Ich wusste, ich hatte es geschafft, diesen schädlichen Kreislauf zu durchbrechen. Und vor allen Dingen konnte ich plötzlich meine Kinder aus ganzem Herzen und ohne jeden Vorbehalt auf den Mund küssen!

Für mich funktioniert das Einüben positiver Glaubenssätze als Methode zum Überschreiben alter, schädlicher Muster ausgezeichnet. Mein Therapeut meint dazu immer: Je häufiger und intensiver man übt, mit vielen Wiederholungen, desto besser – und täglich sowieso. Er verweist gerne auf das Bild einer Blume (die Seele des Menschen), die durch das regelmäßige Gießen und die Versorgung mit Nährstoffen wächst, gedeiht und blüht. Ich selbst meine eigene Gärtnerin.

Mitunter in tiefster Depression ist mir das Üben positiver Glaubenssätze nur eingeschränkt möglich gewesen. Aber ich habe immer versucht, dranzubleiben, nach den Pausen ging es wieder los. Aktuell übe ich meist täglich vor dem Einschlafen.

Mein Therapeut vertritt die Ansicht, dass Autosuggestion am besten funktioniert, wenn man ein Einzelthema mit möglichst wenig Text übt. So gelänge es am besten, alte schädliche Muster mit neuen, positiven Glaubenssätzen zu überschreiben. Außerdem ist es wichtig, die Übung mit einer Selbstanrede einzuleiten. Bei mir lautet sie „Liebe Nora, liebe Seele." In den zwei Jahren der intensiven Verhaltenstherapie habe ich neben den oben zitierten Glaubenssätzen zu meinem Selbstverständnis als Mutter noch folgende für mich wichtige Sätze regelmäßig genutzt:

- „Ich darf sagen und denken, was ich will. Ich darf ‚Nein' sagen."
- „Ich darf Fehler machen – Hauptsache ich habe es gut gemeint."
- „Ich bin richtig so, wie ich bin. Ich bin gut so, wie ich bin. Gott hat mich gewollt."

Diesen letzten, dreiteiligen Glaubenssatz mag ich besonders. Er kommt mir vor wie eine Steigerung, wie eine klassische

Klimax im Sinne von gut – besser – am besten. Er hat mir gerade in der Anfangszeit meiner Verhaltenstherapie sehr bei der Akzeptanz meiner bipolaren Erkrankung geholfen, zeigt er doch, dass der Wert eines Menschen stets derselbe bleibt – unabhängig davon, ob man krank ist oder gesund. Laut meinem Verhaltenstherapeuten Herrn Sch. können bei einem langen Übungszeitraum dagegen möglichst stark formulierte, spezifische „Gesundheitsgedanken" wirksamer sein als dieser eher übergeordnete Glaubenssatz.

Für Phasen hoher, plötzlicher Erregung habe ich für mich diese Worte gefunden:

- „Anspannung und Entspannung liegen in meiner Hand. Mit jedem Atemzug entspanne ich mehr und mehr."

Beim Thema Glaubenssätze – nachdem ich die positiven Auswirkungen der oben genannten Sätze an mir spüren konnte und ich die verschiedenen Varianten immer wieder hervorgeholt und trainiert hatte – hat sich zuletzt noch ein „Basissatz" gefunden, der für mich die Quintessenz meines Daseins ausdrückt und der mich schon bald zwei Jahre begleitet:

- „Ich bin ein gesegneter Mensch."

Freundschaften und soziale Kontakte

Wir Menschen sind soziale Wesen, wir brauchen den Kontakt zueinander. Der Austausch mit unseren Mitmenschen lässt uns an deren Leben teilhaben, wie auch sie zu einem Teil unseres Lebens werden. Mit nur einem aufrichtigen Freund oder einer engen Freundin an unserer Seite fühlen wir uns gleich viel stärker – wir sind nicht allein. Genau dasselbe gute

Gefühl kann uns der Rückhalt durch die Familie geben, sofern Eltern, Partner*in oder Geschwister unterstützend an unserer Seite stehen. Miteinander sprechen, sich dabei in die Augen sehen, einander umarmen. Am Gesicht, an der Körperhaltung und an der Stimme des anderen ablesen können, wie es ihm oder ihr geht, sich selbst auf die gleiche Weise dem vertrauten Menschen mitteilen können: Das ist das große Geschenk menschlicher Nähe. Und trotzdem fehlen vielen diese wichtigen Kontakte. Sie leiden unter Einsamkeit.

Gerade psychische Erkrankungen können uns vereinsamen lassen. Sind wir depressiv, wollen wir am liebsten nur zu Hause sein, mit niemandem sprechen müssen. Oder die eigene Krankheit ist erklärungsbedürftig und genau das überfordert uns, wenn wir Menschen näher kennenlernen, die unser nicht durchschnittliches Verhalten nur schwer einschätzen können. Wenn man eine psychische Erkrankung hat, kann man sich mitunter sehr isoliert fühlen oder in der Pflege von sozialen Kontakten und Freundschaften eingeschränkt sein. Ich selbst kenne das aus meinen depressiven Phasen.

Fehlen Freundschaften oder der Rückhalt von Familie und anderen Verwandten, kann die Beziehung zwischen Patient*innen auf der einen, Ärzt*innen beziehungsweise Therapeut*innen auf der anderen Seite eine wichtige Stütze sein. Im Sportverein oder bei *VHS*-Kursen lassen sich neue Kontakte finden, wenn man die Kraft aufbringen kann, dorthin zu gehen. Bei gegenseitiger Sympathie ist es gerade bei gemeinsamen Interessen möglich, nette Bekanntschaften und bei gleicher „Wellenlänge" womöglich sogar neue Freundschaften zu knüpfen. Dafür ist man zum Glück nie zu alt. Ich selbst habe zum Beispiel über den Chor, in dem ich vor einigen Jahren gesungen habe, als mir der Besuch von regelmäßigen Abendveranstaltungen noch möglich war, eine tolle Frau kennengelernt. Sie ist auf den Tag 70 Jahre älter als meine Tochter und mit ihrer pragmatisch-herzlichen Art eine echte Bereicherung in meinem Leben. Auch Selbsthilfegruppen (vor Ort oder im Internet) können eine gute Unterstützung sein, denn dort findet man Verbündete, die häufig vor ganz ähnlichen Problemen und Herausforderungen stehen wie man selbst. Mal stellt man Fragen, ein anderes Mal kann man aufgrund eigener Erfahrungen einen Rat geben. Diese Art von Gemeinschaft und gegenseitiger Unterstützung unter Gleichen zu erfahren, erlebe ich als sehr stärkend: Ich bin Mitglied in mittlerweile drei privaten *Facebook*-Gruppen zum Thema Bipolarität, die ich sehr schätze.[62] Es gibt aber auch Online-Selbsthilfegruppen, die andere technische Plattformen nutzen und andere Akzente setzen, so zum Beispiel das Online-Selbsthilfeforum der *Deutschen Gesellschaft für Bipolare Störungen e.V.* (DGBS) namens www.bipolar-forum.de. Mit mehr als 10.000 Nutzerinnen und Nutzern ist es im deutschsprachigen Raum die größte virtuelle Selbsthilfe-Plattform. Die DGBS hat auf ihrer Homepage auch ein deutschlandweites Verzeichnis lokaler Selbsthilfegruppen.[63]

Außerdem nehme ich an einer wöchentlichen Reha-Sportgruppe teil, zu der ich seit der Geburt meiner Tochter gehe und wo ich meine „üblichen Verdächtigen" treffe. Auch die Termine beim Verhaltenstherapeuten und mit meiner Psychiaterin stabilisieren mich, ebenso die 14-tägliche Kunst-

---

62 Die Gruppen werden von Betroffenen und Angehörigen genutzt. Sie heißen „Bipolare Störungen" (Link: https://www.facebook.com/groups/447365398807904/, „Bipolare Störung Leben in Extremen" (Link: https://de-de.facebook.com/groups/442421609267277/) und „Bipolare Störung – Gefühle am Limit" (Link: https://de-de.facebook.com/groups/134061471952258/), Zugriff jeweils: 10. Februar 2023).

63 Quelle: https://dgbs.de/selbsthilfe/selbsthilfegruppen (Zugriff: 10. Februar 2023).

therapie. Im Alltag schöpfe ich am meisten Kraft aus der Beziehung zu meinem Mann, der zugleich mein bester Freund ist, und aus dem liebevollen Umgang mit unseren Kindern.

Dazu kommen eine Handvoll gute und teils alte Freundschaften, die mir Kraft geben und die ich sporadisch pflege, wenn es mir mit dem aktuellen Gesundheitszustand möglich ist. Auch seitens meines Mannes gibt es ein paar befreundete Pärchen, die wir meist zu Geburtstagen sehen. Das klingt prinzipiell nach einer ganzen Menge Menschen in meinem Leben und dafür bin ich dankbar. Doch da durch meine bipolare Erkrankung meine Belastbarkeit so gering ist und ich gerade abends kaum noch Verabredungen schaffe, muss ich zuallererst für mich und die Familie „funktionieren" und kann mich nur selten auf Treffen einlassen. Denn sehr schnell können die über das Familiäre hinausgehenden Kontakte für mich ein „Zuviel" werden.

Während meiner ersten Therapie bei Herrn N. habe ich gelernt, genau zu erkennen, ob Freundschaften ausbalanciert sind und mir guttun oder ob dies nicht der Fall ist. So kam es, dass ich mich von zwei Freundinnen trennte, weil es eben keine Freundschaften mit gegenseitig gleich hoher Wertschätzung waren. Es kostete mich beide Male einiges an Überwindung, schließlich hatte ich „Schluss machen" bislang nur bei Liebesbeziehungen gekannt. Und es tat mir weh, mich von meinem Gegenüber nicht ebenso wertgeschätzt und angenommen zu erleben, wie es den Gefühlen entsprach, die ich in diese Freundschaften bislang eingebracht hatte. Keine von beiden hat um die Freundschaft gekämpft. Das schmerzte – zum Teil bis heute.

Doch obwohl wir so verletzlich sind, sollten wir Offenheit wagen. Denn es gibt sie, diese Menschen, die wie im Vorübergehen unsere Seele streicheln. Mit denen wir nur wenige

Worte wechseln, und schon sind wir miteinander verbunden. Manchmal sind es Fremde, die uns so nahekommen wie enge Vertraute. Mitunter geschieht das in winzigen Augenblicken, in denen wir einander so sehr berühren, dass unser jeweiliges „Selbst" sich überschneidet mit dem des anderen. Und danach wieder: jeder Mensch ein Universum.

Selbstfürsorge ist erlernbar II: Kunsttherapie

Seit gut zwei Jahren gehe ich alle zwei Wochen zur Kunsttherapie, welche mir meine ehemalige Psychiaterin Frau Dr. F. im Rahmen einer Ergotherapie zur dauerhaften Stabilisierung empfohlen hat. Laut meiner Verordnung soll diese Therapieform dazu dienen, meine „Bipolare affektive Störung" zu behandeln, konkret sollen „meine Einschränkungen im Verhalten sowie in der zwischenmenschlichen Interaktion" verbessert werden.

Zu Beginn der Kunsttherapie habe ich mit Pinsel und Gouache-Farbe gemalt, stets abstrakt. Dabei handelten meine Bilder immer wieder von Mustern, sauber voneinander abgegrenzte Farbfelder, vom Auflösen von Strukturen und dem Finden einer neuen Harmonie und Balance – Spiegel meiner inneren Zerrissenheit durch die bipolare Erkrankung, welche ich ebenfalls permanent versuche, emotional einigermaßen auszubalancieren.

Wegen meiner zitternden Hände war das exakte Zeichnen mit dem Pinsel schwierig für mich. Nach ein paar Monaten wechselte ich auf dicke Buntstifte mit hoher Deckkraft, welche mit Wasser vermalbar sind. Damit war der Prozess des Malens ein anderer: kein vorsichtiges, langsames Ziehen von Pinselstrichen, damit ich die Konturen nicht verwackele, sondern ein kräftiges, energisches Aufdrücken der Farbspitze. Ein zügiges, kraftvolles Ausfüllen der zuvor konturierten Flächen.

Mit der Zeit fasste ich immer mehr Vertrauen zu meiner Kunsttherapeutin Frau B., die ebenfalls Mutter ist, sodass ich mich auf dieser Ebene gut mit ihr austauschen konnte. Es ist erstaunlich, welche Gesprächsthemen mitunter beim Malen wie aus dem Nichts auftauchten: Einmal berichtete ich Frau B. von meinem Vater und seiner Mitgliedschaft in der Hitlerjugend. Er war in der Gruppe der Segelflieger. Lernte dort viel über Technik und hatte sogar die Möglichkeit, als armer Junge aus dem Volk, eigenhändig ein Segelflugzeug am Himmel zu steuern, den Traum vom Fliegen selbst zu erleben. Diese Faszination hat ihn zeit seines Lebens nicht mehr losgelassen. Sprach er von damals, leuchteten seine stahlblauen Augen, Begeisterung lag in seiner Stimme.

Nach und nach wurden die Gespräche zwischen uns intensiver und damit ebenso bedeutsam wie das kreative Arbeiten selbst. Mittlerweile kennt Frau B. viele der einschneidenden Szenen meiner Biographie, weiß vom Suizidversuch meiner Mutter, von den Händen meines Vaters an meiner Kehle. Mein Vertrauen zu ihr wuchs weiter. Heute ist meine Kunsttherapeutin ein großer Halt für mich.

Durch die Kunsttherapie ist nach und nach mehr Kreativität in mein Alltagsleben gekommen: Nach einem halben Jahr entschloss ich mich, mit dem Schreiben dieses Buches zu beginnen. Ein weiteres halbes Jahr später und nach heftigem Ringen entschied ich mich, bestärkt von meiner Kunsttherapeutin, für einen Online-Zeichenkurs.

Online-Zeichenkurs

Früher sang ich mittwochs in einem Chor. Die Gesellschaft der anderen Frauen und das gemeinsame Singen fluteten meine Seele mit Freude und Licht. Bis diese wöchentliche abendliche Zusammenkunft irgendwann zu anstrengend für mich wurde und ich anschließend nachts gar nicht mehr schlafen konnte. Zunächst pausierte ich für ein paar Monate, stieg dann wieder in den Chor ein, um kurz darauf erneut die Reißleine ziehen zu müssen. Seitdem war mir ein kontinuierliches Hobby mit festem Termin nicht mehr möglich.

Es war purer Zufall: Im Sommer 2020 wird mir von einem Algorithmus auf meinem Handy ein kostenloser Online-Schnupper-Zeichenkurs mit dem Titel *Funny Sketchnotes* vorgeschlagen, was so viel bedeutet wie „fröhliche Strichnotizen". Die *Funny-Sketchnotes*-Kurse werden von Simone Abelmann angeboten, die darüber sagt: „Meine Mission ist es, all die Menschen, die an sich zweifeln, wieder in die Kreativität zu bringen."

Ich meldete mich an und malte während des Schnupperkurses eifrig mit. Es entstanden jede Menge Tiere und Gegenstände, lustige Strichmännchen und -weiblein. Als ich meine Zeichnungen am nächsten Tag mit innerem Abstand ansah, war ich verblüfft, wie fröhlich sie wirkten und wie sehr sie mir auf einmal gefielen. Ein paar Tage später bekamen alle Teilnehmenden des Schnupperkurses das Angebot, einen kostenpflichtigen Kurs zu buchen, bei dem man für ein Jahr lang Zugriff auf alle vorhandenen Selbstlern-Videos bekommt.

Ich war mit mir am Ringen. Das Zeichnen beim Schnupperkurs hatte mir viel Spaß gemacht, doch billig war die Gebühr für den Jahreskurs nicht. Man konnte dort im eigenen Tempo lernen, sich die Videos mehrfach ansehen, das war für mich wichtig. Ich sprach meinen Mann an, fragte ihn: „Was hältst du von der Idee mit dem Zeichenkurs?" „Das hängt davon ab, wie häufig du ihn nutzen wirst." „Aber genau das kann ich wegen meiner Krankheit ja nicht planen oder vorhersehen!" Einen anderen Rat hatte mein Mann nicht, stattdessen wiederholte er seine Meinung mehrmals. Bestärkt fühlte ich mich dadurch nicht, doch so war klar: Ich hatte meine Entscheidung allein zu treffen.

Es dauerte noch ein paar Tage, in denen ich mit der Idee schwanger ging und auch meine Kunsttherapeutin um Rat fragte. Zu den Kosten für den Kurs meinte sie: „Wenn Sie etwas Vergleichbares bei der Volkshochschule buchen und den Gesamtpreis des Online-Kurses auf die Monate runterbrechen, so ist es an der Volkshochschule teurer."

Also beschloss ich, mich für den Zeichenkurs anzumelden. Und was soll ich sagen? Das Zeichnen und der Austausch in der dazugehörigen wertschätzenden Community haben unheimlich viel Freude und Licht in mein Leben gespült. Man lobt und kommentiert gegenseitig die online gestellten Werke, kann sich bei technischen Fragen außer an die Kursleitung auch an die Mit-Zeichnenden wenden und bekommt Hilfe – von zuvor wildfremden Menschen.[64] Und unglaublicherweise habe ich dort eine tolle, humorvolle Frau kennengelernt, mit der trotz großer Entfernung nur über Video-Telefonieren und Chatten eine tiefe Freundschaft entstanden ist. Später fand ich sogar noch eine zweite, sehr liebe Freundin über diesen Kurs – was für eine Bereicherung. Ich erinnere mich gerade jetzt an den Taufspruch, den ich mir selbst ausgesucht habe:

64 Neben ihren Kursen fördert Simone Abelmann die Vernetzung der Kurs-Teilnehmenden und der an Sketchnotes-Interessierten über *Facebook*. Es gibt eine öffentliche *Facebook*-Gruppe mit über 27.000 Mitgliedern. Siehe: https://www.facebook.com/groups/Sketchnotes/?ref=share (Zugriff: 10. Februar 2023).

„Du stellst meine Füße auf weiten Raum." – sogar in meinem durch die bipolare Erkrankung vielfach eingeschränkten Leben gibt es immer mal wieder neue Möglichkeiten und unvorhersehbare positive Entwicklungen, das hat mir dieses Beispiel mit dem Zeichenkurs gezeigt.

Im folgenden Jahr produzierte ich Notizblöcke, Sticker, Tassen, ein Badehandtuch, eine Kuscheldecke. Designte einen Briefkasten für meine Zeichenkurs-Freundin. Nahm an einem Geschenkpapierwettbewerb der Community teil. Mein Unterwassermotiv mit frecher Nixe, Kugelfisch, Unterseeschildkröte und Oktopus gehörte zu den drei ausgewählten Designs und ist seit kurzem in einem Onlineshop für nachhaltig produziertes, umweltfreundliches Geschenkpapier zu kaufen.[65] Ich entwarf eine Charity-Postkarte für unseren Stadtteilbauernhof und ließ 1.000 Exemplare im Maxiformat DIN A5 drucken. Meine Schwägerin wünschte sich ein Logo für ihre Reittherapie, was ich für sie gestaltete. All dies wäre vor dem Zeichenkurs undenkbar gewesen.

Kürzlich meinte meine Kunsttherapeutin zu mir: „Ich hatte von Anfang an das Gefühl, dass die Kreativität nach und nach in Ihren Alltag einziehen wird. Aber mit dieser Intensität hatte ich nicht gerechnet." Und ich realisierte plötzlich meine Entwicklung, ausgelöst durch die Kunsttherapie. Ich bin mittlerweile nicht mehr wie zuvor bloß Ehefrau, Mutter und eine Krankheit. Meine Identität hat sich positiv erweitert: Ich bin Nora, die Schreibende. Nora, die Malende. Ehefrau und Mutter. Freundin. Und ja, ich habe außerdem eine chronische psychische Erkrankung. Doch was mich ausmacht, ist meine Seele, meine ganze Persönlichkeit.

---

65 www.planetpaket.de (Zugriff: 10. Februar 2023).

Unsere Katzenkinder ziehen ein

Es gibt Momente, da fühle ich mich leicht und frei. Heute ist so ein Moment, denn wir haben unsere beiden Babykatzen abgeholt. Mein Herz ist schwerelos, weit geöffnet und voller Liebe zu diesen beiden kleinen Stubentigern, unseren neuen Familienmitgliedern. Wie zauberhaft, sie dabei zu beobachten, wie sie die neue Umgebung erkunden! Ich spüre das Glück in mir aufperlen wie Bläschen in einem Glas Orangen-Limonade.

Plötzlich ist unsere Familie sechsköpfig. Genau so fühlt es sich an. Denn mit den Katzenkindern Gracy und Mikesch sind eindeutig zwei Persönlichkeiten bei uns eingezogen, die jede ihren ganz eigenen Kopf haben. Während die zarte und anmutig getigerte Gracy uns (und alle anderen) mit ihrer Schönheit in den Bann zieht, sich anfangs aber scheuer als ihr Bruder verhält, entwickelt sich der schwarze Mikesch rasch zu einem richtigen Schmusekater.

Nur einen Tag später und das Glück hat sich aufgebraucht. Zwar empfinde ich die beiden Katzenkinder immer noch als niedlich, als eine Bereicherung und die richtige Entscheidung für unsere Familie, doch nach dem gestrigen übergroßen Glücksempfinden und der Begeisterung bin ich senkrecht in die Depression gestürzt – mal wieder.

Es dauert, bis es sich bei mir innerlich zurechtruckelt. Ich empfinde in den ersten Tagen das Versorgen der Katzen als eine weitere Belastung, einen weiteren Punkt auf der unsichtbaren To-do-Liste, die ich sowieso kaum bewältigen kann. Aber nach einiger Zeit überwiegt bei mir dann doch wieder die Freude, ich bin im neuen Alltag angekommen. Füttern, streicheln, schnurren, spielen: Wir vier sind froh und glücklich, dass wir nun mit unseren Katzen zusammenleben. Und die beiden Kleinen erkunden munter und verspielt ihr neues Zuhause.

Trotzdem sind Tiere kein Allheilmittel bei einer psychischen Erkrankung. Man sollte vor der Anschaffung genau überlegen, ob man allein für das Tier zuständig ist oder ob man Unterstützende an der Seite hat. Denn in den tiefsten Depressionen nach meiner Abtreibung hatte ich eine Katze, die bei mir lebte, abgeben müssen. Ich war so depressiv und traurig, ich konnte keinem anderen Lebewesen mehr Streicheleinheiten oder Liebe schenken. Doch hat man wohlüberlegt die Entscheidung für ein Haustier getroffen, so kann dies gerade für psychisch erkrankte Menschen eine stabilisierende Wirkung haben: Ein Tier angemessen zu versorgen, kann zu einer festen Tagesstruktur beitragen. Es zu streicheln, wirkt sich auf unser Wohlbefinden aus, körperlich wie seelisch. Stress wird reduziert, denn Blutdruck und Pulsfrequenz sinken dabei und unser Gehirn schüttet verstärkt die Neurotransmitter Oxytocin und Serotonin aus.[66] Wer weiß: Vielleicht werden mich unsere Samtpfoten sogar in Momenten der Depression trösten können?

Freude, Begeisterung und Hypomanie

Jede Freude und Begeisterung ist für mich bedrohlich, denn direkt daneben stehen immer die Hypomanie und die anschließende Verausgabung. Und trotzdem haben Freude und Begeisterung in meinem Leben eine Berechtigung, gehören zu mir und hier in diesen Buchabschnitt „Leichter leben". In hellen Zeiten kann ich das: alles „gut" reden, mich an allem erfreuen. Aber der Grat ist schmal. Bin das noch ich, diese Freude und Begeisterung, oder ist es schon die Krankheit?

66 Balance für die Seele. Tierische Helfer. In: Land & Leute. Das Landmagazin ihrer Tageszeitung. Oktober 2021, S. 40–42, S. 42.

Ich habe gelernt: Oft ist es ein „Egal". Sie gehört zu mir, die Begeisterungsfähigkeit. Und sie ist kostbar.

Kürzlich besuchten wir einen Arbeitskollegen meines Mannes auf dem Campingplatz, direkt am See. Mein Grundzustand seit vielen Wochen war ein hypomanischer, der Hand in Hand mit Schlafmangel ging. Auf der Rückfahrt sagte ich bestimmt dreißigmal: „Er war so ein toller Gastgeber!", freute mich riesig über den gelungenen Nachmittag. So reichte schon das, ein normales Maß zu verlieren.

Freude und Begeisterung für eine Sache zu stark empfunden, zu lange am Stück, und ich springe so schnell wie ein Fingerschnipsen in die Hypomanie. Dann ist es wie eine Sucht, der ich mich nicht entziehen kann, und auf irgendetwas lenke ich meinen Fokus. Auf diese Weise sind viele Texte hier im hypomanischen Zustand entstanden, denn ohne dieses „Zusätzlich" an Kraft und das beschleunigte Denken wäre mir das Schreiben per Spracherkennung im trubeligen Familien-Alltag nicht möglich gewesen.

Wenn ich in der Vergangenheit hypomanisch war, ging mein Verhalten, das Bündeln meiner Energie, mehrmals in Richtung Kaufsucht. So erstand ich einmal bei *ebay*-Kleinanzeigen in kürzester Zeit 16 Wanduhren, neben modernen Markenuhren auch Exemplare aus den 50er/60er Jahren. Das gleiche Spiel wiederholte sich zu einer anderen Zeit mit Kaffee-Services und Ballerina-Statuen.

Jetzt, bei der Teilnahme am *Funny-Sketchnotes*-Zeichenkurs, werde ich beim Malen mit Freude und Begeisterung konfrontiert. Die eigenen Werke in der *Facebook*-Gruppe zu veröffentlichen, die Kommentare der anderen zu lesen, sich gegenseitig zu ermutigen – all das pusht mich, beschleunigt mich. Ist manchmal kaum auszuhalten, so positiv es auch ist. Es ist extrem schwer für mich, die Balance zu halten, wenn die Flamme der Begeisterung in mir brennt. So unfassbar schwer, das rechte Maß zu finden.

Momentan versperrt mir jede Nacht wieder die Hypomanie den Eingang in das Land der Träume. Gerade erst drei Nächte hintereinander herumgegeistert. In mir die Einsicht: „Schlaflos zu sein, ist eine solche Qual." Ich sehne mich danach, dass die Lichter ausgehen. All der Glanz, all die sprühenden Ideen.

> Oh bitte, ihr rasenden Gedanken, pausiert. Hört auf!
> Schluss mit diesem inneren Feuerwerk!

Denn ich will nichts mehr und nichts dringender als schlafen.

Der Sinn des Lebens?

Wenn man für sich selbst einen Sinn im Leben sieht, kann dies in guten Zeiten motivieren, das eigene Leben sinnerfüllt zu gestalten, und in schweren Zeiten Halt geben. Nicht jeder Mensch sieht einen Sinn im Leben oder sucht danach. Vermutlich kann man prima leben – auch ohne sich diese Sinnfrage zu stellen –, wenn man auf der Sonnenseite des Lebens steht. Für Menschen mit mehr Tiefgang oder eben für diejenigen mit einer (womöglich chronischen) Erkrankung kann die Vorstellung von einem tieferen Lebenssinn hilfreich sein. Erkennt man einen Sinn im eigenen Leben, so hat man beispielsweise in Zeiten von körperlichem Leiden, Existenzängsten, Verzweiflung oder tiefsten Depressionen immer noch eine Erinnerung daran, eine Hoffnung, die einen ans Leben bindet und durchaus ein Gegengewicht zum aktuellen Leid darstellen kann.

Die Frage nach dem Sinn des Lebens ist so elementar, dass sie in der Philosophie schon seit Anbeginn gestellt und um Antworten gerungen wird. Im Christentum ist die Antwort auf die Frage nach dem Sinn des Lebens die Gemeinschaft mit Gott, die Gemeinschaft der Menschen untereinander in der Gemeinde und mit ihren Mitmenschen im täglichen Leben. Nach dem Tod dauert diese Gemeinschaft mit Gott und den nächsten Menschen im ewigen Leben fort. In den Bibelstellen, die wir für Taufen, Hochzeiten und Beerdigungen als Segenssprüche auswählen, zeigen wir unseren persönlichen Glauben. Und trotzdem suchen viele Menschen – gläubig oder nicht – im Alltag nach einem ganz konkreten Lebenssinn.

Wir alle unterscheiden uns in unserem Denken, unserer Kultur und unseren Lebenserfahrungen. Wenn man sich die Frage nach dem Sinn des eigenen Lebens stellt, kann es sein, dass man mit der Zeit eine individuelle Antwort findet.

Meine eigene Antwort auf diese große Frage hat sich im Laufe der Jahre gewandelt: Als junge Frau glaubte ich, der Sinn des Lebens läge in der Begegnung mit anderen Menschen. Ich war neugierig auf meine Mitmenschen, fand einen intensiven, tiefergehenden Austausch wichtig und spannend. Smalltalk und oberflächliche Beziehungen dagegen waren für mich verschwendete Lebenszeit. Nach der Zäsur meines Lebens mit Hörigkeit und Abtreibung verfiel ich lange Zeit in Depressionen. Mein Glaube daran, der Sinn des Lebens könne in der Begegnung mit anderen Menschen liegen, war zutiefst erschüttert.

Danach stellte ich mir die Frage nach einem möglichen Sinn meines Lebens für ein Jahrzehnt nicht mehr. Es ging für mich nur ums Überleben, Aushalten, Ertragen. Diese Frage kam erst wieder im Alter von Anfang 30 auf, als ich die Therapie wegen meines Burnouts begann. Dort fragte ich mein Gegenüber und bekam folgende Antwort: „Der Sinn des Lebens ist, zu leben.“ Auf ein in eine ähnliche Richtung zielendes Zitat stieß ich elf Jahre später bei der Lektüre von Karl Ove Knausgårds Buch „Im Sommer“: „Nur was geschieht, geschieht. Nur das Leben, das gelebt wird, wird gelebt. Ich denke, ich habe nie etwas Selbstverständliches geschrieben, trotzdem fällt es mir schwer, es zu begreifen, da wir so viele Entscheidungen treffen und jede Wahl so viele Möglichkeiten ausschließt, die weiterhin da sind, in dem Schatten unseres Ichs.“[67]

Seit ich Mutter bin und eine eigene Familie habe, hat sich meine Sicht auf diese Frage erneut verändert. Mittlerweile sehe ich es als meinen Sinn des Lebens an, Liebe zu schenken und zu empfangen – eine Vorstellung, die ich nicht bloß auf meine eigene Kernfamilie beziehe. Wenn ich die Kraft dazu habe, trage ich meine Freundlichkeit und Liebe zu meinen Mitmenschen hinaus in die Welt. Ein kleiner Plausch mit dem Kassierer in der Drogerie oder beim Bäcker. Spontane kleine Geschenke für wen auch immer, wenn mir etwas über den Weg läuft. Ein Dankeschön aus Schokolade und Teesorten zu Weihnachten an meine Hausarztpraxis und an die Apotheke. Eine Tüte Gummibärchen zwischendurch für meinen Verhaltenstherapeuten. Mal eine Blume für meine Psychiaterin. Das Signal: „Schön, dass es dich gibt. Schön, dass wir einander begegnet sind.“

Durch das Schreiben an diesem Kapitel komme ich erstmals auf die Idee, die mir am nächsten stehenden Menschen, meinen Mann und unsere Kinder, zu dem Thema zu befragen. Wir sind draußen auf einem Spielplatz, machen gerade

67 Knausgård, Karl Ove: Im Sommer. München, 2018, S. 368.

Pause auf einer Bank, als ich mit der bedeutsamen Frage nach dem Sinn des Lebens um die Ecke komme. Ich kann förmlich sehen, wie es in den Köpfen unserer Kinder beim Nachdenken rattert.

Unsere Tochter ist überzeugt: „Ich bin auf der Welt, um Neues zu erkunden." Ihr älterer Bruder sagt: „Ich glaube, der Sinn meines Lebens liegt darin, meine Talente zu erkennen und sie zu nutzen." Gespannt blicken nun drei Augenpaare meinen Mann an. Was wird er antworten? „Für mich ist der Sinn des Lebens: ein schönes Leben zu haben, es zusammen mit der Familie zu genießen. Idealerweise schafft man es, die Welt ein bisschen besser zu machen. Das ist für mich der Fall, wenn ich behindertengerechte Bahnsteige plane und mich in die Bedürfnisse von Blinden und Rollstuhlfahrern hineinversetze."

Plötzlich erinnert sich meine Tochter daran, was ich in ihrem Kindergarten-Freundebuch als Berufswunsch eingetragen habe. Ich möchte irgendwann Oma werden! „Das hat doch etwas mit dem Lebenssinn zu tun, oder, Mama? Jedenfalls freue ich mich schon darauf, wenn du mal Oma wirst.", verkündet sie. „Warum?", frage ich. „Omis riechen so gut nach Liebe und Enkelkindern."

Einmal neugierig geworden, frage ich weitere Menschen nach ihrem Sinn des Lebens. Eine ehemalige Arbeitskollegin und gute Freundin schreibt mir: „Die Frage habe ich mir schon seit Kindheitstagen gestellt und meine Antwort war und ist: glücklich zu sein. Wenn man selbst glücklich ist, macht man andere Menschen ebenfalls glücklich. Schwierig ist halt manchmal, herauszufinden, was einen gerade glücklich macht. Evolutionär betrachtet gibt es natürlich genauso einen Lebenssinn, und zwar die Fortpflanzung und damit den Erhalt der Spezies."

Ich habe dieses Kapitel aufgenommen, weil ich denke, dass es meine Sehnsucht nach einem „Mehr" als dem Offensichtlichen, nach einem Halt im Leben bebildert und dass diese Sehnsucht ein Ausgangspunkt für meine Offenheit gegenüber den religiös-spirituell-esoterischen Inhalten während meiner damaligen Hörigkeit gebildet hat. Zugleich hat mich diese Sehnsucht Jahre darauf zu meinem Glauben an Gott geführt.

Wenn man über den Sinn des Lebens schreibt, lohnt sich ein Blick zurück auf die antike Philosophie: Platons Texte zählen zu den ältesten nicht-religiösen Quellen, welche sich mit der Sinn-Frage beschäftigen.[68] Seine Antwort: „Der Sinn des Lebens ist, ein gutes, glückliches Leben zu führen. [...] Nur, wenn wir gut handeln, ist unsere Seele in Harmonie und nur so werden wir auch wirklich glücklich sein."[69] Eine über 2.000 Jahre alte Antwort auf die Frage nach dem Sinn des Lebens, die aus meiner Sicht immer noch aktuell ist.

Wie aber kann ich mit der Frage nach dem Sinn des Lebens im Angesicht einer (möglicherweise chronischen) psychischen oder körperlichen Erkrankung umgehen? Wie kann ich, die ich eine bipolare Erkrankung habe, meinen „Sinn des Lebens" definieren? Davon unabhängig oder mit Bezug zu meiner Erkrankung? Wie kann es einem Menschen angesichts eines Krebsleidens gelingen, welches sich nicht heilen,

---

68 Platon (altgriechisch Πλάτων Plátōn, latinisiert Plato; *428/427 v. Chr. in Athen oder Aigina; †348/347 v. Chr.) war ein antiker griechischer Philosoph. Quelle: https://de.wikipedia.org/wiki/Platon (Zugriff: 10. Februar 2023).

69 Brockmeier, Daniel: Platon – Der Sinn des Lebens. Aus der Podcast-Reihe „Privatsprache", Folge 17: „Platon – Der Philosophenkönig". Dauer: 10:23 Minuten. Veröffentlicht am 24. Mai 2020 um 13:52 Uhr. Online verfügbar unter: https://perspektiefe.privatsprache.de/platon-der-sinn-des-lebens/ (Zugriff: 10. Februar 2023).

sondern im besten Fall über Jahre hinweg „im Schach" halten lässt, einen Sinn im Leben zu finden? Der Arzt Dietrich Grönemeyer schreibt in seinem Buch „Lebe mit Herz und Seele": „Der Dichter Jean Paul hat einmal gesagt, Krankheit nutze nicht nur dem Arzt, sondern auch der Seele. Dieser Nutzen kann darin liegen, dass mir Krankheit etwas Wichtiges sagt. [...] Sie kann mir zu verstehen geben: Innehalten in der Geschwindigkeit und Hektik des täglichen Lebens ist heilsam."[70] An anderer Stelle meint Grönemeyer: „Das schönste Geschenk, das man haben kann, ist es aber, leben zu dürfen."[71] Wenn es um die Freude am Dasein, an der puren Existenz geht, können wir viel von Kindern lernen: „Sie leben einfach. Und gerade dadurch erinnern sie uns an ein elementares Grundgesetz der Lebenskunst – die Lust am Dasein."[72]

70 Grönemeyer, Dietrich: Lebe mit Herz und Seele. Sieben Haltungen zur Lebenskunst. Freiburg im Breisgau, 2006, Seite 96f.

71 Ebd., S. 175.

72 Ebd., S. 118.

Vom Schlafen und Nicht-Schlafen

Aufbruch in den Urlaub

Unsere Tochter hat die erste Klasse beendet, die Sommerferien haben begonnen. Es ist heiß, 34 Grad. Ich kann nicht mehr und habe schreckliche Angst. Was ist passiert? Wir wollen morgen in den Urlaub fahren. Ich weiß, ich muss packen. Sitze verzweifelt auf meinem Bett.

„Kannst du mich bitte umarmen?", frage ich meinen Mann, bettele um Halt. Die Umarmung fällt kurz aus. Ich komme einfach nicht damit zurecht, was passiert, wenn wir packen. Nichts ist mehr an seinem Platz, alles löst sich auf. Ähnlich schwierig ist es für mich, wenn wir wieder nach Hause kommen mit dem Auspacken und den Bergen an dreckiger Wäsche. Alles, was nicht Alltag ist, überfordert mich.

Ich sitze immer noch wie versteinert auf dem Bett, gleich neben dem geöffneten Koffer. Mein Mann hat ihn zur Hälfte gefüllt, nun bin ich an der Reihe. Ich brauche es so sehr, dass jemand kommt und mich festhält. Mich umarmt, mich nicht mehr loslässt. Durch meine Verhaltenstherapie erkenne ich: Meine Gefühlswelt gerade ist die kindliche, nicht die erwachsene. Doch den Ausweg finde ich nicht. Bin überfordert, ängstlich, verzweifelt. Weiß nicht, was der Urlaub bringen wird. Weiß nicht, wie heiß es noch wird. Ob ich dort bei der Hitze überhaupt schlafen kann? Wegen meiner Sorgen wollen wir unseren neuen, wassergekühlten Ventilator mitnehmen.

Passt er in den Kofferraum? Jetzt habe ich all meine Ängste und Sorgen aus meinem Inneren herausgeholt und ins Handy diktiert. Ich wünsche mir sehnlichst, ruhiger zu werden. Das Packen zu überstehen, die sich auflösenden Strukturen. Die den Boden unter mir verwandeln in Treibsand.

Am Urlaubsort

Plau am See in Mecklenburg-Vorpommern: Wir sind an unserem Urlaubsort angekommen. Das Thermometer zeigt 36 Grad, die Autofahrt war anstrengend. Kaum haben wir unser Mini-Ferien-Häuschen mit 45 Quadratmetern Größe betreten, fühle ich mich von der Enge und Hitze komplett erschlagen.

Wie soll ich hier schlafen können? Bei dieser Hitze? In einem Schlafzimmer, das kaum größer ist als das darin stehende Doppelbett? Mit gemusterter Bettwäsche (was bei mir allein schon zu Reizüberflutung führt). Ich fühle mich so unwohl, so fehl am Platz, wie ich es nie zuvor erlebt habe. Möchte am liebsten direkt wieder abreisen. Frage mich in Gedanken, ob es eine Lösung sein könnte, wenn ich mir ein separates Hotelzimmer nehme und nur tagsüber Zeit mit der Familie verbringe? Beiße mir auf die Zunge, um meine Gedanken nicht laut zu äußern. Will den anderen nicht den Urlaub verderben. Dabei würde ich am liebsten rückwärts wieder raus aus diesem Alptraum von Ferienhaus. Dass das winzige Badezimmer gepflegt ist, sehe ich gar nicht. Auch nicht die hübsche Terrasse, die zum Draußen-Essen einlädt.

Nach dem Auspacken gehen wir zum Strand. Unsere Kinder sind begeistert, stürzen sich sofort in den See. Ich höre ihr Lachen und das der anderen planschenden Urlaubenden. Was für ein Unterschied zu meinem Inneren. In mir ist es finster. Kalt. Einsam. Durch den Kontrast meines Inneren zum perfekten Sommer-Sonnentag mit den fröhlichen Geräuschen verdoppelt sich mein Fallen hinein in Depression und Angst. Immer wieder die bange Frage: Werde ich hier überhaupt schlafen können? Bei dieser Hitze?

Zwei Uhr nachts ist schon lange durch, ich liege im Bett. Habe zwei Milligramm *Tavor* intus, aber der Schlaf ist weit weg. Ich bin knallwach. Adrenalin und Aufregung pur. Der Gedanke, hier, jetzt, heute, bei dieser Hitze, nicht schlafen zu können, setzt mich extrem unter Druck. Dies macht das Einschlafen nicht gerade leichter. In einer neuen Umgebung zu schlafen, ist für mich stets eine Riesen-Herausforderung, ohne Tabletten gar nicht zu meistern. Es wird später und später. Am Ende sind es insgesamt vier Milligramm *Tavor* und ich falle irgendwann kurz vor vier Uhr endlich in einen tiefen Schlaf. Und natürlich klingelt der Wecker immer zur gleichen Zeit – gnadenlos und auch im Urlaub um 9.30 Uhr.

Die Tage vergehen. Langsam finde ich zu einem neuen Rhythmus, zu einer Tagesstruktur, die mir guttut: Vormittags zeichne ich *Funny Sketchnotes* und sehe mir die Videos dazu an. Dabei empfinde ich Freude. Währenddessen sind mein Mann und die Kinder nach dem Frühstück erst beim Ponyreiten, später am See. Mittags stoße ich wieder zu ihnen, entspannt und glücklich, weil ich vormittags endlich mal Zeit für mich hatte. Am späten Nachmittag gehe ich dann gemeinsam mit meinem Sohn in das kleine Schwimmbad, welches zur Ferienhausanlage gehört, und schwimme zwischen 40 bis 50 Bahnen. All das söhnt mich mit diesem Urlaub und unserer spartanischen Unterkunft aus. Ich habe Zeit zum Zeichnen und Freude daran. Mit dem Schwimmen tue ich endlich mal wieder etwas für meinen Körper. Das fühlt sich gut an. Der dunkle Nebel über meinem Gemüt reißt auf, langsam. Mein inneres Licht, zuvor fast erloschen, bekommt neue Nahrung.

Am vierten Abend spiele ich mit unserer Tochter Federball. Zuerst ist es für mich nichts weiter als Pflicht. Irgendwann wird es lustig, denn wir holen ihren Papa für sie dazu als „Arm-Assistenten", damit sie endlich mal den Aufschlag schafft und einen Ball zurückspielen kann. Ich lache. Laut. Fröhlich. Ausgelassen. Von ganz innen heraus. Höre mich selbst lachen, authentisch und glücklich. Bin erstaunt. Weiß schon gar nicht mehr, wann dies das letzte Mal der Fall war, wie es sich anfühlt, aus tiefster Seele zu lachen. Ich kann kaum glauben, wie schnell diesmal die krankheitsbedingte Berg- und Tal-Fahrt mit dem Abrutschen in die Depression zu Ende sein soll. Am achten Urlaubstag geschieht es wieder: Mein Mann ahmt am Frühstückstisch meine nächtliche Schnarcherei nach. Die Kinder lachen, ich lasse mich anstecken. Zweimal echtes Lachen innerhalb von acht Tagen ist für mich mit meiner derzeitigen depressiven Verstimmung eine gute Quote!

Wer dies hier liest, wird sich wundern, wie viel Freiheit ich mir gerade im Urlaub gegenüber meiner Familie herausnehme. Ist das nicht egoistisch? Ja, ein Stück weit schon. Doch in der Therapie habe ich gelernt, es ist allein meine Sache, mich um meine Bedürfnisse zu kümmern. Niemand sonst wird das für mich tun. Und durch meine bipolare Erkrankung ist es wichtig, tagsüber Ruhepausen zu haben – sogar vor meiner lieben Familie. Im Alltag fallen diese Pausen zu häufig hinten runter und ich verausgabe mich zu stark. Deswegen stand für mich als oberster Wunsch für den Urlaub auf meiner unsichtbaren Liste, endlich Zeit zum Zeichnen zu haben – und damit zugleich Zeit für mich allein. Letztlich hat meine Familie mehr von mir, wenn ich am Vormittag gemalt und dadurch gute Laune bekommen habe, als wenn ich rund um die Uhr mit ihr zusammen bin, dafür aber unausgeglichen und überreizt. Angenehmer Nebeneffekt: Wenn ich nach einer Auszeit wieder bei meiner Familie auftauche, freuen sich alle, mich zu sehen, was im Gegenzug mich glücklich macht.

Vom Fluch, nicht einschlafen zu können

Gerade ist es „Dancing Queen“ von *ABBA*, was mich im stickigen, sommerlich heißen Schlafzimmer als Ohrwurm mit seinem munteren, schnellen Takt vom Einschlafen abhält. Oft merke ich, wenn ich nicht zur Ruhe kommen kann und dann mal wieder zur Toilette gewandert bin, wie irgendein schnelles Lied in mir pulsiert. Zum Beispiel „We will rock you“ von *Queen*. Oder „Freude schöner Götterfunken“. Gestern erst: „Meine Oma fährt im Hühnerstall Motorrad“.

Merkwürdig, diese inneren Lieder, denn wegen meiner Hyperakusis höre ich mittlerweile fast nie Musik, weder Radio noch eigene Playlist. Und trotzdem sind da diese Lieder, schnell, schneller, ein innerer Tanz, die mich emporreißen, herumwirbeln, nicht zur Ruhe kommen lassen.

Jetzt im Sommerurlaub ist es mit dem Einschlafen schwieriger denn je. Nachts laufe ich durch unser kleines, aufgeheiztes Ferienhaus auf und ab wie ein eingesperrtes Tier. Es fühlt sich an wie ein Fluch. Bei bipolar erkrankten Menschen ist die „innere Uhr“ aus dem Takt geraten, während der Krankheitsschübe ist der Schlaf-wach-Rhythmus massiv gestört. Depressionen sind häufig mit Ein- und Durchschlafstörungen sowie Schaflosigkeit verbunden, bei Manien verschwindet das Schlafbedürfnis teilweise sogar komplett.[73]

Zusätzlich empfinde ich einen dicken Katzenjammer: Wäre ich jetzt zu Hause, so wäre ich bei meiner Nachtwande-

73 Siehe Bräunig, ebd., S. 67.

rung nicht allein. Denn kaum verlasse ich dort das Schlafzimmer und öffne die Treppenhaustür, so liegt auf der obersten Stufe mein schwarzer Streichelkater Mikesch. Streckt sich und gähnt, sobald er mich bemerkt. Reibt sein Köpfchen hingebungsvoll an meinem Bein, bis ich beginne, ihn zu streicheln. Während er schnurrt, sage ich mir: „Katzen streicheln ist beruhigend. Es wird mir beim Einschlafen helfen." Aber es ist nicht nur das. Dank der Katzen fühle ich mich nicht so allein in der Nacht. Das ist tröstlich.

Probleme externalisieren: Beispiel Schlafstörungen

Ich habe mir das Buch „Geschichten des Lebens neu gestalten. Grundlagen und Praxis der narrativen Therapie"[74] des renommierten australischen Trauma-Therapeuten David Denborough bestellt und es direkt nach dem Urlaub zu lesen begonnen. Gleich das zweite Kapitel „Nicht die Person, sondern das Problem ist das Problem" hielt für mich ein Aha-Erlebnis bereit: Um einen gesunden Umgang mit den eigenen Problemen zu finden, kann es hilfreich sein, diese zu „externalisieren", sie also nicht als Teil der eigenen Person zu betrachten, sondern sie nach außerhalb zu verlagern. Das war doch genau die Begründung, warum es mir so wichtig ist, zu schreiben „Ich habe eine bipolare Erkrankung." anstelle der Formulierung „Ich bin bipolar.", die ich für mich ablehne!

Während des Lesens überlegte ich parallel, was eigentlich mein größtes Problem ist. Schnell kam ich darauf, dass es die Einschlafstörungen sind, die ich nahezu als täglich-nächtliche Begleiter kenne und – warum auch immer – mittlerweile

74 Denborough, David: Geschichten des Lebens neu gestalten. Grundlagen und Praxis der narrativen Therapie. Göttingen, 2017.

als Teil meines Lebens, vielleicht sogar als Teil meiner Person akzeptiert hatte. Die Idee, die Schlafstörungen nicht länger ausschließlich als ein Symptom meiner bipolaren Erkrankung und damit als einen festen Bestandteil meines Lebens anzusehen, war für mich revolutionär. Wenn sie ein Problem außerhalb von mir darstellten, könnte ich mich ihnen auf eine ganz neue Weise widersetzen.

Im Unterkapitel „Das eigene Verhältnis zum Problem verändern" zählt Denborough 26 verschiedene Ansätze auf, mit welcher Einstellung man sich künftig seinem Problem gegenüber positionieren kann. Folgende wählte ich daraus als für mich relevant aus:

- das Problem entmachten
- den Einfluss des Problems reduzieren
- den Griff lockern, mit dem das Problem mein Leben umklammert
- das Problem zähmen

Im weiteren Verlauf des Kapitels werden als Fallbeispiel Briefe vorgestellt, die Betroffene an ihr Problem adressiert hatten und die ihnen dabei geholfen haben, ihr Verhältnis zu ihrem Problem nachhaltig zu verändern.[75] Genau das wollte ich ausprobieren!

75 Ebd. S. 47ff.

Brief an meine Einschlafstörungen

Sehr geehrte Damen und Herren Einschlafstörungen,
ich denke, es ist an der Zeit, dass wir uns einmal über Ihre Rolle in meinem Leben unterhalten. Das Erlebnis, nicht mehr schlafen zu können, hatte ich das erste Mal direkt nach der folgenschweren Abtreibung, als ich 21 Jahre alt war. Ich war innerlich so aufgewühlt durch die Ereignisse, voller Angst und Adrenalin, dazu manisch beschleunigt. Die Augen zu schließen und zu schlafen, hätte einen erneuten Kontrollverlust bedeutet. Denn genau das war mir während der Vollnarkose bei der Abtreibung widerfahren: Ich hatte keine Kontrolle mehr darüber, was andere Menschen mit meinem Körper machten, ihm – nach meinem Empfinden mit Gewalt, einer Vergewaltigung gleichkommend – entrissen.

In dieser Hinsicht haben Sie, sehr geehrte Einschlafstörungen, mich womöglich beschützen und einen erneuten Übergriff verhindern wollen, das denke ich mir jetzt. Demnach hat es aus Ihrer Sicht Sinn gemacht, in mein Leben zu treten. Mit Abklingen der manischen Phasen im Alter von Anfang 20 sind Sie zunächst wieder verschwunden. Aber unter der Oberfläche waren Sie immer noch da, wachsam.

Ein regelmäßiger Gast wurden Sie, als ich mit Anfang 30 nach einer langen Zeit des „Durchpowerns“ im Job und einer erneuten manischen Phase einen Burnout hatte. Denn da brach alles aus meiner Seele hervor, was ich zuvor jahrzehntelang verdrängt hatte. Doch über all dies konnte ich zum Glück mit meinem ersten Therapeuten Herrn N. sprechen. Je mehr Themen ich aufarbeiten konnte, umso „zahmer“ wurden Sie, sehr geehrte Damen und Herren Einschlafstörungen.

Dann wurde ich schwanger und mein Mann und ich erwarteten voller Vorfreude unser erstes Kind. Die ganze Schwangerschaft über waren Einschlafstörungen kein Thema. Doch statt einer normalen Geburt war plötzlich ein Notkaiserschnitt unumgänglich. Ich erhielt eine Periduralanästhesie, also eine Betäubung des Unterkörpers, und bekam den Kaiserschnitt bei vollem Bewusstsein mit. Mein Bauch wurde mit einem Messer gewaltsam geöffnet, so erlebte ich das Skalpell. An meinem Körper wurde wild herumgerissen und gezerrt. Damit wurde die Geburt für mich zu einer Reaktivierung des alten Traumas Abtreibung.

Dieses Erlebnis ließ mich in den nächsten Tagen manisch verzweifeln und schlaflos werden. Da waren Sie also wieder, sehr geehrte Damen und Herren Einschlafstörungen, und ich vermute, Sie waren im höchsten Maße um mich besorgt. Wie hatte dies nur geschehen können? In Zukunft würden wieder Sie auf mich achten. So etwas durfte sich nicht wiederholen!

Und Sie waren stark und mächtig, wenn Sie auf mich achtgaben und mich nicht schlafen ließen. Erst als ich kurz nach der Geburt in die psychiatrische Klinik kam, gelang es meiner behandelnden Ärztin, Sie mit dem massiven Einsatz von Beruhigungs- und Schlafmitteln zu vertreiben.

Als ich aus der Klinik entlassen wurde, hatte ich eine feste Medikation und für den Bedarf *Tavor* und *Promethazin*, beides Medikamente, die den Schlafanstoß geben sollten, wenn ich allein nicht dazu in der Lage wäre. Und ich hatte die Stimme meiner Ärztin im Ohr, die mich mit den Worten verabschiedete: „Denken Sie daran, drei Nächte ohne Schlaf und Sie können direkt wieder hier einchecken!“

Das ist jetzt zwölf Jahre her und seitdem sind Sie, die Damen und Herren Einschlafstörungen, eng an meiner Seite. Dass ich über mehrere Wochen kaum *Tavor* benötige und entspannt in den Schlaf hinübergleite, ist die absolute Ausnahme und war zuletzt im Januar der Fall – mittlerweile ist es Ende August. Im zurückliegenden Sommerurlaub haben wir (bis auf eine Ausnahme) zwei Wochen lang jede Nacht miteinander gekämpft.

Genau das aber wird sich in Zukunft ändern. Denn Sie, sehr geehrte Damen und Herren Einschlafstörungen, müssen wissen, dass ich mittlerweile in Sicherheit bin. All der Schrecken, all das Fürchterliche, liegen hinter mir und haben deswegen keine Macht mehr über mich. Ich kümmere mich selbst um meine Bedürfnisse und übernehme in meinem Leben die Verantwortung. Deswegen brauche ich Ihre Hilfe nicht mehr. Sie müssen nicht länger auf mich aufpassen.

Ich weiß, dass es nicht jedes Mal Sie sind, sehr geehrte Damen und Herren Einschlafstörungen, die mich nachts so rastlos machen und wachhalten. Sie haben noch eine Schwester namens „Innere Unruhe“, die mich nicht schlafen lässt, wenn ich es nicht geschafft habe, Stress, positive Eindrücke einer Feier oder außerordentliche Belastungen des Tages bis zum Abend zu verarbeiten. Die sich meldet, wenn ich hypomanisch bin und die tatsächlich ein Symptom meiner bipolaren Erkrankung ist.

Wenn ich abends ins Bett gehe, möchte ich mich entspannen, ausruhen und dann sanft in den Schlaf hinübergleiten. Ohne mit Ihnen, sehr geehrte Einschlafstörungen, zu kämpfen oder zu verhandeln. Ohne zigmal auf Toilette zu gehen.

Ich vermute, dass es für Sie und für mich eine Zeit des Umgewöhnens geben wird. Dass es Ihnen nicht leichtfallen wird, mich von jetzt auf gleich loszulassen, nach all diesen

Jahren. Aber ich bin zuversichtlich: Wir werden einen neuen Umgang miteinander finden, nach und nach. Weil ich es mir wünsche und weil ich es Ihnen jetzt unmissverständlich mitgeteilt habe, dass ich in Sicherheit bin. Sie müssen nicht länger mit Einschlafstörungen meinen Schlaf verhindern, denn mein Schlaf ist keine Bedrohung.

Ich bin in Sicherheit.
Hochachtungsvoll
Nora Hille

Was danach geschah

Den „Brief an meine Einschlafstörungen" hatte ich direkt nach unserem Sommerurlaub geschrieben, in welchem ich in 13 von 14 Nächten *Tavor* nehmen musste, teils in hohen Dosen, um überhaupt einschlafen zu können. Ich wette, jede Ärztin und jeder Arzt hätte erklärt, dass ich nach einem so intensiven Gebrauch dieses Benzodiazepins[76] hochgradig süchtig sei und es nach dem Urlaub ebenfalls jede Nacht benötigen würde.

Doch es kam anders. Wenn ich nun ins Bett ging, legte ich (meist um Mitternacht, manchmal früher) mein Buch weg – selbst wenn ich mich in dem Moment als sehr wach empfand. Ich erinnerte mich an den Brief, welchen ich an meine Einschlafstörungen geschrieben hatte. Dann sagte ich in Gedanken zu mir: „Ich bin in Sicherheit. Ich darf schla-

---

76 Benzodiazepine sind sedativ (beruhigende, schlaffördernde) und anxiolytisch (angstlösende) Wirkstoffe, die allerdings ein ausgeprägtes Suchtpotenzial haben, wenn sie über einen längeren Zeitraum eingenommen werden.

fen." Und meistens schlief ich kurz darauf entspannt ein. Dieses Resultat war für mich absolut sensationell!

Natürlich führte ich erneut Protokoll über meinen *Tavor*-Verbrauch, nachdem ich den Brief geschrieben hatte: Die nächsten sechs Nächte schlief ich ohne *Tavor* problemlos ein. Was für ein Erfolg! Insgesamt benötigte ich innerhalb der nächsten 14 Tage nach dem Urlaub an genau drei Tagen nachts *Tavor* zum Schlafanstoß. Und dabei reichte jedes Mal ein Milligramm aus! Der Kontrast zu den vorangegangenen 14 Urlaubstagen hätte größer nicht sein können. Damit zeigte sich, wie gut das Externalisieren des Problems funktioniert hatte. Mein Verhaltenstherapeut ergänzte dazu, als ich ihm begeistert von meiner Erfahrung berichtete: „Das ist nicht bloß ein externalisiertes Problem. Hier kommen ganz gezielt Heilungsgedanken zum Einsatz."

Doch trotz der deutlichen Verbesserungen, die ich für mich beim Thema „Einschlafstörungen und *Tavor*-Verbrauch" erreichen konnte, wird es hier immer wieder Schwankungen geben, je nachdem, welchen Belastungen ich ausgesetzt bin. In normalen Zeiten werde ich künftig mit deutlich weniger *Tavor* auskommen. Wenn ich aber Tage mit Reizüberflutung und seelischer Belastung erlebe, was teilweise zu starker innerer Unruhe oder Ängsten führt, ist *Tavor* nach wie vor für mich ein hochwirksames Notfall-Medikament, das zielgenau bei meiner Problematik ansetzt und mir Schlaf – und damit eine möglichst gute Stabilität tagsüber – auch unter schwierigen Bedingungen ermöglicht.

Vergebung als innerer Prozess: Wann nötig, wie machbar?

Kunsttherapie: Das Thema „Vergebung“ blitzt auf

Ich berichte meiner Kunsttherapeutin Frau B. von dem Buchkapitel, in dem es um mein Erleben der ersten Manie und die damit verbundenen Schamgefühle geht. Lese ihr die Stelle vor: „... habe mir weitestgehend verziehen.“ Schildere, warum mich das Wort „weitestgehend“ stört, dass ich es loswerden will. Ich will meine Scham komplett überwinden, will mir meine psychische Erkrankung ganz und gar vergeben haben, wenn ich das letzte Wort für dieses Buch geschrieben habe. Will damit der Selbststigmatisierung ein Ende bereiten. Sie fragt: „Haben Sie schon einmal mit der Methode der Vergebung gearbeitet?“ Ich denke nach. Zum Tod meines Vaters ließ ich als Geste der Versöhnung einen hellblauen Luftballon in den Himmel steigen. Nach der Geburt meines Sohnes verabschiedete ich mich von meinem abgetriebenen Kind elf Jahre nach dem Ereignis mit einer Himmelslaterne.[77]

Aber ein methodisches Vorgehen zum Mir-selbst-Verzeihen meiner Erkrankung, der Erlebnisse während meiner

77 Erst ein Jahr später, ab dem 1. Mai 2009, wurde der Gebrauch von Himmelslaternen nach einem tödlichen Unfall in vielen deutschen Bundesländern untersagt.

Manie im Alter von Anfang 20, nein, das hatte nicht stattgefunden. Und so vereinbarten wir, die nächste Therapiestunde diesem Thema zu widmen. Und für mich völlig überraschend kam gerade eben die Erkenntnis hinzu, dass alles, was mir an Selbst-Vergebung bezüglich meiner bipolaren Erkrankung fehlt, quasi „Peanuts“ sind im Vergleich zu dem übergroßen und komplett unerledigten Thema „Suizidversuch meiner Mutter“. Ich muss sie besser verstehen können, damit Vergeben möglich wird.

Der Versuch, meine Mutter, das Kriegskind, besser zu verstehen

Jetzt gerade frage ich mich, ob es mir nicht doch gelingen könnte, die Ambivalenzen zu lösen und innerlich Frieden mit meiner Mutter zu schließen. Denn die wichtige Erkenntnis, sie war die beste Mutter, die sie sein konnte, habe ich bereits vor vier Jahren gewonnen.

Vielleicht könnte es mir dabei helfen, mir immer wieder vor Augen zu führen, dass sie den Zweiten Weltkrieg als Kind erlebt hat. Bei Kriegsbeginn war meine Mutter drei Jahre alt, knapp neun bei dessen Ende. Darüber sprechen will sie nicht, aber sie machte mich auf die *ARD*-Doku „Kinder des Krieges: Deutschland 1945“ aufmerksam mit den Worten: „Wenn du wissen willst, wie es damals war.“ Die Doku endete so: „Für die Kinder des Krieges geht das Jahr zu Ende. Das Schlimmste scheint überstanden. Sie haben 1945 überlebt. Das Erlebte ist vorbei und doch nie vorbei. Oft wird es beschwiegen, jahrzehntelang. Der Blick, er geht nach vorn.“

Obgleich meine Mutter mir häufig nicht gutgetan hat, so hat sie dabei nicht aus Bosheit gehandelt. Sie hatte nicht die Absicht, mir zu schaden. In dem Moment, in dem ich schreibe „hatte nicht die Absicht, mir zu schaden" schießt es wie ein Blitz durch mich hindurch, meine Kinderstimme schreit: „Aber ihr Selbstmordversuch! Sie hat mich allein gelassen!"

Muss ich meiner Mutter etwa erst noch ihren Suizidversuch verzeihen, um Frieden mit ihr schließen zu können? Ihr vergeben, dass sie mich nicht wollte? Nicht während der Schwangerschaft, als sie mich als Krebsgeschwür in ihrem Bauch empfand? Und auch nicht später als 15-Jährige, die sie meinte – wie in ihrem Tagebuch notiert – guten Gewissens mittels Freitod allein lassen zu können, da ich sie angeblich nicht brauchte? Das ist ein Verzeihen, das ich von mir selbst verlange oder erwarte, welches groß ist, riesengroß. Gewaltig. Kann ich das leisten?

Vielleicht gelingt es mir, das Verzeihen. Doch meine Mutter, über 80 Jahre alt, wird statisch bleiben, so wie sie ist. Mein mögliches Vergeben ändert nichts an ihren Gedanken über mich: Ich gälte künftig immer noch als die undankbare Tochter, die nicht so geraten ist, wie sie es sich gewünscht hat. Bliebe in ihren Augen weiterhin „die Irre in der Familie" – was ich sage, zählt nichts, braucht man nicht ernst zu nehmen. Was bedeutet, vergeben können oder nicht, im Kontakt mit ihr werde ich wohl auch künftig Verletzungen erleben. Ist mein Herz groß genug dafür? Ich bin unsicher. War trotzdem vermutlich noch nie weiter als jetzt auf dem Weg, mit meiner Mutter zumindest annährend innerlich Frieden zu schließen, was die Vergangenheit betrifft. Ich würde damit einer Wunde die Gelegenheit geben zu heilen.

Ein Definitionsversuch: Was bedeutet Vergebung?

Was bedeutet Vergebung genau? Wann ist es nötig, dass andere uns verzeihen? Wenn Unrecht geschehen ist – egal, ob wissentlich oder ohne böse Absicht. Kann es notwendig werden, sich selbst zu vergeben? Oh ja. Wenn es Zeiten im eigenen Leben gab, in denen man sich nicht so verhielt, wie man es heute mit einem Mehr an Lebenserfahrung für richtig hält. Oder wenn etwas geschah, zum Beispiel im Rahmen einer psychischen Erkrankung, dessen Auswirkungen wir nicht mehr kontrollieren konnten. Hier ist Verzeihen essenziell, um nicht im Unterbewusstsein dauerhaft das eigene Selbstwertgefühl zu sabotieren, weil wir uns immer noch so schuldig fühlen. Durch ein Sich-Vergeben kann man die schmerzvolle Selbststigmatisierung beenden.

Damit erkenne ich für mich folgende zentrale, eng zusammenhängende Begriffe: „Unrecht", „Opfer", „Täter", „Schuld" und „Scham" auf der einen Seite, „Vergebung" beziehungsweise „Verzeihen" auf der anderen. Zu diesem Thema finde ich einen berührenden Text: „Vergebung will kein Unrecht zu Recht machen. Vergebung ist nützlich, weil sie befreit, entgiftet und Menschen wieder in den Fluss des Lebens bringt. Man vergibt, um sich selbst zu heilen – niemals, um ein Unrecht zu rechtfertigen. [...] Vergebung ist deshalb vor allem ein Geschenk, das man sich selbst macht. Ohne Vergebung bleibt unser Problem bei uns."[78]

Ich spreche mit meinem Verhaltenstherapeuten Herrn Sch.: Was bedeutet Vergebung für mich? Dass ich meinen Frieden mit einer belastenden zurückliegenden Situation ma-

78 Bruchacova, Andrea und Duprée, Ulrich: Vergebung ist ein Schlüssel zu persönlichem Frieden, zu Glück, Wohlstand und Gesundheit, siehe Abschnitt „Was ist Vergebung? Warum Vergeben?" Online unter: https://vergebungheilt.com/was-ist-vergebung/ (Zugriff: 8. Dezember 2021. Derzeit, Stand 10. Februar 2023, ist die Homepage unter Bearbeitung und der Inhalt online nicht verfügbar).

che oder einen alten Konflikt mit einem anderen Menschen auflöse.

Mein Verhaltenstherapeut meint, man könne verschiedene Situationen benennen, bei denen es lohne, sich Gedanken zum Thema Vergebung zu machen, zum Beispiel:

- Ein Mensch ist wegen eines anderen Menschen akut emotional verletzt.
- Ein Mensch hat lange zurückliegend eine Verletzung erlitten, es aber nicht geschafft, diese zu überwinden oder zu vergeben. Er schimpft quasi chronisch seit Jahren über den Widersacher und die erlittene Verletzung.
- Aggressionsgehemmte Menschen haben bei einer großen Verletzung mitunter Schwierigkeiten, für sich selbst einzustehen und sich auf einen Vergebensprozess einzulassen. Stark religiös geprägte Menschen sind manchmal der Meinung: „Ich darf mich nicht wehren.“, oder Menschen sind co-abhängig. All das erschwert eine Auseinandersetzung innerhalb eines Vergebensprozesses.

Wenn jemand vergeben konnte, wie geht es ihm anschließend? Es gibt meinem Verhaltenstherapeuten zufolge Veränderungen auf drei Ebenen:

- Gedanken: Man kann loslassen und an anderes denken. Hass, Rache oder Ohnmachtsgefühle sind keine Dauerthemen mehr.
- Seele: Innerer Frieden, die Erinnerung an den Konflikt wird nicht länger von starken Emotionen begleitet.
- Handlung: Im Idealfall künftig bessere Fähigkeit, sich abzugrenzen und ein Gegenüber, welches einem nicht guttut, mit gesunder Aggressivität „auflaufen“ zu lassen,

wodurch erneute Grenzüberschreitungen vermieden werden.

Am Ende unseres Gesprächs meint Herr Sch.: „Vergebung ist ein geistig, seelisch und medizinisch wünschenswerter Zustand – meiner Meinung nach kein moralisches Gebot." Ich stimme ihm zu, als er meint: „Vergebung muss seelisch freiwillig sein und aus dem tiefsten Inneren kommen." Daraufhin sage ich: „Wenn ich mir selbst verziehen habe oder einem Menschen, der mir Unrecht tat, sind Kategorien wie ‚Schuld', ‚Unrecht' oder ‚Opfer' nicht mehr von Belang. Sie verschwinden aus dem Bewusstsein. Und ich bin befreit."

Eine Freundin, mit der ich über dieses Thema spreche, hat dazu einen klugen Gedanken: „Durch Vergebung durchbrechen wir den Täter-Opfer-Kreislauf. Durch unseren Hass auf den Täter (oder die Täterin) können wir uns nämlich selbst vom vorherigen Opfer in einen Täter (oder die Täterin) verwandeln – und sei es nur in Gedanken." „Solange wir hassen oder weiter an der Verletzung leiden", ergänze ich, „sind wir mit destruktiver Energie an das Ereignis und an den Menschen gebunden, welche die Verletzung bei uns ausgelöst haben. Gelingt es uns zu vergeben, lassen wir diese negativen Energien los und sind wortwörtlich ‚erleichtert'."

Sich selbst vergeben für inneren Frieden und Freiheit

Wie wichtig es ist, sich selbst Handlungen oder Verhaltensweisen aus der Vergangenheit zu verzeihen, damit man sich als ganzen Menschen annehmen, sich akzeptieren und lieben kann, ist mir in den letzten Wochen klar geworden. Denn ich brauche es für meinen inneren Frieden unter anderem, mir zu vergeben, was sich im Rahmen meiner Manie mit psychotischen Symptomen im Alter von Anfang 20 in München ereignete. Als ich meine Verhaltenstherapie begann, forderte mich Herr Sch. auf, mein Therapieziel zu definieren. Zunächst notierte ich „schädliche Muster erkennen und durch neue, gesunde Muster ersetzen". Nach ein paar Sitzungen wurde mir aber klar, dass ich ein weit größeres Ziel anstrebte: innere Freiheit. Denn mein Alltag ist durch die bipolare Erkrankung in so vielfacher Hinsicht eingeschränkt. Aber unfrei fühlen wollte ich mich nicht länger – oder gar Sklavin dieser Erkrankung sein.

Ich verstehe jetzt für mich und mein Leben die Zusammenhänge: Vergebung ist die Basis für meinen inneren Frieden. Mit innerem Frieden wiederum schaffe ich die Grundlage für innere Freiheit. Ich denke jetzt: Uff. Es klingt nach einem „so viel", „so schwer". Nach einer Herausforderung, von der ich nicht weiß, ob ich sie bewältigen kann. Aber: Es klingt nach dem richtigen Weg. Und so setzte ich einen Fuß vor den anderen, gespannt, wohin mich dies führen wird.

Vergebenskarten

Ich war mir im Vorfeld meiner heutigen Kunsttherapiestunde sicher: Es muss mit dem Thema „Vergebung" weitergehen. So viel war in den letzten Tagen dazu in mir in Bewegung geraten, so viel hatte ich darüber gelesen und nachgedacht. Zum eigentlichen Vergebensprozess gehören der Psychologin und Theologin Dr. Beate Weingardt[79] zufolge drei Stadien:

79 Weingardt, Dr. Beate: Das verzeih' ich dir (nie). Wuppertal, 2006. Vgl. Kapitel „Der Prozess des Vergebens", S. 148–169.

1. Vom Verleugnen und Verdrängen zum Wahrnehmen und Annehmen des Verletztseins

2. Von der Wut zum Verstehen:
   - Abschied von der Opferrolle
   - Vom Wunsch nach Vergeltung zum Wunsch nach Frieden
   - Vom Zurückschauen und Erstarren zum Nach-vorne-Schauen und Weitergehen

3. Die Entscheidung:
   - Sollen wir dem, der uns verletzt hat, mitteilen, dass wir vergeben haben?
   - Rituale sind hilfreich.

Zunächst besprechen meine Kunsttherapeutin Frau B. und ich die in den letzten Tagen von mir geschriebenen Texte zum Thema Vergebung. Dann schlägt sie mir erneut vor, „Vergebenskarten“ zu verfassen, mit welchen ich künftig das Thema „Verzeihen“ üben könne. Mir selbst verzeihen und mich annehmen, meiner Mutter vergeben und diese annehmen. So entstehen fünf Karten, beschriftet mit neuen, positiv formulierten Glaubenssätzen:

- Ich vergebe mir selbst und nehme mich so an, wie ich bin. Denn ich bin liebenswert.
- Ich vergebe mir alle irritierenden Verhaltensweisen während meiner so lang zurückliegenden Manie.
- Ich vergebe dir, meiner Mutter, deinen Selbstmordversuch. Ich vergebe dir, meiner Mutter, dass du mich allein gelassen hast.
- Ich vergebe dir, meiner Mutter, deine verletzenden Worte.
- Ich nehme dich als meine Mutter an, so wie du bist.

Abends im Bett beginnt mein neues Ritual: Ich nehme die Vergebenskarten zur Hand. Sie sind mit blauem Kugelschreiber beschriftet, unter jede Aussage habe ich ein kleines rotes Herz gemalt. Lese mir jede Karte einzeln durch. Wiederhole ihren Text mit geschlossenen Augen. Auf diese Weise gehe ich den kleinen Stapel mehrfach durch, bin entspannt. Werde von Müdigkeit überwältigt. Schlafe ein.

Ich nutze die Karten in den nächsten Tagen jeden Abend. Dabei merke ich, wie es innerlich in mir arbeitet. Meine Empfindungen gegenüber mir selbst wie gegenüber meiner Mutter werden weicher. Sanftmütiger. So geht es weiter, regelmäßig jeden Abend, mehrere Wochen. Ich spüre schon nach kurzer Zeit, dass es funktioniert, dass sich etwas verändert. Und dann, eines Abends, geschieht es: Ich habe mir selbst verziehen. Meine Seele – aufrecht und frei.

Eins aber wird mir erst viel später bewusst: Vergeben und Heilen ist kein linearer Prozess. Zunächst ist Vergebung eine bewusste Entscheidung des Verstandes. Aber auch bei einer tiefen inneren Bereitschaft zur Vergebung habe ich festgestellt, dass sich meine erlittenen Traumata im Kontext mit einer Person nicht einfach „löschen" lassen – das durch den Suizidversuch meiner Mutter ausgelöste Trauma und die Schwierigkeiten in der Beziehung zu ihr dauern an. Trotz intensiver Bearbeitung in der Therapie und all meiner gewonnenen Erkenntnisse werden mich meine Traumata als Erfahrungen wohl mein Leben lang begleiten. Doch ich durfte lernen, mit der Zeit immer besser mit mir selbst umzugehen, gerade auch in Situationen, in denen die eigenen Traumata getriggert werden. So fühle ich mich im Großteil der Zeit mittlerweile weniger von ihnen beeinträchtigt.

Trotzdem ist es mir wichtig, mich selbst als Menschen und meinen psychischen Entwicklungsprozess, also meinen

Recovery-Weg, nicht als besser oder erfolgreicher hinzustellen als es den Tatsachen entspricht, denn ich denke, genau diese Ehrlichkeit ist für andere Betroffene wichtig. Und zu diesen Tatsachen zählt eben aktuell auch eine Verschlechterung des Kontakts zu meiner Mutter. Sie zu sprechen oder zu sehen, ihre Handschrift zu lesen, von meinen Brüdern etwas über sie zu hören, auch nur einen Gegenstand zu sehen, der von ihr stammt – all das triggert mich so stark, dass ich in sehr desolate psychische Zustände komme, häufig in Kombination mit Suizidgedanken. Und auch in die Rolle der Parentifizierung bin ich erst vor einiger Zeit wieder für ein halbes Jahr hineingerutscht, was mir sehr geschadet hat und zu starker Depression und einem Ausbluten meiner Kräfte führte. Eine kontinuierliche Beziehung zu meiner Mutter ist mir dadurch derzeit nicht möglich. Immer wieder muss ich auf Distanz gehen, weil ein Kontakt zu belastend ist. Natürlich sehe ich mich dann mit Gedanken zum Thema „gute bzw. schlechte Tochter" konfrontiert. Die Rolle der „guten Tochter", die so ist, wie meine Mutter sie sich immer gewünscht hat, kann ich nicht erfüllen. Und ich will es mittlerweile auch nicht mehr, weil ich spüre, wie schädigend es für mich ist.

Der Vergebensprozess hat mir trotzdem sehr weitergeholfen, denn ich hänge nicht mehr in der Vergangenheit fest, konnte mir selbst verzeihen und meiner Mutter ihren Suizidversuch. Da existiert weder ihr noch mir selbst gegenüber Wut, Hass oder Selbststigma. Auch die Trauer hat sich gelegt. Und ja, auch wenn es sich für manche womöglich seltsam anhören mag: Ich habe sie als meine Mutter angenommen. Sie war durch ihre Kriegskindheit geprägt und hat in der Mutterrolle das Beste gegeben, das ihr möglich war.

Gegenwart: Im Gefühlschaos, denn mein Mann kommt ins Krankenhaus

Ungewisse Diagnose löst Ängste aus

Seit nunmehr neun Tagen ist mein Mann im Krankenhaus. Bisher wissen wir nur: Es sind Steine in der Gallenblase und diese muss vermutlich raus. Außerdem hat er ein Geschwür im Zwölffingerdarm. Es gab mehrere Ultraschalluntersuchungen, ein CT, zwei MRT. Einen Herzultraschall von außen. Einen zweiten Herzultraschall als Schluckecho. Herz glücklicherweise in Ordnung. Dazu noch zwei Magenspiegelungen, bei denen jeweils Biopsien, also Gewebeproben des Geschwürs, entnommen worden sind. Doch immer sind sie nicht aussagekräftig genug und es müssen erneut Proben genommen werden. Und dann kommen sie wieder, diese Tage des Wartens auf ein Ergebnis. Fünf mindestens.

Der Krankenhausaufenthalt meines Mannes dauert insgesamt 16 Tage. Ich fühle mich währenddessen oft überfordert, habe solche Angst um ihn, sorge mich um die Kinder. Fast jeden Tag kommen mir irgendwann die Tränen, weil der innere Druck so groß ist – doch ich schaffe es, sie vor den Kindern zu verbergen. Mein *Tavor*-Verbrauch ist mittlerweile wieder in die Höhe geschnellt. Und das ist für mich in Ordnung, denn dank dieses Medikamentes gelingt es mir, zumindest vier oder fünf Stunden zu schlafen, sodass ich mich ausreichend um unsere beiden Kinder kümmern kann. Sie leiden ebenfalls sehr unter der Situation, brauchen von mir jetzt besonders viel Rückhalt.

Mein Mann also ist im Krankenhaus, noch immer. Und ich bin zu Hause mit den Kindern. Muss stark sein für beide, für uns alle drei. Die ersten vier Tage gelingt mir das recht gut, aber ich merke, wie ich in den Krisenmodus wechsele. Bin nur noch auf dem Reserverad unterwegs. Und dann, am fünften Tag, abends, ist dieses Wort in mir drin, dieses böse Wort, beginnend mit K, das ich nicht zu Ende denken will. Sein Vater ist daran verstorben. Zwar älter, zwar aus anderen Gründen, aber trotzdem. In mir ist solche Angst. Verzweiflung. Aufregung. Ich sage zu meinem Mann unter Tränen: „Ich will hier nicht künftig alleinerziehend mit zwei Kindern durchs Leben gehen. Will auch noch das Alter mit dir genießen! Wenn du das alles überstanden hast, musst du wirklich mal überdenken, ob es mit deinem Job so weitergehen kann."

Plötzlich ist unser ganzes Leben auf den Kopf gestellt. Gerade in den letzten Tagen war ich so froh und glücklich, weil sich mein Manuskript langsam der Ziellinie näherte. Nur noch wenige Kapitel galt es zu schreiben und zu überarbeiten. Speziell an den letzten Buchteil „Dein Leben – Dein Weg" wollte ich nochmal ran, denn er soll meinen Leserinnen und Lesern schließlich Mut, Zuversicht und Hoffnung schenken. In meiner jetzigen Verfassung ist es mir unmöglich, an diesen Texten weiterzuarbeiten. Deswegen entscheide ich mich, die hereinbrechende Wirklichkeit mit der Erkrankung meines Mannes in mein Buch aufzunehmen. Weil seine Erkrankung auch mein Leben bestimmen und meine Rolle in der Familie verändern wird.

Als ich abends ins Bett gehe, übermannt mich eine Panikattacke. Das Katastrophendenken hat mich fest im Griff.

Solche Angst! So unfassbar furchtbare Angst! Ich kann meine Tränen nicht länger bezwingen. Atme hektisch, bin am Hyperventilieren.

Gib es mir zurück, mein Wolkenkleid.
Ich brauche seine Hülle.
Mein Inneres zersplittert aus Angst um dich.

Lass mir mein Wolkenkleid,
so bleiben die Splitter darinnen.
Formen später erneut mein ICH.

Ich spüre Panik in mir, die sich anschleichende Raubkatze, die übernehmen will. Brauche *Tavor,* mehr als sonst. Setze das Medikament heute bewusst als Angstlöser ein. Ich muss funktionieren. Bin verantwortlich für unsere beiden Kinder. Keine Zeit zum Zusammenbrechen. Es dauert eine Weile, aber dann spüre ich es: Das Medikament wirkt, zuverlässig wie immer. Die Angst nimmt ab, ich werde müde. Schlaf. Er kommt über mich.

Diagnose Krebs: Meine Seele ein Loch, doch ich bleibe stark

Seit gestern kenne ich die Diagnose meines Mannes. Blutkrebs. Non Hopkins Lymphom. Was kommen wird, ist Chemotherapie und ein Mann voller Schwäche – und manchmal wohl auch voller Angst. Zumindest kann die Behandlung ambulant durchgeführt werden. Ich werde ihn dahinschwinden sehen, blasser und magerer mit jedem Tag. Und muss doch mit meiner Hoffnung dagegenhalten und mit einer Zuversicht, die für uns alle vier reicht.

Ich habe heute für mich beschlossen: Ich werde stark sein. Muss stark sein. ICH. MUSS. STARK. SEIN. Eine Alternative gibt es nicht. Schließlich haben wir zwei Kinder und ich werde diejenige sein, welche die Familie zusammenhalten und Zuversicht vermitteln muss. Gerade jetzt darf ich mich meiner bipolaren Erkrankung nicht unterwerfen. Es ist keine Zeit für Depressionen oder für verzweifelte Manien. Ich werde dafür kämpfen, mit all meiner Macht, die Balance zu halten. Damit wir eine vierköpfige Familie bleiben und mein Mann wieder gesund werden wird.

Ich habe solche Angst zu schlafen. Will nicht ins Bett gehen, obwohl es schon weit nach Mitternacht ist. Will meine Augen nicht schließen. Fürchte mich vor den Träumen, die da kommen könnten, jetzt, wo mein Verstand begriffen hat: Mein Mann hat Krebs.

Der Kummer unserer Kinder und Suizidgedanken

Ich schwanke wie ein dünnes Gras im Wind. Muss unsere Kinder trösten, ihnen Zuversicht vermitteln. Eines Abends sagt meine kleine Tochter: „Mama, ich will sterben." Der Papa ist über eine Woche weg, er fehlt ihr so sehr. Ich nehme sie fest in den Arm. Erinnere mich glücklicherweise an ein Gespräch mit unserer Kinderpsychologin. Denn meine Tochter hatte schon früher einmal diesen Satz gesagt und mich damit sehr erschreckt. Damals hatte mir unsere Kinderpsychologin erklärt, Kinder in ihrem Alter meinen damit, dass sie eine für sie unangenehme und belastende Situation umgehend beenden wollen. Sie wollen „weg sein" (deswegen das Wort „sterben"), wollen aus dieser schweren Situation heraustreten. Was Sterben bedeutet, wissen sie nicht. „Wenn dir im Moment alles zu viel ist, brauchst du morgen nicht in die

Schule zu gehen, dann darfst du einen Tag Pause machen." Ich finde es wichtig, wenn es Kindern seelisch schlecht geht, ihnen genauso einen Krankentag zuzugestehen, als wenn sie sich körperlich krank fühlen. Und ja, sie entscheidet sich am nächsten Morgen, zu Hause zu bleiben.

Am Tag darauf sagt mein Sohn zu mir: „Ich denke an Suizid." Ich bin erschüttert. Er ist zwölf. Er weiß schon genauer als seine kleine Schwester, was er damit meint. Ich umarme ihn. Fest. Halte ihn. Wir nehmen uns Zeit für ein ausführliches Gespräch. Ich versichere ihm, dass sein Vater wieder gesund wird und wir jetzt alle fest zusammenhalten müssen. Dass wir ihn brauchen und lieben und für immer traurig blieben, wenn er von uns ginge als Kind. Denn das ist das Schrecklichste, was Eltern passieren kann: ein Kind zu Grabe zu tragen. Er versteht. Begreift, sein Kummer ist temporär, abhängig von der Situation. Ich erzähle ihm von einem meiner früheren Mitschüler, der sich kurz nach dem Abitur umgebracht hat. Und der mir zufällig ein paar Wochen vorher begegnet ist. Nichts sah man ihm an. Im Gegenteil, er wirkte wie immer lässig und cool. Ich sage zu meinem Sohn: „Diese Geschichte kann ich nicht vergessen. Ich weiß, da ist eine Mutter, die hatte einen Sohn ... einen Sohn, der noch so viel vor sich gehabt hätte, wo es so viel besser hätte laufen können. Der wieder glücklich hätte werden können." Mein Sohn und ich schauen uns in die Augen: „Mama, das war dumm von mir. Du kannst dich drauf verlassen, ich werde es nicht machen. Du brauchst die Messer nicht wegzuräumen." Ich erwidere: „Es war nicht dumm, es war in dem Moment dein Gefühl und dein Gedanke. Ich bin sehr froh, dass du mit mir darüber gesprochen hast und wünsche mir das auch für die Zukunft. Gemeinsam schaffen wir es, deine Probleme zu lösen. Und du wirst merken: Nach so einem Gespräch geht es dir im Anschluss wieder besser."

Ich berichte abends meinem Mann davon. Wir beide sind schockiert, wie konkret das Bild mit den Messern für unseren Sohn gewesen sein muss. Trotzdem sind wir voller Zuversicht. Ich spüre, ich konnte beide Kinder wieder stabilisieren. Jetzt muss mein Mann für seine Genesung kämpfen, mit aller Kraft. Wir werden es gemeinsam schaffen.

Zurück aus dem Krankenhaus

Gestern hatte ich einen Termin bei meinem Verhaltenstherapeuten. Ich war nicht in der Lage, frei heraus zu erzählen, was mich bedrückt. Nehme meine Notizen zur Hand. Lese ihm die bisher geschriebenen Texte über die Erkrankung meines Mannes vor. Beginne zu weinen. Meine Stimme stockt. Die Worte würgen mich im Hals. Mein Mann. In Gefahr. Und ich verängstigt, so sehr.

Abends am Telefon meint mein jüngerer Bruder: „Du bist stärker als du denkst!“ Er sagt es mir dreimal, wie eine Beschwörung. Ich glaube es selbst. Zumindest in diesem Moment.

Nach 16 Tagen ist mein Mann heute aus dem Krankenhaus zurückgekommen. Nachmittags machen wir einen Spaziergang, zu zweit, die Kinder bleiben daheim. Ich bin glücklich, irgendwie. Endlich ist er wieder zu Hause. Endlich ist die Familie wieder komplett. Trotzdem fühlt es sich an wie eine Blase. Unwirklich.

Der nächste Tag. Wir sitzen in der onkologischen Praxis. Es wird Klartext geredet. „Sie werden sich mit dieser Krankheit mehrere Jahre beschäftigen müssen. Mit der Chemotherapie und einer anschließenden Erhaltungstherapie lässt sich der Krebs aber jahrelang gut zurückdrängen. Er ist übrigens nicht erblich.“ Später meint die Schwester zu mir: „Sie haben noch viele schöne Jahre mit ihrem Mann vor sich." Immer wieder breche ich in Tränen aus. Flüstere irgendwann heiser, halb erstickt: „Ich habe solche Angst".

Die Herbstferien stehen unmittelbar bevor. Die Mutter meines Mannes und meine beiden Brüder bieten an, in dieser Zeit, in der die Chemotherapie beginnen soll, unsere Kinder zu sich zu nehmen. Was bin ich froh, so auf die Familie zählen zu können. Die Kinder freuen sich, schon so bald ihre beiden Onkel und Tanten sowie ihre Omas zu besuchen. Zehn Tage werden sie unterwegs sein. Zehn Tage werden mein Mann und ich Zeit haben, unsere Gedanken zu sortieren und unsere Kräfte zu sammeln.

Krebs und unsere Haltung dazu

Die Ausgangssituation bleibt dieselbe – egal, ob wir ihr mit Angst und Verzweiflung begegnen oder mit Mut, Zuversicht und Kampfeswillen. Mein Mann hat Krebs. Laut Onkologen mit der Aussicht auf durchaus noch viele schöne gemeinsame Jahre mit guter Lebensqualität. Tief in mir drinnen, irgendwo, spüre ich einen ersten Anflug von Wut. Ich will nicht viele schöne gemeinsame Jahre. Ich will ein ganzes gemeinsames Leben mit meinem Mann!

Wir werden mit dem Krebs leben und unseren eigenen Weg im Umgang damit finden müssen. Mein Mann als der Betroffene muss stark sein. Ich als die Frau an seiner Seite und die Mutter unserer Kinder muss ebenfalls stark sein, stark für uns alle vier. Wie klein sind plötzlich meine Probleme mit meiner bipolaren Erkrankung im Vergleich zu unserem neuen großen Gegner.

Wir sprechen darüber, welche positiven Gedanken meinen Mann in dieser Situation stärken könnten. Welche Worte zur Genesung beitragen, wenn er sie wieder und wieder hervorholt und mit ihnen übt, wie ich es schon so häufig mit positiven Glaubenssätzen praktiziert habe. Am Ende stehen drei Sätze auf seinem Zettel:

> Gemeinsam werden wir diese Situation bewältigen.
> Denn ich will gesund werden.
> Für meine Familie – und für mich selbst.

Auch mit Krebs: Ein gutes Leben

Wie kann unser neues Leben aussehen? Als ich vom Krebs meines Mannes noch nichts wusste und auf diesen Seiten hier mit dem Fokus auf mich gerichtet schrieb, fand ich die Worte: Ich konnte es zu einem guten Leben wenden. Und eben dasselbe werden wir diesmal gemeinsam tun, genau das soll uns gelingen: Wir werden es für unsere Kinder, für uns selbst, zu einem guten Leben wenden. Werden im Moment leben und diesen genießen. Werden die Nähe und Liebe, die wir vier einander schenken, wertschätzen. Jede einzelne Umarmung, jedes einzelne liebe Wort. Ein lohnenswertes Leben – trotz aller Einschränkungen. Werden wohl der Angst und dem Stress nicht ganz entkommen können, das weiß ich. Für mich wird es sie immer wieder geben, die Zeiten, in denen meine Tränen aufsteigen, weil ich verzweifelt bin und voller Angst. Ich muss es mir zugestehen, das Weinen, damit meine Verzweiflung nicht meine Seele hinabreißt in diese schreckliche Finsternis.

Wir werden diesen Weg gemeinsam gehen. Ich verspreche, so stark zu sein, wie es mir nur möglich ist.

Mein Mann und ich werden jeden Tag unseren Blick zum Himmel heben, gemeinsam oder in Gedanken, vereint in unseren Herzen. Uns an den Händen halten. Ganz fest. Werden eng beisammenstehen und spüren: Genau das ist unser Leben. Und es ist ein gutes Leben. Weil wir uns lieben. Weil wir eine Familie sind. Weil wir zusammenhalten.

Nachtrag: Der Anruf

Sieben Monate sind seit der Krebsdiagnose vergangen, als an einem Samstagvormittag das Telefon klingelt, unbekannte Nummer. Mein Mann ruft mir zu: „Soll ich da überhaupt rangehen?"

„Klar, es könnte wichtig sein." Er hebt ab. Am anderen Ende der Leitung spricht sein Onkologe. „Herr Hille, sie sind krebsfrei." Mein Mann lässt den Hörer sinken. Teilt mir die gute Nachricht mit. Es fällt mir schwer, das zu glauben, nach diesen vielen Wochen voller Ängste und Sorgen. Haben wir es wirklich geschafft? Ja. Begreifen kann ich es noch nicht. Wir umarmen uns. Halten uns aneinander fest. Tränen der Erleichterung brennen in meinen Augen.

Dein Leben – Dein Weg

Dein Blumengarten wartet auf dich

Einmal spreche ich mit meinem Verhaltenstherapeuten Herrn Sch. darüber, wie es Menschen geht, die die Diagnose „chronische Depression" erhalten haben, die schon so lange in unendlicher Finsternis und Verzweiflung versunken sind – ein Gefühl, das mir selbst zutiefst vertraut ist. Er erklärt, dass diese Diagnose existiere, aber wegen des Wortes „chronisch" schwierig und entmutigend für Patient*innen sein könne, da sie die negative Sichtweise verstärken und einen Menschen fälschlicherweise zu dem Denken bringen könne, dass keine positive Zukunft mehr möglich sei. Wer wisse denn schon, wie lang eine lange depressive Phase anhalten könne? Es gäbe immer die Option auf Besserung.

Weil seine Bilder dazu für mich so ermutigend waren, sind sie wie ein Geschenk, das ich an alle weitergeben möchte, die diese endlos erscheinenden Zeiten von Depressionen und Verzweiflung kennen: Stell dir vor, da ist ein bunter, duftender Blumengarten als Sinnbild für das Leben in all seiner Fülle. Du willst unbedingt hinein, aber davor ist eine verschlossene Pforte. Du versuchst sie zu öffnen und rüttelst an ihr, bekommst sie aber nicht auf. Vielleicht musst du beharrlich bleiben und drei Jahre lang weiter an ihr zerren und ziehen, dann öffnet sich die Pforte irgendwann, weil du nicht aufgegeben hast. Oder zwei Jahre an der Pforte rütteln und in dieser Zeit nimmt deine Kraft zu (zum Beispiel durch positive Psychologie[80] mittels Therapie), und plötzlich springt die Pforte auf, weil du stark genug geworden bist. Die Option aber, dass die Pforte sich öffnet, besteht immer. Du darfst dich selbst nicht aufgeben. Bitte. Lass die Pforte nicht los!

Ich finde das Bild eines duftenden Blumengartens für ein neues, leichteres Leben wunderschön. Und ebenfalls die Vorstellung, dass wir alle die Kraft erwerben können, die Eingangspforte zu öffnen. Vielleicht brauchen wir Hilfe, therapeutisch und medikamentös, weil es wirklich schwer ist, sie zu öffnen. Weil unsere Kraft am Anfang dafür nicht ausreicht.

Aber wir sind Menschen. Wir können uns entwickeln, wachsen, uns verändern. An Stärke gewinnen. Egal, wie alt oder krank wir sein mögen.

Dankbarkeit

Dankbarkeit für das, was an Gutem da ist, kann helfen, das Leben mit einer psychischen oder einer anderen chronischen Erkrankung positiv zu gestalten. Meine bipolare Erkrankung ist für mich und für mein Leben nicht nur negativ gewesen. Sie hat mir durch die Tatsache, dass ich in gute ärztliche

80 „Kennzeichnend für die vor allem in den letzten Jahren entstandene Positive Psychologie ist, dass sie gerade jene menschlichen Stärken entdeckt und hervorhebt und eine Psychologie ‚der Korrektur von Schäden' vernachlässigt. Menschliche Stärken können Tugenden sein, sie können als Ressourcen aufgefasst werden, auf die man sich stützen kann, wenn man eine Aufgabe bewältigt oder positive Lebensqualität herstellt, oder sie können in sozialen Einstellungen zum Ausdruck kommen, die Kooperation und Solidarität fördern." Zitiert wird Stangl, W. (2020), Online-Eintrag „Positive Psychologie". In: Online Lexikon für Psychologie & Pädagogik. Quelle: https://lexikon.stangl.eu/1994/positive-psychologie/ (Zugriff: 10. Februar 2023).

und therapeutische Behandlung gekommen bin, ungeahnte Chancen geboten: Ich konnte lernen, meine Gefühle zu erkennen und mit ihnen umzugehen, etwas, was mir von meinen Eltern nicht vorgelebt wurde. Ich habe gelernt, welche Bedürfnisse ein Kind – und damit jeder Mensch – hat und was ich selbst dafür tun kann, um diese zu stillen. Ich habe die Chance, die Beziehung zu meinen Kindern bewusst zu gestalten und damit positiver, als ich es selbst erlebt habe. All diese psychischen Lernprozesse haben mir zudem eine liebevolle und gleichberechtigte Beziehung zu meinem Mann ermöglicht, in der wir beide wachsen und miteinander lernen dürfen. Der bewusste Umgang mit mir selbst und mit anderen, tiefe Freundschaften, intensive Gespräche und die neu erweckte Kreativität machen mein Leben reich.

Manchmal, in Momenten, in denen ich allein und draußen in Bewegung bin, verspüre ich eine große Dankbarkeit für mein Leben. Für meine eigene Familie mit meinem Mann und unseren beiden Kindern, für die Liebe, die ich dort jeden Tag geben und selbst erleben kann. Für das Dach über unserem Kopf, für Freundinnen und Freunde in unserem Leben. Ich bin dankbar für den Wind, den ich auf meiner Haut spüre als eine sanfte Berührung. Bin dankbar für die innere Weite, die ich fühle, wenn ich hinauf in den Himmel blicke.

Ich bin mir bewusst in diesen Momenten, dass ich zwar eine psychische Erkrankung habe, aber noch so viel mehr: darüber hinaus so viel mehr habe, darüber hinaus so viel mehr bin. Hin und wieder verspüre ich dann eine Verbindung zur Existenz, zu Gott. Das kommt nicht täglich vor, aber unregelmäßig immer mal wieder. Dafür empfinde ich dieses Gefühl, seine Intensität und das Innehalten im Alltag umso intensiver. Und wie eine kleine Flamme leuchtet in mir der Satz „Ich bin ein gesegneter Mensch."

Dass ich trotz meiner Vorgeschichte, trotz der Traumata, eine glückliche und langjährige Liebesbeziehung mit meinem Mann führen kann und Mutter werden durfte, sodass ich zwei Kinder täglich bei ihrem Heranwachsen beobachten und mit Liebe unterstützen kann, empfinde ich als eine große Gnade. Es war für mich wegen der traumatischen Erlebnisse mit Hörigkeit und Abtreibung, mit der Ablehnung durch die Mutter und die Gewalt durch den Vater sowie durch meine bipolare Erkrankung nicht gerade der wahrscheinlichste Lebensweg, Mutter und Partnerin in einer harmonischen, dauerhaften Beziehung zu werden. Für mich aber der wohl versöhnlichste mit meiner eigenen Vergangenheit.

Für all das bin ich dankbar. Wofür bist du dankbar?

Schmerz, abgrundtief, aber endlich

Es wird sie wohl wieder geben, diese Zeiten, in denen ich nichts anderes spüre als Schmerz. Abgründe, die ich durchwandern muss, allein. Wenn sich die bipolare Erkrankung von ihrer finsteren Seite zeigt, der harten, qualvollen, die mich ins Nichts stürzen lässt, in diesen klaffenden Abgrund. Wo mir nichts mehr bleibt als das Ertragen, Aushalten, Weiteratmen. Zeiten, in denen ich mich erinnern muss, dass es immer wieder ein „Danach“ gegeben hat. Dass ich es überstanden habe, jedes Mal wieder, selbst wenn ich tage- oder wochenlang Suizidgedanken als Nonstop-Spirale in meinem Kopf ablaufen hatte. Abschnitte in meinem Leben, in denen ich meiner jeweiligen Psychiaterin vertrauen musste und der Wirkung von Medikamenten. In denen die Liebe zu meiner Familie das Letzte war und ist, was mich am Leben festhalten lässt.

Schmerz also, abgrundtief, aber endlich. Von dem ich mich nicht besiegen lasse, mich nicht besiegen lassen darf.

Denn da sind zwei Kinder, ein Mädchen und ein Junge, die mich brauchen, die ich liebe. Und an meiner Seite mein Mann, der es trotz all seiner Ruhe und psychischen Kraft nicht ohne mich schaffen kann.

Jede durchlebte Manie, Depression oder schlimme gemischte Episode ist eine gemeisterte Krise, die uns als Betroffene stärker machen kann. Weil wir es letztlich wieder geschafft haben, die inneren Dämonen zu überleben. Nicht nachgegeben haben, nicht den Freitod gewählt haben. Zugleich wird sie zu einer Erinnerung, zu Scham und zu einem unsäglichen Schmerz, aber einem Schmerz, der uns irgendwann wieder aus seiner Umklammerung entlassen hat, als wir schon nicht mehr darauf zu hoffen wagten.

Ich denke nicht: „Was hat das Schicksal mir angetan?" So habe ich nie gedacht. Vieles war eine Verkettung unglücklicher Umstände. Aber es war immer mein Leben. Es gab Zeiten, die sich anfühlten wie ein Albtraum, aus dem ich nicht erwachen konnte, so fest umklammerte mich meine bipolare Erkrankung. Dass ich gelernt habe, mit dieser Erkrankung umzugehen, ist ein Geschenk. Durch sie habe ich ein anstrengendes, aber intensives Leben. Tauschen will ich mit niemandem. Auch wenn es mitunter ein Kampf war auf Leben und Tod – es lohnt sich, hat sich immer gelohnt. Denn Leben ist kostbar, einzigartig. Und ich kann meines mittlerweile positiv gestalten, mit und trotz meiner bipolaren Erkrankung.

Wenn ich eines erkannt habe durch das Schreiben an diesem Buch, dann das: Ich trage mehr Licht als Schatten in mir. Viel mehr. Denn in meinem Leben besiegt das Licht immer wieder die Finsternis.

Gib niemals auf!

Es gibt Momente im Leben, in denen man nicht weiterweiß und am liebsten aufgeben möchte. In denen man so niedergedrückt und verzweifelt ist, alles komplett aussichtslos erscheint und man sich keine bessere Zukunft mehr vorstellen kann. Das kann jedem Menschen, jeder und jedem Einzelnen von uns, widerfahren. Wenn man eine psychische Erkrankung hat, muss man sich womöglich häufiger diesen Momenten stellen. Es kann dann helfen, an einen Menschen zu denken oder mit ihm zu reden, von dem man sich wertgeschätzt oder geliebt fühlt. Auch Hausärzt*innen oder die Telefonseelsorge können erste Unterstützung bei solchen Nöten bieten.[81] Denn aufgeben oder sich gar das Leben nehmen sollte für uns um unserer selbst willen und wegen derer, die uns lieben, die uns in Freundschaft verbunden sind oder die uns brauchen (wie unsere engsten Familienmitglieder) keine Option sein.

Was nutzen uns Angst vor dem Leben oder Selbstentwertung wegen einer dauerhaften Erkrankung im Jetzt oder in der Zukunft? NICHTS. GAR NICHTS. Sie können uns

81 Wenn dich oder einen dir nahestehenden Menschen Gedanken an Suizid verfolgen, sprich bitte umgehend mit jemandem darüber. Entweder mit deinen Lieben oder beispielsweise mit der Telefonseelsorge, wo du rund um die Uhr unter der Nummer 0800/1110111 ausgebildete Helfer*innen erreichst. Die Telefonseelsorge ist von Handy und Festnetz aus kostenfrei. Du lebst in der Schweiz oder Österreich? In Österreich erreichst du die Telefonseelsorge rund um die Uhr kostenfrei unter der Kurzwahl 142. Die Schweizer Telefonseelsorge ist unter der Kurzwahl 143 für 20 Rappen pro Anruf aus dem Festnetz erreichbar. Empfehlenswert ist auch die Homepage des Vereins zur Suizidprävention, Freunde fürs Leben e.V., wo man auf einer Unterseite eine Übersicht über Hilfsangebote abrufen kann. Siehe: https://www.frnd.de/hilfe/lass-dir-helfen/ (Zugriff: 10. Februar 2023). Weitere Hinweise findest du weiter hinten im Kapitel „Wenn du Hilfe brauchst“.

bloß lähmen, uns die Kraft nehmen, uns einer psychischen Erkrankung zu stellen und mit und trotz dieser zu LEBEN. Denn wir sind am Leben und jedes Leben ist etwas Einzigartiges, Kostbares. Neben all dem Leid, das eine psychische Erkrankung mit sich bringt, kann sie uns ebenso eine tiefere Sicht auf das Leben ermöglichen.

Und genau deswegen lohnt es sich zu kämpfen. Weil es möglich ist, selbst nach Jahren der Finsternis mit ärztlicher und therapeutischer Hilfe ins Licht zurückzukehren oder das Licht überhaupt erst kennenzulernen. Die Erleichterung zu spüren, wenn der innere Schmerz nachlässt. Selbst wenn man gerade nicht kämpfen kann, weil man mitten in einer depressiven, gemischten oder manisch(-verzweifelten) Phase feststeckt: Es bleibt noch das Atmen. Ein. Aus. Es ertragen, irgendwie. Nicht aufgeben. Daran glauben, dass es vorübergehen muss, vorübergehen wird. Wie es zuvor vielleicht schon einmal vorübergegangen ist. Dass die erhöhten oder neuen Medikamente Wirkung zeigen werden, wenn erst der Spiegel im Blut stimmt. Dass es o.k. ist, stationär in eine Klinik zu gehen, wenn man es zu Hause allein nicht mehr schafft.

UNSER LEBEN ist EINZIGARTIG und KOSTBAR. Sogar dann, wenn man glaubt, es nicht mehr ertragen zu können, wenn man sich mit dem Gedanken an Suizid beschäftigt. Geht man den Weg in den Tod, ist es zu Ende, unser Leben, unwiederbringlich, zumindest hier auf dieser Welt. Man beraubt sich selbst der Möglichkeit, dass es womöglich doch hätte besser werden können. Mit professioneller Hilfe und Unterstützung von außen. Ein erster Schritt aus der Verzweiflung und Einsamkeit heraus kann da der schon erwähnte Anruf bei der Telefonseelsorge sein. Die Kontaktaufnahme ist auch online möglich.

Ich kann allen, die das lesen und die diesen tiefsten inneren Schmerz kennen und glauben, ihm nicht länger standhalten zu können, versichern: Es ist möglich, weiter zu leben. Es ist möglich, sich der schrecklichen Erlebnisse und Traumata des eigenen Lebens mit professioneller therapeutischer Unterstützung und stabilisiert durch die passenden Medikamente zu stellen und so nach und nach Verbesserungen für sich selbst zu erreichen. Ich kann sagen, dass es möglich ist, weil ich es selbst erleben durfte.

Ich kann allen, die eine psychische Erkrankung haben, versichern, es ist absolut o.k., Medikamente zu nehmen – schließlich wird ein gebrochenes Bein auch eingegipst oder zu hoher Blutdruck medikamentös eingestellt. Hier würde niemand die Behandlung in Frage stellen.

Wenn du eine psychische Erkrankung hast und die ärztlich verordneten Psychopharmaka regelmäßig einnimmst, ist das nicht bloß o.k. oder eben gerade notwendig, es ist viel mehr als das: Du bist ein Mensch, der für sich selbst und für seine Erkrankung die Verantwortung übernimmt.

Gib niemals auf. Bitte. Glaube daran, dass mehr Kraft in dir schlummert, als du vermutest. Das Licht ist möglich.

Gib nicht auf.

Dein Leben – Dein Weg

Lass nichts und niemand anderes dein Leben leben: nicht die Angst, nicht die Depression. Nicht die psychische oder körperliche Erkrankung, die dich vielleicht so sehr einschränkt, jeden Tag. So schwer es dir zunächst erscheinen mag, weil diese Gefühle, Gedanken, die Erkrankung und die dazugehörigen Symptome dich zu beherrschen scheinen. All das bist nicht du. Tief in dir drinnen bist du ein Mensch mit einer Seele, die atmen will und leben. Die frei sein will. Die dafür dich und deine Unterstützung braucht. Such dir ärztliche und therapeutische Hilfe. Bitte deine Mitmenschen um Begleitung, wenn es dir gut tut. Glaube daran, dass es dir gelingen wird, deinen eigenen Weg zu gehen. Auch wenn du ängstlich bist. Selbst wenn du denkst, es nicht schaffen zu können, weil es ein „So viel" ist. Ich weiß, dass du es schaffen kannst, dein Leben wieder lebenswert zu machen.

Der bekannte Schriftsteller Paulo Coehlo sagt: „Manchmal zeigt sich der Weg erst, wenn man beginnt ihn zu gehen."[82] Vielleicht hilft es dir, auf den Boden zu schauen, zu deinen Füßen. Dich nur mit dem zu beschäftigen, was jetzt gerade an diesem Tag ansteht. Und eben nicht auf die Größe deiner Probleme oder deiner Krankheit zu achten, dich nicht davon einschüchtern zu lassen.

Setze einen Fuß vor den anderen, gehe Schritt für Schritt. Lass dich nicht aufhalten.

Beginne deinen Weg. Beginne ihn jetzt.

82 Der Ursprung dieses Zitates geht vermutlich zurück auf einen spanischen Dichter: „Wanderer, es gibt keinen Weg, der Weg entsteht im Gehen." In: Machando, Antonio: Campos de Castilla, Gedicht XXIX, 1917. Siehe Krieghofer, Gerald: Zitatforschung, 2018. Quelle: https://falschzitate.blogspot.com/2018/04/wege-entstehen-dadurch-dass-wir-sie.html (Zugriff: 10. Februar 2023).

Abschluss

Warum ich Sichtbarkeit wage: Gegen das Stigma der psychischen Erkrankung

Mit einer bipolaren oder einer anderen psychischen Erkrankung ist man, wie wir im Kapitel „Berühmte Bipolare“ schon gesehen haben, in bester Gesellschaft: Statistisch gesehen erkrankt mehr als jede*r vierte Erwachsene in Deutschland im Zeitraum eines Jahres psychisch – Tendenz steigend.[83] Im Laufe seines oder ihres Lebens wird jede*r Dritte mit einer psychischen Erkrankung konfrontiert werden.[84] Jährlich sind ca. 17,8 Millionen Menschen der erwachsenen Bevölkerung unseres Landes akut von einer psychischen Erkrankung betroffen.[85]

---

83 Quelle: https://www.dgppn.de/_Resources/Persistent/f80fb3f112b4eda48f6c5f3c68d23632a03ba599/DGPPN_Dossier%20web.pdf (Zugriff: 10. Februar 2023).

84 Quelle: https://www.caritas-muenster.de/wirhelfen/hilfenfuerpsychischkrankemenschen/hilfenfuerpsychischkrankemenschen (Zugriff: 10. Februar 2023).

85 Die *Deutsche Gesellschaft für Psychiatrie und Psychotherapie, Psychosomatik und Nervenheilkunde e.V.* (DGPPN) stellt regelmäßig Basisdaten zu psychischen Erkrankungen in Deutschland vor. Online veröffentlicht wurde ein Factsheet (Stand Januar 2023) mit den wichtigsten Kennzahlen. Quelle: https://www.dgppn.de/_Resources/Persistent/93a818859031c45661aa7f6d298d6fecc6de45e9/20230104_Factsheet_Kennzahlen.pdf (Zugriff: 10. Februar 2023).

Warum unterliegen psychische Erkrankungen trotz dieser hohen Verbreitung dann immer noch so häufig einer Tabuisierung? Warum werden psychisch Kranke von der Gesellschaft stigmatisiert[86], also abgewertet, angegriffen, benachteiligt und sozial ausgegrenzt?

Auf der Homepage der Universität Hamburg findet sich eine gut verständliche Erklärung für den Einstieg in das komplexe Thema: „Stigmatisierung bezeichnet einen Prozess, in dessen Verlauf innerhalb einer Gesellschaft bestimmte äußere Merkmale von Personen [...] mit negativen Bewertungen belegt und die Betroffenen [...] in eine Randgruppenposition gedrängt werden. [...] Andere Merkmale, zum Beispiel der Charakter oder Bildungsstand, können dieses Stigma nicht kompensieren. Ein stigmatisierter Mensch ist diesem Prozess meistens hilflos ausgeliefert und wird die ihm zugeschriebene negative Bewertung im Normalfall allmählich verinnerlichen. Dies hat zur Folge, dass der Betroffene sich selbst als defizitär erlebt und sich zum Beispiel bemüht, das negativ bewertete Merkmal geheim zu halten."[87] – Ein Teufelskreis für Betroffene. Denn die Verinnerlichung des Stigmas führt zur sogenannten Selbststigmatisierung. Schamgefühle (und

86 „Das Wort Stigma kommt aus dem Griechischen und bedeutet ‚Wundmal'. Stigmatisierung heißt also wörtlich, jemandem ‚Wundmale zuzufügen' oder ihn zu ‚brandmarken'. Im übertragenen Sinne spricht man von Stigmatisierung, wenn man ein bestimmtes Merkmal (z.B. depressiv sein) mit einer negativen Eigenschaft oder einem Vorurteil (z.B. ist faul) verknüpft." Zitiert wird Glaßmeyer, Anke, Online-Artikel „End the stigma – Was du als Therapeutin für die Entstigmatisierung psychischer Krankheiten tun kannst", veröffentlicht am 5. Februar 2019. Quelle: https://psylife.de/magazin/psychotherapie/entstigmati sierung-psychischer-krankheiten (Zugriff: 10. Februar 2023).

87 Homepage der Universität Hamburg. Quelle: https://www.sign-lang.uni-hamburg.de/projekte/slex/seitendvd/konzeptg/l54/l5402.htm (Zugriff: 10. Februar 2023).

damit die Selbststigmatisierung) kenne ich genauso wie den langjährigen Versuch, meine psychische Erkrankung vor der Außenwelt zu verbergen.

Stigmatisierung ist immer der Versuch von Machtausübung. Nicolas Rüsch, Autor des Buches „Das Stigma psychischer Erkrankung – Strategien gegen Ausgrenzung und Diskriminierung", liefert folgende Definition: „Heute wird Stigma als Oberbegriff für das Zusammentreffen mehrerer Prozesse verwendet, und zwar für Etikettierung, Stereotype, Trennung in *uns* und *sie*, Vorurteile, Statusverlust und Diskriminierung, die in einem Machtgefälle stattfinden."[88] Außerdem unterscheidet er drei Arten von Stigma: öffentliches, strukturelles und Selbststigma.[89]

Ursachen von Stigmatisierung können sein:

- Vorurteile, Ängste, Unsicherheiten
- fehlendes oder falsches Wissen über Krankheitsbilder
- kein persönlicher Kontakt mit psychisch Kranken
- Berührungsängste vor einem möglichen Kontakt mit psychisch Kranken
- klischeehafte oder überzeichnete Darstellung psychisch Kranker in den Medien
- Verbrechen durch psychisch kranke Täter und die damit verbundene Medienberichterstattung
- Darstellung psychisch Kranker in (Horror-)Filmen und Büchern

88 Rüsch, Nicolas mit Heland-Graef, Martina und Berg-Peer, Janine: Das Stigma psychischer Erkrankung – Strategien gegen Ausgrenzung und Diskriminierung, München, 2020, S. 39.

89 Ebd, S. 42,

Ein Problem bei der Stigmatisierung ist, dass psychisch kranke Menschen von der Gesellschaft oftmals als „unsichtbare Bedrohung“ empfunden werden. Das liegt häufig am fehlenden Wissen über diese Erkrankungen und am nicht vorhandenen Kontakt zu Betroffenen. Dabei variiert die Intensität von Vorurteilen und Berührungsängsten je nachdem, um welche Krankheitsbilder es sich handelt, wie verschiedene Studien nachweisen. So zeigt eine Studie bei der Frage, ob die Befragten Menschen mit einer bestimmten Erkrankung als Nachbar*innen ablehnen oder mit ihnen zusammen arbeiten würden, für die drei Krankheitsbilder Depressionen, Schizophrenie und Alkoholsucht, dass Alkoholabhängige die stärkste Ablehnung erfahren, gefolgt von Menschen mit Schizophrenie. Depressionserkrankte trafen bei dieser Befragung auf die geringste Ablehnungsrate.[90]

Das deckt sich mit meiner Wahrnehmung, dass bei Depressionen die Stigmatisierung mittlerweile geringer ausfällt als bei vielen anderen psychischen Krankheitsbildern (auch wenn weiter genug zu tun bleibt). Dazu maßgeblich beigetragen hat meines Erachtens die an den Suizid des National-Torwarts Robert Enke am 10. November 2009 anschließende mutige und engagierte Öffentlichkeitsarbeit seiner Witwe Teresa Enke mit der Robert-Enke-Stiftung.[91] Seitdem ist das Thema Depressionen mehr und mehr in den Medien und in der Öffentlichkeit angekommen. Aktuell noch deutlich

90 Studie: Menschen mit Schizophrenie werden zunehmend stigmatisiert, online veröffentlicht am 24. März 2014, Studie veröffentlicht in: The British Journal of Psychiatry. Quelle: https://www.neurologen-und-psychiater-im-netz.org/neurologie/news-archiv/artikel/studie-menschen-mit-schizophrenie-werden-zunehmend-stigmatisiert/ (Zugriff: 10. Februar 2023).

91 Quelle: https://robert-enke-stiftung.de/ (Zugriff: 10. Februar 2023).

intensiviert wurde dieser Prozess im Jahr 2022 durch Kurt Krömers Buchveröffentlichung „Du darfst nicht alles glauben, was du denkst: Meine Depression“ und durch die „Chez Krömer“-Folge mit Comedian Torsten Sträter, in der beide offen über ihren Umgang mit den eigenen Depressionen sprechen. Diese TV-Sendung wurde mit dem Grimme-Preis ausgezeichnet, wodurch das Thema Depressionen, aber auch mentale Gesundheit im Allgemeinen, in der Medienberichterstattung und dadurch im gesellschaftlichen Diskurs weitere Resonanz erfuhr.[92]

Bei anderen Krankheitsbildern wie unter anderem Suchterkrankungen, Bipolare Störung, dissoziative Identitätsstörung, Borderline oder Schizophrenie ist das leider (noch) nicht der Fall, sie sind nach wie vor stark stigmatisiert. So wurde seitens der *Bundesärztekammer* schon im Jahr 2006 darauf hingewiesen, dass in Deutschland die Mehrheit der Betroffenen aus Scham wegen einer psychischen Erkrankung sich zu spät in ärztliche Behandlung begibt oder sogar ganz auf ärztliche Hilfe verzichtet, was das eigene Leid vergrößert.[93] Außerdem erhöht sich das Risiko, dass die Erkrankung chronisch wird. Und: Stigma ist lebensgefährlich. Dazu bemerkt Prof. Dr. Georg Schomerus: „Langfristig verschlechtert das Stigma die Prognose der Erkrankung. Es ist inzwischen

---

92 Online-Artikel: Grimme-Preis 2022 – Kurt Krömer für Depressions-Talk geehrt, veröffentlicht am 31. Mai 2022. Quelle: https://www.stern.de/kultur/grimme-preis-2022--kurt-kroemer-fuer-depressions-talk-geehrt-31910004.html (Zugriff: 10. Februar 2023).

93 Entschließung der Bundesärztekammer zum Tagesordnungspunkt „Aktive Bekämpfung der Stigmatisierung und Diskriminierung von Menschen mit psychischen Erkrankungen“, veröffentlicht im Rahmen des 109. Deutschen Ärztetages vom 23. bis 26. Mai 2006 in Magdeburg. Quelle: https://www.bundesaerztekammer.de/arzt2006/data/anhang_a/top02_01_E_END.pdf (Zugriff: 10. Februar 2023).

umfassend belegt, dass Stigmatisierung die Suizidalität von Menschen mit psychischen Krankheiten erhöht."[94]

Deswegen bezeichnet Stigma-Experte Prof. Dr. Nicolas Rüsch von der Universität Ulm die Stigmatisierung psychisch erkrankter Menschen in einem Interview sogar als zweite Krankheit: „Betroffene haben nicht nur mit den Symptomen ihrer Erkrankung zu kämpfen, sondern genauso mit Vorurteilen und Diskriminierung. Das ist ein Unterschied zu körperlichen Erkrankungen wie etwa Diabetes. Psychische Erkrankungen haben soziale Folgen. Doch aufgrund des Stigmas fehlt oft, was bitter nötig wäre: soziale Unterstützung. Stigma ist daher soziales Unrecht."[95] Dementsprechend ist Anti-Stigma-Arbeit eine wichtige Form der Prävention, so Rüsch in seinem Buch: „Der Abbau öffentlichen Stigmas erleichtert es Menschen in Krisen, Hilfe zu suchen, weil sie nicht aus Furcht vor Stigma abgeschreckt werden. Verbessern sich öffentliche Einstellungen, nehmen auch Selbststigma und Scham ab, denn sie sind Folge gesellschaftlicher Vorurteile. Ohne Selbststigma und Scham wird Hilfesuche, z.B. im

94 Interview mit Prof. Dr. Georg Schomerus: Der Begriff Burnout ist nicht hilfreich. In: InBalance. Leben mit Manie und Depression. Zeitschrift der Deutschen Gesellschaft für Bipolare Störungen e.V., 17. Jahrgang, Ausgabe 2021, S. 4–5, S.4. Siehe auch: www.uni-ulm.de/med/iws/ (Zugriff: 10. Februar 2023).

95 Hauschild, Jana: Sagen Sie mal, Herr Rüsch: Stigmatisieren wir psychisch Erkrankte? In seinem Buch „Das Stigma psychischer Erkrankung" zeigt Nicolas Rüsch Strategien gegen Ausgrenzung und Diskriminierung. Der Autor im Gespräch. In: Psychologie Heute, online veröffentlicht am 4. Juni 2021. Quelle: https://www.psychologie-heute.de/gesundheit/artikel-detailansicht/41266-sagen-sie-mal-herr-ruesch-stigmatisieren-wir-psychisch-erkrankte.html (Zugriff: 10. Februar 2023).

privaten Umfeld oder beim Hausarzt, erleichtert, und die Last der Scham fällt ab."[96]

Im Jahr 2006 wurde das „Aktionsbündnis Seelische Gesundheit" gegründet mit dem Ziel: „Psychische Erkrankungen sollen nicht länger tabuisiert werden." Mittlerweile haben sich 140 Mitgliedsorganisationen dem Bündnis unter Trägerschaft der *Deutschen Gesellschaft für Psychiatrie und Psychotherapie, Psychosomatik und Nervenheilkunde e.V.* (DGPPN) angeschlossen. Das „Aktionsbündnis Seelische Gesundheit"[97] vertritt folgende Hauptanliegen:

- Förderung eines bundesweiten Netzwerkes von Antistigma-Initiativen, Aufklärungs- und Präventionsprojekten
- Koordination der „Woche der Seelischen Gesundheit" jährlich rund um den WHO-Welttag der Seelischen Gesundheit am 10. Oktober
- Einsatz für eine objektive und nicht stigmatisierende Berichterstattung in den Medien
- Initiierung der Aktion „Grüne Schleife"[98] in Deutschland

Die *Deutsche Gesellschaft für Bipolare Störungen e.V.* (DGBS), deren Mitglied ich bin, gehört ebenfalls zum „Aktionsbünd-

96 Rüsch, S. 200.

97 Quelle: https://www.seelischegesundheit.net/aktionsbuendnis/ (Zugriff: 10. Februar 2023).

98 Die Grüne Schleife „ist das internationale Symbol für eine Gesellschaft, die offen und tolerant mit psychischen Erkrankungen umgeht. Seelische Leiden betreffen uns alle und dürfen kein Tabuthema mehr sein: Fast jeder Dritte erkrankt hier in Deutschland im Zeitraum eines Jahres an einer psychischen Erkrankung. Aus diesem Grund hat das Aktionsbündnis seelische Gesundheit die Initiative grüne Schleife ins Leben gerufen. Alle, die die grüne Schleife tragen, setzen ein Zeichen für Akzeptanz und gegen Ausgrenzung." Zitiert nach: https://www.seelischegesundheit.net/aktionen/grueneschleife/ (Zugriff: 10. Februar 2023).

nis Seelische Gesundheit". Die DBGS setzt sich für den Erfahrungsaustausch zwischen Betroffenen, Angehörigen und Professionellen (Trialog) sowie allen am Gesundheitswesen Beteiligten ein. „Hauptanliegen ist es, die Bedürfnisse von Menschen mit einer Bipolaren Störung in Öffentlichkeit und Gesundheitspolitik zur Geltung zu bringen sowie die Forschung, Fortbildung und Selbsthilfe zu fördern."[99] Weiter heißt es auf der Homepage: „Auch wenn das Wissen über psychische Störungen in den letzten Jahren zugenommen hat, bestehen auch weiterhin zahlreiche Vorurteile gegenüber Betroffenen und deren Familien sowie Fehlinformationen über die verschiedenen Krankheitsbilder." Deswegen hat es sich das DGBS-Referat Öffentlichkeitsarbeit zum Ziel gesetzt, „die Bipolaren Affektiven Störungen bekannter zu machen und fundierte Kenntnisse über Symptome, Verlaufsformen und Behandlungsmöglichkeiten zu vermitteln."[100]

Persönliche Kontakte zwischen Betroffenen und Nicht-Betroffenen sind enorm wichtig, damit Stigma abnimmt und die Gesellschaft sensibilisiert wird, denn persönliche Kontakte haben sich als wirksamste Methode zum Abbau von Stigma erwiesen.[101] Hier gibt es einige Projekte, die gerade den per-

---

99 Quelle: https://dgbs.de/verein/die-dgbs (Zugriff: 10. Februar 2023).

100 Quelle: https://dgbs.de/verein/dgbs-referate/referat-oeffentlichkeitsarbeit (Zugriff: 10. Februar 2023).

101 „Aus den genannten Übersichtsartikeln geht persönlicher Kontakt zu Betroffenen als die effektivste Interventionsart zur Bekämpfung des Stigmas psychischer Erkrankungen und Reduktion negativer Einstellungen gegenüber Betroffenen hervor. Corrigan & O'Shaughnessy schließen aus ihrer Literaturübersicht zudem, dass eher Menschen mit psychischen Erkrankungen selbst als Professionelle aus dem Fachbereich Psychiatrie und Psychotherapie die geeigneten Personen zur Bekämpfung des Stigmas und der Diskriminierung seien. Hierbei sei besonders wichtig, dass es nicht bei einer Präsentation der Betroffenen bleibe, sondern zu Interaktion und Diskussion kom-

sönlichen Austausch fördern. Europaweit engagieren sich beispielsweise Psychologiestudent*innen mit dem 2013 gegründeten Projekt „Mind the Mind“, initiiert von der der EFPSA (European Federation of Psychology Students’ Association) in bereits 19 Ländern. Gemeinsam besuchen Studierende und psychisch erkrankte Menschen Schulen, klären über Krankheitsbilder auf und ermöglichen dabei den wichtigen persönlichen Kontakt und Diskussionen zwischen Schüler*innen und Betroffenen.[102] Im Jahr 2019 wurden in Deutschland 30.000 Schüler und Schülerinnen mit dem Projekt erreicht.[103] Weitere Anti-Stigma-Initiativen in Deutschland, die ebenfalls auf Kontakt setzen, sind beispielsweise *Irrsinnig Menschlich e.V., Irre menschlich Hamburg e.V.* und *BASTA – das Bündnis für psychisch erkrankte Menschen* (München).[104]

Anti-Stigma-Arbeit ist wie gesagt dann am wirksamsten, wenn Menschen mit psychischer Erkrankung in den direkten Kontakt mit anderen Menschen gehen. Doch das ist nur

---

me.“ Zitiert wurde: Gaebel, Wolfgang; Ahrens, Wiebke; Schlamann, Pia: Konzeption und Umsetzung von Interventionen zur Entstigmatisierung seelischer Erkrankungen. Empfehlungen und Ergebnisse aus Forschung und Praxis im Rahmen des Antistigma-Projekts „Entwicklung und Umsetzung einer Strategie zur Bekämpfung von Stigmatisierung und Diskriminierung psychisch erkrankter Menschen des Aktionsbündnisses seelische Gesundheit“. Veröffentlicht im Juli 2010, gefördert durch das Bundesministerium für Gesundheit, pdf-Datei, 93 Seiten, S. 11. Quelle: http://docplayer.org/14332880-Konzeption-und-umsetzung-von-interventionen-zur-entstigmatisierung-seelischer-erkrankungen-empfehlungen-und-ergebnisse-aus-forschung-und-praxis.html (Zugriff: 10. Februar 2023).

102 Eine Informationsseite des Anti-Stigma-Projektes „Mind the Mind“ ist online verfügbar. Quelle: https://mindthemind-germany.efpsa.org/ (Zugriff: 10. Februar 2023).

103 Quelle: https://www.hw.uni-wuerzburg.de/fsi-psychologie/studentische-initiativen/mind-the-mind/ (Zugriff: 10. Februar 2023).

104 Rüsch, S. 247–249.

möglich, wenn Betroffene für sich zuvor eine bewusste Offenlegungsentscheidung über den Umgang mit ihrer Erkrankung getroffen haben. Es ist von jedem einzelnen psychisch erkrankten Menschen – egal, ob VIP oder „Normalo“ – ein mutiger Schritt, sich offen zu bekennen. Gezwungen oder gedrängt werden darf man dazu nicht. Denn da ist häufig noch Scham, anders zu sein, in der Leistungsgesellschaft nicht mithalten zu können. Dazu kommt die (leider teils sehr berechtigte) Angst, mit der Offenlegung der Erkrankung womöglich im Freundeskreis, in der Familie oder im beruflichen Umfeld auf Ablehnung zu stoßen. Vor allem im beruflichen Umfeld, also gegenüber Kolleginnen, Kollegen und Vorgesetzten, sollte man sich genau überlegen, ob man das mögliche Risiko eingehen will. Denn wenn die psychische Erkrankung durch Behandlung gut unter Kontrolle ist, besteht keine Verpflichtung, den Arbeitgeber darüber zu informieren.[105]

Prof. Dr. Nicolas Rüsch hat in Kooperation mit seinem US-Kollegen Pat Corrigan das Programm „In Würde zu sich stehen (IWS)“[106] ins Leben gerufen, das sich an Menschen mit psychischer Erkrankung richtet. Angeleitet von Peers, also ebenfalls Betroffenen, haben die Teilnehmenden die Möglichkeit, sich mit den Themen Diskriminierung, Stigmatisierung und Selbststigma auseinanderzusetzen und für sich eine selbstbewusste Entscheidung für oder gegen die Offenlegung ihrer Erkrankung zu treffen. Für mich war es ein großes Geschenk und eine wichtige Unterstützung, kurz vor der Veröf-

---

105 Bräunig, S. 175f.

106 Das Programm IWS wird auch als Online-Zoom-Variante angeboten, Details siehe: https://inwuerde.de/ (Zugriff: 10. Februar 2023).

fentlichung dieses Buches an dem Programm teilnehmen zu können.[107]

Ein frei gewählter, offener Umgang mit der eigenen Erkrankung kann mehr sein als nur ein mutiger Schritt: Es kann uns selbst befreien, denn wir können damit außerdem der Selbststigmatisierung[108] entkommen. Jedes einzelne, selbst gewählte und selbstbewusste Bekenntnis kann außerdem dabei helfen, die Vorurteile gegenüber psychisch Kranken in unserer Gesellschaft abzubauen. Eine (wie ich finde) wunderbare Plattform zu diesem Thema ist die Internetseite mutmachleute.de.[109] Dort zeigen sich Betroffene mit ihrer Erkrankung und legen den Fokus auf das Positive. So ermutigen sie durch das Teilen ihrer persönlichen Geschichte andere und tragen zur

---

107 Interview mit Prof. Dr. Nicolas Rüsch „Lokale Initiativen sind das beste Mittel gegen Stigma". In: InBalance. Leben mit Manie und Depression. Zeitschrift der Deutschen Gesellschaft für Bipolare Störungen e.V., 17. Jahrgang, Ausgabe 2021, S. 2–3, S. 3. Siehe auch: www.uni-ulm.de/med/iws/ (Zugriff: 10. Februar 2023).

108 „Selbststigmatisierung: Zum Teil übernehmen die Betroffenen die Vorstellungen und die Vorurteile anderer Menschen selbst. Sie sehen sich dann zum Beispiel als inkompetent, willensschwach oder ‚nicht normal' an. Einige entwickeln auch Schuldgefühle und glauben, selbst an ihrer Erkrankung schuld zu sein. Ebenso wie die Stigmatisierung durch andere kann sich Selbststigmatisierung negativ auf den Verlauf der Erkrankung auswirken. Sie kann auch dazu führen, dass die Betroffenen ihr Verhalten ändern und zum Beispiel gar nicht mehr versuchen, mit anderen in Kontakt zu kommen oder eine Arbeit zu suchen. Selbststigmatisierung kommt vor allem bei Menschen vor, die dauerhaft auf psychotherapeutische oder psychiatrische Hilfe angewiesen sind. Oft führen bei ihnen Verunsicherung und Resignation dazu, sich selbst zu stigmatisieren." Zitiert wird: Amrhein, Christine: Stigmatisierung psychisch kranker Menschen – Ausgrenzung und Diskriminierung nehmen immer noch zu, online veröffentlicht am 29. September 2018. Quelle: https://www.therapie.de/psyche/info/ratgeber/lebenshilfe-artikel/stigmatisierung/definition/ (Zugriff: 10. Februar 2023).

109 Quelle: https://mutmachleute.de/ (Zugriff: 10. Februar 2023).

Entstigmatisierung bei. Seit Sommer 2022 bin ich ebenfalls als Mutmacherin mit Foto, Diagnose und Statement auf dieser Internetseite dabei. In den online verfügbaren Berichten liegt eine immense Kraft, denn mit ihnen schreibt jede*r einzelne Mutmacher*in selbstbewusst am Narrativ über psychisch erkrankte Menschen mit.

Über zwei Jahrzehnte habe ich gebraucht, um den Mut zu finden, mich offen mit meiner bipolaren Erkrankung zu zeigen. Jetzt hoffe ich, mit meinem Buch nicht bloß Betroffenen und ihrem Umfeld Hoffnung zu schenken – was der Ausgangspunkt für mein Schreiben war – sondern ebenfalls einen Beitrag zur Entstigmatisierung psychisch kranker Menschen leisten zu können, damit gesellschaftliche Gleichberechtigung gelebt werden kann.

Dank

Gerade habe ich das letzte Kapitel beendet. Das Schreiben hat – für mich unerwartet – einen Veränderungsprozess in Gang gesetzt, wie mir jetzt klar wird: Ich bin nicht mehr dieselbe wie zuvor. Ich habe über meinen Umgang mit der Erkrankung und über mich selbst als Person neue Erkenntnisse gewonnen. Bin erstmals auf das wichtige Thema (Selbst-)Stigmatisierung psychisch kranker Menschen aufmerksam geworden. Habe durch das Sortieren meiner prägendsten Lebensereignisse in eine eigene, für mich passende Reihenfolge ebenfalls in meinem Inneren aufräumen können. Spüre jetzt ein Mehr an Licht in mir. Ein Licht, das stärker ist als all die Finsternis, die ich bislang erlebt habe.

Ich weiß nicht, ob all das, was ich jetzt denke und fühle, für immer Bestand haben wird. Jedenfalls hat sie sich erledigt, die Scham, und damit auch die Selbststigmatisierung.

Ich habe sie hier im Rahmen meiner Erinnerungen während des Schreibens so deutlich verspürt und hervorgeholt, mich mit ihr konfrontiert. Das Mir-selbst-Vergeben und Mich-Annehmen, so wie ich bin, hat dazu beigetragen, die Scham fortschrumpfen zu lassen. Bis am Ende nichts mehr von ihr überdauern konnte. Ich bin ICH, bleibe ICH. Liebenswert, so wie ich bin. Nur um ein Weniges anders als psychisch gesunde Menschen.

Ich bin meinem Wunsch von innerem Frieden und innerer Freiheit so viel näher gekommen. Und trotzdem erkenne ich: Die Auseinandersetzung mit mir selbst, mit der bipolaren Erkrankung und das An-mir-Arbeiten (wie beispielsweise das Üben positiver Glaubenssätze) wird nie aufhören. Denn genau das ist die Selbstfürsorge, welche jeder Mensch nur in Eigenverantwortung übernehmen kann. Ich bin für mich, für meine Gefühle und den Umgang mit ihnen sowie für meine Bedürfnisse selbst verantwortlich. Und ich übernehme für mein Leben und für meine bipolare Erkrankung die Verantwortung. Dabei meinen Ehemann als besten Freund an meiner Seite zu haben, bedeutet mir sehr viel. Ihm und unseren Kindern danke ich für ihre Liebe und Unterstützung. Außerdem danke ich meinen Testleserinnen und Testlesern C., H., A., W., T., M., A., B., K. und M. sowie Lektorin Emma Sommerfeld dafür, dass sie mich bei der Entstehung meines Buches so unterstützt haben. Mein besonderer Dank gilt meiner Verlegerin Anne Friebel von Palomaa Publishing für ihr Vertrauen in mich und für ihren Mut, dieses Buch der Öffentlichkeit zugänglich zu machen. Bedanken möchte ich mich außerdem bei Tina Meffert von Mutmachleute e.V. für ihr Vorwort und bei Hubert-Mathias Schöttes, Leiter der Bipolarambulanz der Evang. Kliniken Essen-Mitte, für das Nachwort. Beide machen mit ihrer

Sichtweise auf das Thema Bipolar dieses Buch erst richtig rund.

Mein großer Dank gilt den Expertinnen und Experten, die mich medizinisch und therapeutisch in den letzten vierzehn Jahren auf meinem Weg begleitet und mir ermöglicht haben, so viel über mich selbst und über meine bipolare Erkrankung zu lernen. Dadurch kann ich trotz aller Einschränkungen mittlerweile ein gutes, meist sogar lichtdurchflutetes Leben führen. Im Einzelnen gilt mein Dank in der Reihenfolge, wie sie in mein Leben traten: Herrn Dr. N. (†), meinen Psychiaterinnen Dr. K., Dr. Sch., Dr. F., Dr. W. und Herrn Sch., meinem Verhaltenstherapeuten. Außerdem bin ich meiner Kunsttherapeutin Frau B. und unserer Kinder- und Jugendpsychologin Frau Sch. eng verbunden. Ich verdanke ihnen allen viel. Als Kassenpatientin erfahre ich eine hervorragende medizinische und therapeutische Betreuung. Ich habe eine große Dankbarkeit dafür gewonnen, diese Expertinnen und Experten an meiner Seite zu haben. Und es gibt viele, die ebenso engagiert in den Heilberufen und im Gesundheitswesen tätig sind und psychisch kranke Menschen unterstützen wollen.

Nicht jeder Mensch mit einer psychischen Erkrankung hat das Glück, gleich im ersten Anlauf einen Therapieplatz zu bekommen, wenn es nötig ist – und nicht jedes Mal ist ein*e Therapeut*in, Psycholog*in oder ein*e Psychiater*in menschlich ein „Volltreffer“. Doch außer bei der schrecklichen Erfahrung im Alter von Anfang 20, als ein Psychiater zu mir sagte: „Jemand wie Sie darf niemals Kinder haben“, bin ich zum Glück nicht mehr auf solche schwarzen Schafe gestoßen. Auf Menschen, die ihren Beruf komplett verfehlt haben, denn sie nehmen ihre psychisch erkrankten Patienten nicht als Gegenüber auf Augenhöhe wahr, sondern schauen auf sie hinab als wären wir Menschen zweiter Klasse. Aber genau das sind wir nicht: Körperlich oder geistig Behinderte, psychisch oder körperlich kranke Menschen sind genauso viel wert und für unsere Gesellschaft ebenso wichtig wie gesunde und anscheinend „normale" Menschen, auch wenn wir vielleicht mehr Unterstützung benötigen, um unseren Alltag meistern zu können.

Jeder und jede von uns, der oder die eine psychische Erkrankung hat und Hilfe benötigt, sollte diese suchen und in Anspruch nehmen, selbst wenn der Weg bis zu einem Therapieplatz, einer passenden Ärztin, einem Psychiater oder einer Psychologin manchmal steinig sein kann und seine Zeit dauert. Ich drücke allen Betroffenen die Daumen, dass sie ebenfalls solch unterstützende und kompetente Wegbegleiter treffen, wie ich sie fand.

Die Unterstützung durch meine Psychiaterin, meinen Verhaltenstherapeuten und meine Kunsttherapeutin, durch die Verhinderungspflege und durch meinen Mann ermöglicht mir trotz aller Einschränkungen wegen meiner Erkrankung ein weitgehend selbstständiges Leben – nah an der Normalität – als Mutter von zwei Kindern und gleichberechtigte Partnerin. Dafür bin ich sehr, sehr dankbar. Denn mit dieser Unterstützung gelingt es mir, Belange betreffend meiner bipolaren Erkrankung vorrangig außerhalb der Familie zu thematisieren, zu lösen oder aufzuarbeiten. Dadurch erleben mich unsere Kinder und mein Mann wegen meiner bipolaren Erkrankung zwar als wenig belastbar und emotional wechselhaft, aber trotzdem als eine Mutter und Frau, die mit innerer Stärke und Liebe an ihrer Seite steht.

Nachwort von Hubert-Mathias Schöttes, Facharzt für Psychiatrie, Leitung Bipolarambulanz der Evang. Kliniken Essen-Mitte (KEM)

Mit großem Interesse und noch größerer Dankbarkeit dürfen wir Lesenden – aus welcher Perspektive auch immer, als Betroffene, als Angehörige, Freunde, Profis des Hilfesystems oder sonst interessierte Mitmenschen – an diesem intensiven, hoch präzisen, sehr persönlichen, detailreichen und zugleich sehr nachdenklichen Text über die bipolare Erkrankung und das Leben mit dieser sehr besonderen Herausforderung Anteil nehmen. Ganz besonders beeindruckt die positive Haltung der Autorin, die sie sich mutig durch alle geschilderten Krisen hindurch jeweils neu erkämpfte, die hierzu erforderlichen Hilfen auf verschiedene Weise suchte und fand und sie den eigenen Bemühungen in der Auseinandersetzung mit ihrer Erkrankung als Werkzeuge hinzufügte.

Sehr informativ für die interessiert Lesenden zeigen sich auch die sorgfältig recherchierten medizinischen Informationen, die Schilderung sozialmedizinischer Aspekte wie Behinderungsgrad, Pflegegradbeantragung und ähnliches, die Informationen über aktuelle Behandlungsmöglichkeiten, die sich in den letzten Jahren in vernetzten Strukturen doch deutlich weiterentwickelt haben. Am Rande darf hier erwähnt werden, dass die von der Autorin genannte *Deutsche Gesellschaft für Bipolare Störungen e.V.* (DGBS) als trialogische Gesellschaft eine wichtige Hilfe auch für sie geworden ist.

Die DGBS wurde 1999 als gemeinnütziger Verein ins Leben gerufen. Sie ist ein unabhängiger Verband, der den Erfahrungsaustausch zwischen Betroffenen, Angehörigen, Professionellen sowie allen am Gesundheitswesen Beteiligten fördert. Hauptanliegen dieser Gesellschaft ist es, die Bedürfnisse von Menschen mit einer Bipolaren Störung in Öffentlichkeit und Gesundheitspolitik zur Geltung zu bringen sowie die Forschung, Fortbildung und Selbsthilfe zu fördern.

Keinesfalls wird die auch sehr nachvollziehbar – ebenso von vielen anderen Betroffenen – geschilderte Zeit des Verdrängens der Erkrankung nach einer ersten deutlichen Erkrankungsphase verschwiegen, die mit dem innigen Wunsch verbunden war, es möge nur (allzu verständlich) eine vorübergehende persönliche Irritation gewesen sein. Der Kampf um die Erkenntnis, an einer unverschuldeten heimtückischen Erkrankung in wechselnder Intensität zu leiden, stellt eine große Herausforderung dar. Zugleich wächst bei der Autorin eben auch die zentrale Erkenntnis: „Ich bin nicht meine Krankheit. Die Krankheit ist ein Teil meines Lebens, aber sie ist nicht ICH."

Verständnisprobleme, Irritation und Sorgen, dann aber Hilfen und Unterstützung im persönlichen Umfeld – hier der geliebte und als Angehöriger mitbetroffene Ehemann – sind sicherlich kaum zu überschätzen. Die Angehörigenperspektive, immer sehr bedeutsam für betroffene Familien und natürlich das Hilfesystem, wird hier erfreulicherweise ebenfalls überzeugend dargestellt. Aus der Perspektive der An- und Zugehörigen bedeutet der Umgang mit der Erkrankung nicht selten eine besondere Herausforderung, gerade für Paare – manchmal auch für Familien mit Kindern verschiedenen Alters, je nach der gegebenen Konstellation. Denn die Anforderung an eine gelingende Kommunikation mit einem psychisch erkrankten Familienmitglied kann hochkomplex und sehr unterschiedlich sein. In der Manie einer erkrankten Person sind diese Anforderungen für Paare beziehungsweise Familien sicher ganz andere als in einer Depression oder während einer gemischten Episode. Angehörige können in besonders schwierigen Konstellationen in Situationen geraten, in denen sie selbst mehr als professionelle Angehörigenberatung, unter Umständen sogar eine eigene Therapie benötigen. Die Not von Angehörigen wird im Hilfesystem aus manchen Gründen (zum Beispiel knappe personelle Ressourcen, Unterfinanzierung) oft nicht ausreichend gesehen. Es spricht vieles dafür, diesen Aspekt bei der Behandlung von bipolar erkrankten Menschen deutlich stärker zu beachten.

Auch das Hilfesystem wird vorgestellt – hier zuerst repräsentativ erwähnt in Gestalt der Oberärztin Dr. K., die mit ihren hilfreichen, inhaltlich gut verständlichen wie ordnenden Informationen zur Wiedergewinnung eines Hoffnungsaspekts beitragen konnte: Ich habe tatsächlich ein Problem, eine reale Krankheit, sie ist nicht eingebildet und sie verschwindet nicht von selbst. Ich kann – mit guten Entscheidungen – etwas dafür tun, mit ihr ein gutes Leben zu führen.

Natürlich besteht eine psychiatrisch-psychotherapeutische Intensivbehandlungseinheit aus einem multiprofessionellen Team, alle Personen in diesem Team haben ihre je eigene Bedeutung und Funktion und tragen idealerweise zum Stabilisierungsprozess bei. Die therapeutisch hilfreichen Interventionen des Psychologen als weitergehende Unterstützung über die Zeit zeigen besonders auch die Notwendigkeit der vernetzten Hilfsmöglichkeiten, die bereitgestellt und in Anspruch genommen werden können.

Ein weiteres wichtiges Anliegen der Autorin ist dankenswerter Weise auch das Engagement für die in den letzten Jahren zunehmend intensiven Bemühungen um die notwendige Entstigmatisierung psychischer Erkrankungen, die sich die Betroffenen nicht selbst ausgesucht haben. Hierzu werden viele nützliche und weiterführende Informationen auch zur eigenen Recherche des geneigten Lesers geboten, was die individuelle Beschäftigung des Lesenden mit dem Thema deutlich erleichtern kann.

Das sehr persönliche Buch gibt die Gelegenheit, durch die interessante und bewegende Lektüre einen Einblick über die anhaltende Bemühung um die innere Balance zu bekommen, mit einer unverschuldeten Erkrankung zurechtzukommen, deren existenzielle Dimension von nichtbetroffenen Menschen kaum auszuloten ist.

Mit großem Dank darf das weitergehende Engagement der Autorin gewürdigt werden. Jenseits eigener Betroffenheit nimmt sie auch die besonders wichtigen Themenfelder des Auswegs aus der Selbststigmatisierung, um entstandene Antistigma-Initiativen in Deutschland und auch international, mithin das Ringen um Gleichstellung der bipolaren mit anderen psychischen Erkrankungen in den Blick.

Dem Buch möchte ich sehr gerne eine weite Verbreitung gerade auch bei nicht unmittelbar betroffenen Lesern wünschen und empfehle die Lektüre gerne.

Hubert-Mathias Schöttes
im März 2023

Wenn du Hilfe brauchst

Viele Menschen kommen in ihrem Leben an einen Punkt, an dem sie nicht weiter wissen. Wir alle brauchen mal Hilfe! Wenn du dich hilflos fühlst, Sorgen hast oder sogar Suizidgedanken, sprich noch heute mit jemandem. Hier sind einige Anlaufstellen, die dir kostenlos und sofort zur Seite stehen können:

> **Telefonseelsorge (24 Stunden erreichbar): 116 123**
> „Wir, die TelefonSeelsorge, sind ein Netzwerk von 104 Stellen in Deutschland. In diesen Stellen arbeiten fast 300 festangestellte Mitarbeiterinnen und Mitarbeiter und über 7.700 ausgebildete Ehrenamtliche mit ganz unterschiedlichen Lebens- und Berufskompetenzen.
> Hinter dem Namen stehen die beiden großen Kirchen in Deutschland als Träger der Telefonseelsorge. Unser Dachverband heißt seit Januar 2022 TelefonSeelsorge® Deutschland e.V. In ihm sind nicht nur die TelefonSeelsorge-Stellen, sondern auch deutschlandweit siebzehn Offene Tür-Stellen als Vor-Ort-Beratung vertreten."[110]

110 Quelle: https://www.telefonseelsorge.de/ueber-uns/ (Zugriff: 25. März 2023).

Deutsche Depressionshilfe/Info-Telefon Depression: 0800–334 45 33

„Ziel der Stiftung Deutsche Depressionshilfe ist es, die Versorgung depressiv erkrankter Menschen zu verbessern. Mit vielfältigen Informationen und Angeboten stehen wir an Depression erkrankten Menschen, deren Angehörigen, Unternehmen und Ärztinnen und Ärzten rund um das Thema Depression zur Verfügung.

Betroffene und Angehörige können sich am deutschlandweiten Info-Telefon Depression über die Erkrankung Depression informieren. Eine Möglichkeit, sich mit anderen Patienten auszutauschen, bietet das Online-Forum Depression. Alle zwei Jahre veranstalten wir den Patientenkongress Depression mit vielen Vorträgen und Workshops zum Thema.“[111]

Nummer gegen Kummer für Kinder und Jugendliche: 116 111

Nummer gegen Kummer für Eltern: 0800–111 0 550

„Wir helfen bei allen Fragen, Sorgen und Problemen. Bereits über 4,8 Millionen Ratsuchende haben seit Bestehen der Beratungsangebote ein offenes Ohr bei der ‚Nummer gegen Kummer‘ gefunden. Nummer gegen Kummer e.V. hat sich zum Ziel gesetzt, Kindern, Jugendlichen und Eltern ein kompetenter Ansprechpartner zu sein bei kleinen und großen Sorgen, Problemen und Ängsten. Längst hat sich das Kinder- und Jugendtelefon zu einer Anlaufstelle entwickelt, bei der täglich rund 1500 Anrufe eingehen. Dabei geht es um Liebes-

111 Quelle: https://www.deutsche-depressionshilfe.de/unsere-angebote (Zugriff: 25. März 2023).

kummer genauso wie um Schulprobleme, aber auch ganz schwerwiegende Situationen wie sexueller Missbrauch oder Suizidgedanken werden hier thematisiert.“[112]

Du lebst in Österreich oder in der Schweiz?

Österreich
In Österreich erreichst Du die Telefonseelsorge rund um die Uhr kostenfrei unter der Kurzwahl 142.[113]

Schweiz
Die Schweizer Telefonseelsorge ist unter der Kurzwahl 143 erreichbar. Anrufe bei Telefon 143 kosten unabhängig von der Gesprächsdauer 20 Rappen (Festnetz) und 20 bis 70 Rappen (Handy), bzw. 70 Rappen aus öffentlichen Telefonkabinen.[114]

Außerdem können folgende Internetseiten hilfreich sein:

www.frnd.de
Homepage von Freunde fürs Leben e.V., einem Verein, der seit 2001 Jugendliche und junge Erwachsene über die Themen seelische Gesundheit, Depression und Suizid aufklärt und so zur Suizidprävention beiträgt. Auf einer Unterseite kann man eine Übersicht über Hilfsangebote abrufen.[115]

---

112 Quelle: https://www.nummergegenkummer.de (Zugriff: 25. März 2023).
113 Quelle: https://www.telefonseelsorge.at/ (Zugriff: 25. März 2023).
114 Quelle: https://www.143.ch/Beratung/Telefongespraech (Zugriff: 25. März 2023).
115 Siehe: : https://www.frnd.de/hilfe/lass-dir-helfen/ (Zugriff: 25. März 2023).

www.dgbs.de
Homepage der *Deutschen Gesellschaft für Bipolare Störungen e.V.* mit umfangreichen Informationen zum Thema.

www.bipolar-forum.de
Für den Erfahrungsaustausch über Bipolare Störungen (manisch-depressive Erkrankungen), Dienstleistung der *Deutschen Gesellschaft für Bipolare Störungen e.V.* (DGBS), Verein für bipolar Erfahrene, Angehörige, Fachleute[116]

www.mutmachleute.de
„Menschen mit psychischen Erkrankungen haben keine angemessene Lobby. Wir Mutmachleute geben den Menschen eine Stimme. Wir zeigen Gesicht. Wir sind da. Und wir sind laut!“[117]

www.irrsinnig-menschlich.de
„Seelische Gesundheit, Prävention psychischer Erkrankungen und Beseitigung von Stigmata: Irrsinnig Menschlich e.V. widmet sich diesen Themen.“[118]

www.deutsche-depressionshilfe.de
Hilfe und Informationen zum Umgang mit der Erkrankung.[119]

---

116 Quelle: https://www.bipolar-forum.de (Zugriff: 25. März 2023).
117 Quelle: https://mutmachleute.de (Zugriff: 25. März 2023).
118 Quelle: https://www.irrsinnig-menschlich.de (Zugriff: 25. März 2023).
119 Quelle: https://www.deutsche-depressionshilfe.de/start (Zugriff: 25. März 2023).

Über die Autorin

Nora Hille ist Jahrgang 1975, glücklich verheiratet und Mutter zweier Kinder. Sie studierte Geschichte, Literatur- und Medienwissenschaften und arbeitete lange im Bereich Kommunikation/Public Relations. Heute schreibt sie als Betroffene und Erfahrungsexpertin Artikel zu den Themen mentale Gesundheit und psychische Erkrankungen. Außerdem verfasst sie literarische Essays, Gedichte (sehr gerne Haikus) und Kurzprosa. Regelmäßig veröffentlicht sie beim Online-Magazin *femalExperts.com* eine Mental-Health-Kolumne und ist Redakteurin der *eXperimenta* – dem Magazin für Literatur, Kunst und Gesellschaft.

Anti-Stigma-Arbeit liegt Nora Hille am Herzen: Sie engagiert sich als Mutmacherin und Mental Health Ambassador against Stigma bei *Mutmachleute e.V.* und setzt sich mit ihren Anti-Stigma-Texten gegen die Stigmatisierung psychisch kranker Menschen in unserer Gesellschaft für mehr Miteinander, Toleranz und Gleichberechtigung ein.

„Wenn Licht die Finsternis besiegt", veröffentlicht bei Palomaa Publishing, ist Nora Hilles erstes Buch. Ein Mutmachbuch darüber, wie man trotz bipolarer Erkrankung – und der enormen Herausforderung, die diese tagtäglich für die innere Balance Betroffener bedeutet – ein gutes und reiches Leben gestalten kann.

norahille.de
palomaapublishing.de/autorinnen/nora-hille/

Weitere Mitwirkende am Buch

Tina Meffert

Mutmachleute e.V. setzt sich mit einer umfassenden Anti-Stigma Arbeit seit 2018 sowohl digital als auch analog für die Entstigmatisierung psychischer Erkrankungen und eine starke Selbsthilfe ein.

„Mit dem Projekt #Mutmachleute tragen wir mit innovativem Ansatz und konkreten Angeboten eine wirkungsvolle Initiative in die Gesellschaft, um Betroffene von psychischen Erkrankungen wieder in die Mitte der Gesellschaft zu bringen sowie ihre Selbstwirksamkeit zu unterstützen und zu fördern.

Wir setzen uns für ein Umdenken und die Sensibilisierung der Gesellschaft für die Belange und Wünsche von Menschen mit psychischen Beeinträchtigungen ein im Sinne einer bestmöglichen und selbstverständlichen Teilhabe am gesellschaftlichen Leben. Die Gleichwertigkeit aller Menschen in ihrem Ansehen und ihren Möglichkeiten ist unser wichtigstes Anliegen.

Anti-Stigma-Arbeit funktioniert unserer Meinung nach am nachhaltigsten da, wo Menschen sich auf Augenhöhe im Dialog/Trialog begegnen und über Wünsche, Perspektiven und Bedürfnisse austauschen und auf wertschätzende Weise miteinander in den Kontakt treten. Seit 2023 erweitern wir unsere Arbeit neben dem digitalen auch in den analogen Raum."

Tina Meffert (Jahrgang 1975) ist Mitgründerin des gemeinnützigen Vereins *Mutmachleute* mit Sitz in Starnberg.

Hubert-Mathias Schöttes

Hubert-Mathias Schöttes hat sich nach seiner Facharztausbildung inklusive eines dreijährigen Ausflugs in die Neurologie auf eine langfristige Tätigkeit in der psychiatrischen Klinik festgelegt. Nach verschiedenen Stationen in der allgemeinen Psychiatrie und der Tagesklinik an den Evangelischen Kliniken Essen-Mitte erfolgte 2006 der Wechsel in die Institutsambulanz (PIA) der Klinik. Die Klinik für Psychiatrie, Psychotherapie, Psychosomatik und Suchtmedizin ist eingebettet in ein großes regionales Krankenhaus mit 22 Kliniken. Für die Psychiatrie besteht der Vollversorgungsauftrag für ca. 190.000 Einwohner der Stadt, Behandlungsangebote werden auch überregional wahrgenommen.

„In der PIA zu behandelnde Erkrankungen sind vielfältig. Die ärztliche Tätigkeit gemeinsam mit erfahrenen Kolleginnen und Kollegen in einem sehr kooperativen multiprofessionellen Team macht einen besonderen Reiz aus. Schließlich dürfen wir an einer wichtigen Schnittstelle des Versorgungssystems für psychische Erkrankungen tätig sein, dabei dürfen wir oft schwer erkrankte Menschen auch über längere Zeiträume begleiten. Die Zusammenarbeit (mit Rat und Behandlung suchenden Patientinnen und Patienten, die Einbeziehung An- und Zugehöriger, den oft wichtigen sozialtherapeutischen Netzwerken, gesetzlichen Betreuerinnen und weiteren Akteuren) ist immer anregend, manchmal herausfordernd, nur selten Routine." In der Bipolarambulanz lernt er täglich hinzu und hofft, dies möge weiterhin so bleiben. „Natürlich hilft es, eine gute kollegiale Intervision in schwierigen Behandlungssituationen miteinander pflegen zu können, gerade dann, wenn vielleicht nicht so eindeutig ist, was das vorläufig Beste für eine*n Patient*in und das entsprechend wohlabgewogene gute Handeln in einer unübersichtlichen Lage sein mag. Hier ist das vertrauensvolle Miteinander ein entscheidendes Element einer möglichst guten Behandlungskultur in der PIA. Die Vernetzung mit den geschätzten stationären Behandlungsbereichen der Klinik als ein Gesamtorganismus ist natürlich essenziell auch für die Arbeit in der PIA."

Die Einrichtung und Leitung einer Bipolarambulanz, auch „Bipolar-Sprechstunde" genannt, ergab sich aus seinem bereits während der Facharztausbildung zunehmenden Interesse für diese sehr besondere und oft gut behandelbare Erkrankung mit ihren vielfältigen Ausprägungen. Für Schöttes war es naheliegend, sich der *Deutschen Gesellschaft für Bipolare Störungen e.V.* (DGBS) bereits früh anzuschließen und den Versuch zu unternehmen, manche Anregungen aus der trialogischen Kultur der DGBS aufzunehmen und in der PIA zur Wirkung zu bringen. Mit dem großen Engagement von Prof. Martin Schäfer, dem langjährigen Vorsitzenden der DGBS und Direktor der Klinik für Psychiatrie, Psychotherapie, Psychosomatik und Suchtmedizin an den Evangelischen Kliniken Essen-Mitte dürfen sich diese Kliniken seit 2013 zu den so genannten „Gütesiegelkliniken" für die Behandlung der Bipolaren Störung zählen.

Über den Verlag

Palomaa Publishing ist ein unabhängiger Verlag für inspirierende Bücher, eBooks und Art Prints von Autorinnen und Künstlerinnen. Unsere Mission ist es, Frauen und nichtmännlichen Personen eine Bühne zu geben. Wir bringen Bücher von Autorinnen auf den Markt und so der weiblichen Sicht auf die Dinge mehr Raum.

Palomaa Publishing veröffentlicht Bücher in den Bereichen Frauengesundheit, Gleichberechtigung, kritische Mutterschaft, Working Women, Female Entrepreneurship, Female Centered Products, persönliche Weiterentwicklung – und noch vieles darüber hinaus. Unser Fokus liegt auf Non-Fiction, vor allem Sachbuch und Ratgeber. Außerdem vertreiben wir hochwertige Drucke von Künstlerinnen sowie zeitlose Kalender und Guides.

Wir haben zudem das Netzwerk *The Female Publisher* gegründet für Frauen in der Verlags- und Programmplanung und sind Preistragende des Sächsischen Verlagspreises 2022.

palomaapublishing.de
instagram.com/palomaa_publishing
thefemalepublisher.com